Dr. Stephen Seager arbeitete acht Jahre in einem städtischen Zentrum für Unfalltraumata. Mit 38 beschloß er, sich auf ein neues Gebiet, die Psychiatrie, zu spezialisieren. Dr. Stephen Seager arbeitet heute in Torrance, Kalifornien.

Dieses Buch beruht auf wahren Begebenheiten.
Damit Berufsgeheimnisse und die Privatsphäre der Beteiligten
gewahrt bleiben, habe ich mir die Freiheit genommen,
alle Namen und spezifischen Charakterzüge der vorkommenden
Patienten, Ärzte, Angestellten, Krankenschwestern und
-pfleger zu verändern und Handlungsorte und
Situationen verfremdet wiederzugeben.

Dieses Buch wurde auf chlor- und säurefreiem Papier gedruckt.

Deutsche Erstausgabe Februar 1994
© 1994 für die deutschsprachige Ausgabe
Droemersche Verlagsanstalt Th. Knaur Nachf., München
Das Werk einschließlich aller seiner Teile ist urheberrechtlich
geschützt. Jede Verwertung außerhalb der engen Grenzen des
Urheberrechtsgesetzes ist ohne Zustimmung des Verlages
unzulässig und strafbar. Das gilt insbesondere für
Vervielfältigungen, Übersetzungen, Mikroverfilmungen
und die Einspeicherung und Verarbeitung
in elekronischen Systemen.
Titel der Originalausgabe »Psychward«
© 1991 Stephen B. Seager
Originalverlag Putnam Berkley Group, Inc., New York
Umschlaggestaltung: Adolf Bachmann, Reischach
Umschlagfoto: Studio Elmar Kohn, Landshut
Druck und Bindung: Ebner Ulm
Printed in Germany 5 4 3 2 1
ISBN 3-426-77058-X

2 4 5 3 1

Stephen Seager

Verrückt
sind immer nur die anderen

Erlebnisse eines Arztes in einer
psychiatrischen Klinik

Aus dem Amerikanischen
von Sonja Hauser

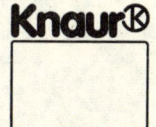

*Wie immer ist dieses Buch meiner geliebten Frau
und meinen drei wunderbaren Kindern gewidmet.
Außerdem Andy und Nancy, meinen Eltern,
Florence Feiler und Lisa Wagner.
Besonders aber meinem verstorbenen
Schwiegervater Wayne.*

Inhalt

Was ihr getan habt einem unter diesen meinen geringsten Brüdern, das habt ihr mir getan.

Matthäus 25,40

Vorwort

Wahrscheinlich sollte ich sagen, daß ich schon seit Jahren als Psychiater praktiziere. Aber das stimmt nicht. Vielleicht sollte ich auch behaupten, die radikale Entwicklung der Psychiatrie während der letzten beiden Jahrzehnte unmittelbar mitverfolgt zu haben. Aber auch das stimmt nicht. Ich bin Mediziner, wie alle Psychiater, aber ich habe mich der Psychiatrie auf einem anderen Weg genähert als die meisten. Neun Jahre lang habe ich auf der Intensivstation gearbeitet; die Notaufnahme eines großstädtischen Zentrums für Schockpatienten war mein Reich. Tagtäglich hatte ich mit Schuß- und Stichwunden, Überdosen und Herzattacken zu tun. Immer wieder machte ich die leidvolle Erfahrung, daß die Menschen mir unter den Händen wegstarben. Doch es war mir auch vergönnt, den letzten schwachen Funken eines Menschenlebens wieder zu einer kraftvollen Flamme zu entfachen. Ich habe schon pochende menschliche Herzen in Händen gehalten und mir frisches Blut von der Brille gewischt. Die unmittelbare Auseinandersetzung mit dem Tod konnte mir nichts anhaben. Ich glaubte zu wissen, worum es bei der wahren Medizin ging, glaubte die Menschen zu kennen und die Ärzte und ihre Aufgabe. Ich glaubte, mich selbst zu kennen. Damals glaubte ich, eine Menge Dinge zu wis-

7

sen, damals, bevor dieser Glaube in sich zusammen-
brach.

Ich tue so, als wäre ich Psychiater, aber das bin ich
nicht, jedenfalls noch nicht. Vielmehr nähere ich mich
dem Ende meiner Facharztausbildung, meiner Zeit als
Resident an einer weitläufigen zugigen psychiatrischen
Klinik in Los Angeles, Kalifornien. Offiziell ist sie unter
der Bezeichnung *County General* bekannt, doch die Leute auf der Straße nennen sie einfach *The Bin*, das Irren-
haus.

Die Klinik betreut die Bewohner der schäbigen Straßen
in einem heruntergekommenen Armenviertel, das überall nur »Inner City« oder »das Ghetto« heißt. Nur ungefähr fünfundzwanzig Straßenkilometer ist es von der
Pracht von Bel Air, Beverly Hills und Brentwood entfernt, es könnte jedoch, so wie es dort zugeht, gut und
gerne auch eine Million Kilometer weit weg sein. Wenn
ich vor Freunden von diesem Viertel spreche, spüre ich
sofort ihre innere Ablehnung.

Vorweg möchte ich ein paar Sachverhalte erklären: Wie
ich schon gesagt habe, sind in den USA alle Psychiater
auch Mediziner, wir haben alle ein Medizinstudium abgeschlossen. Danach spezialisieren wir uns auf Psychiatrie, wie andere auf Kardiologie oder Chirurgie. Und wie
alle anderen Fachärzte auch müssen wir uns einer harten Ausbildung unterziehen.

Während dieser Zeit arbeitet ein Arzt fest an ausschließlich einem Krankenhaus; das erste Jahr unter prakti-
scher Anleitung als *Intern*, dann als *Resident* oder Assistenzarzt. Die Ärzte, die die Ausbildung überwachen,
heißen *Attendings* (etwa: »Tutoren«). Ein *Intern* und ein
Resident versehen gemeinsam den Bereitschaftsdienst.

Bereitschaft heißt nicht, daß man nur in Notfällen gerufen wird. Es bedeutet, daß man zwei Tage und die Nacht dazwischen in der Klinik bleibt und sich um alle großen und kleinen Probleme kümmert, die in einem stark frequentierten Bezirkskrankenhaus zur Routine gehören: Neuaufnahmen, Entlassungen, plötzliche Erkrankungen, Labortests, Röntgenaufnahmen, Medikamente, Diagnosen in der Intensivstation.

Doch genug davon, wenden wir uns lieber meinem Bericht zu, der Geschichte des ersten Jahres, das ich als Assistenzarzt im County General verbracht habe. In diesem Jahr habe ich viel erlebt; manches davon werde ich vermutlich nie begreifen. Ich berichte vom ersten Ausbildungsjahr eines Psychiaters und damit vom Werdegang eines Arztes: was ihn bewegt, was er empfindet, warum er tut, was er tut. Aber natürlich geht es noch um viel mehr. Es geht um psychische Krankheiten, es geht um die direkte Begegnung mit geistig und seelisch kranken Menschen. Ich muß also auch von mir, von meiner Auseinandersetzung mit mir selbst berichten.

Eigentlich handelt es sich dabei um einen Prozeß, der sich nicht in ein enges Korsett aus Tagen, Wochen, Monaten oder Jahren pressen läßt. Vielmehr geht es um die unablässige Entwicklung von Menschen, die getrieben sind von ihren Gefühlen, von den Umständen, unter denen sie leben, und von Krankheit. Dieser Prozeß präsentierte sich mir schließlich in einer elementaren Frage: Bin ich in der Lage, einem anderen Menschen, der psychisch leidet, zu helfen? Oder – um es treffender auszudrücken: Bin ich in der Lage zu lernen, eine Beziehung zu einem solchen Menschen aufzubauen, mit ihm zu sprechen, ihn zu verstehen, wirklich zu verstehen? Es war mir vergönnt, meinen Teil beizutragen, und ich hoffe inständig, daß ich mich dieser Gnade nie als unwürdig erweisen werde.

Satans Gesicht

JULI 1988

Ich trug eine graue Hose, ein weißes Hemd und die blaue Seidenkrawatte, die ich im vergangenen Jahr zu Weihnachten bekommen hatte. Meine Schuhe glänzten frisch geputzt, und mein weißer Arztkittel war gebügelt und gestärkt. Ich atmete tief durch und steckte den Schlüssel ins Schloß der Tür zur Station Drei, wo ich anfangen sollte. Dabei lächelte ich zuversichtlich und selbstbewußt. Innerlich bebte ich jedoch vor Angst. Es war acht Uhr morgens. Ich war achtunddreißig Jahre alt, und es war der erste Tag meiner Ausbildung zum Psychiater.

Bevor ich den Schlüssel drehte, warf ich einen Blick durch das kleine Glasfenster in der Metalltür. Erschreckt ließ ich die Schlüssel fallen. Ein Gesicht starrte mich an, mit hartem, unverwandtem Blick. Ich versuchte wegzusehen, doch das gelang mir nicht. Das lag an den Augen. In ihnen glomm ein Feuer, das mich beängstigte. Mir stellten sich die Nackenhaare auf, und ich bekam eine Gänsehaut. Ein ähnliches Gefühl hat man, wenn man durch ein dunkles Viertel der Stadt geht und plötzlich

11

Schritte hinter sich hört. Mein Puls begann zu rasen. Der Mann starrte mich noch immer an.

Und war genauso schnell, wie er gekommen war, wieder verschwunden. Ein kräftig gebauter Wärter führte den Mann den Flur hinunter. Ich brauchte eine Weile, um mich wieder zu fangen. Dann erst schloß ich endlich die Tür auf.

Ich ging den gefliesten Flur entlang, vorbei an den kleinen Dreibettzimmern, in denen die Patienten schliefen, vorbei am Gemeinschaftsraum, in dem ein Dutzend Menschen saß, rauchend und träge auf den Bildschirm eines Schwarzweißfernsehers starrend, der an der Wand befestigt war, und zuletzt in das enge, verglaste Stationszimmer, in dem das Personal sich allmählich einfand, um den Tag zu beginnen. Noch immer sah ich das Gesicht dieses Mannes vor mir. Ich wurde das Gefühl nicht los, daß ich diese Augen schon einmal gesehen hatte.

»Wer sind Sie?« Eine farbige Frau mittleren Alters in weißer Schwesterntracht musterte mich, wie ich so in der Ecke des Stationszimmers stand.

»Ich bin Dr. Seager, der neue Assistent«, antwortete ich lächelnd. »Aha, Assistent«, meinte die Frau und musterte mich noch immer. »Sie sind aber schon ganz schön alt«, sagte sie dann.

»Im Herzen bin ich jung geblieben«, antwortete ich und versuchte, ihren eisigen Blick zu schmelzen.

»Sie sind weiß«, sagte sie.

»Ja, das weiß ich.«

Dann zuckte sie mit den Achseln. »Mehr als eine Woche halten Sie's hier nicht aus.« Sie wandte sich seufzend ab.

Es waren schon zehn Jahre vergangen seit meiner ersten Zeit als Assistent, und in diesem Jahrzehnt hatte ich Einzelheiten der Ausbildung vergessen. Doch plötzlich war alles wieder da. In einem Ausbildungskrankenhaus ist der Assistent im ersten Jahr der letzte in der Hackordnung, ein Einzeller auf dem Weg zum Spezialisten. Plötzlich hatte ich das Gefühl, meine eigentliche Aufgabe werde es sein, den Boden aufzuwischen.

Nach unserer kurzen Begegnung holte die Schwester – Elaine Givens, wie ich auf ihrem Namensschild lesen konnte – ein Tablett mit kleinen, verschlossenen Saftbechern aus dem angrenzenden Medikamentenzimmer und stellte alles auf das Bord einer quergeteilten Tür, deren oberer Teil zum Flur hin offen war.

Schwester Givens streckte den Kopf hinaus, ließ den Blick nach links und rechts schweifen. »MEDIKAMENTE!« rief sie plötzlich, und das zweitemal an diesem Morgen zuckte ich zusammen. Es war, als hätte jemand eine Kanone abgefeuert. Diese Stimme hätte auch auf einem Kasernenhof Gehör gefunden.

Die Patienten auf Station Drei waren vielleicht geistig krank, aber sie waren nicht dumm. Wer so gerufen wird, der kommt. Zwanzig Menschen stellten sich an, einer hinter dem anderen, um ihre morgendliche Arznei zu empfangen.

Eins darf man nicht vergessen: Die klinische Psychiatrie, also das Leben innerhalb der geschlossenen Abteilung, in der chronisch Kranke untergebracht sind, ist für die meisten Ärzte eine ebenso fremde und erschreckende Welt wie für medizinische Laien. Noch nicht allzu lange sind die psychiatrischen Abteilungen in normale Krankenhäuser eingegliedert und haben so etwas wie

13

einen Status der Normalität erlangt. Jahrhundertelang steckte man Geisteskranke in düstere staatliche Anstalten, die sich so weit wie nur irgendwie möglich außerhalb der Stadt befanden. Nur sehr wenige Menschen, die Ärzte eingeschlossen, schauten jemals dort vorbei. Schließlich sind auch Ärzte nur Menschen, und die merkwürdige Furcht vor Geisteskrankheiten verschont sie so wenig wie alle anderen. Die Medizin ist eine rationale Wissenschaft, und deshalb berühren die Krankheiten der Seele und des Geistes die Ärzte an einem empfindlichen Punkt, mit dem sie selbst sich nur selten auseinandersetzen. Instinktive, ja fast schon genetisch bedingte Ängste werden geweckt. Bis zu jenem Morgen hatte ich noch nie eine geschlossene psychiatrische Abteilung von innen gesehen. Deshalb schaute ich auch nicht nur unbeteiligt zu, wie zwanzig Menschen sich anstellten, um ihre Medikamente abzuholen, sondern mußte mich gleichzeitig auch mit meiner eigenen Beunruhigung auseinandersetzen.

Der ganze Vorgang dauerte wahrscheinlich nicht länger als zehn Minuten, hinterließ jedoch einen unauslöschlichen Eindruck in mir. Während dieses kurzen Rituals der Arzneimittelausgabe wurde mir klar, daß ich, trotz meiner Referenzen und Erfahrungen, kaum etwas über die Medizin und noch weniger über mich selbst wußte. Ich kannte alle möglichen Krankheiten und dazu noch Hunderte chemische Formeln und Medikamente, aber plötzlich schien das nicht mehr so wichtig. In diesem Augenblick ahnte ich: Ich wußte nichts über die Medizin, weil ich nichts über Menschen wußte.

Als die Patienten einer nach dem anderen an die Tür traten, um den Inhalt ihres Bechers abzuholen und zu schlucken, machte die barsche Schwester mit der donnernden Stimme eine wundersame Wandlung durch: Sie begrüßte jeden der Patienten mit Namen und mit einem respektvollen Mr. oder Mrs. Bei jedem nahm sie sich Zeit für ein paar Worte. »Wie geht es Ihnen, Mr. Wilson?« – »Was hören Sie von Ihren Kindern, Mrs. Rogers?« – »Na, was ist denn heute mit den Dodgers?« Dies fragte sie einen älteren farbigen Mann. Er lächelte, erwiderte aber nichts. Sie strich den Patienten über den Arm, drückte ihre Hand oder klopfte ihnen auf die Schulter. Sogar die geistig völlig Abwesenden, die in ihrer eigenen surrealen Welt des Wahns gefangen waren, erfuhren dieselbe Wärme, wurden gestreichelt, erhielten ein Lächeln. Hier erlebte ich ein seltenes Beispiel einfacher Menschlichkeit.

Miss Givens hat diese zwanzig gequälten Seelen wie Menschen behandelt, wie Menschen, mit denen man sich unterhalten konnte. Menschen, die Achtung verdienten. Sie waren keine »Irren«, sie waren einfach Menschen. Wie du und ich. Sie hat sich nicht lustig gemacht über sie, hat sich nicht distanziert. Sie hat gesprochen und diese Menschen berührt. Herzensbildung und Bildung haben wohl eine ganze Menge miteinander zu tun.

II

Dr. Rajib Singh trug einen makellosen grauen Anzug und eine dunkle, britisch strenge Krawatte. Er war etwa fünfzig, und sein Gesicht war braun und glatt. Er hatte den Bart sorgfältig gestutzt und trug einen ebenso sorgfältig gewickelten blauen Turban.

15

»Dr. Seager«, sagte er mit forschem, indisch-englisch ge-
färbtem Tonfall, »wären Sie bitte so freundlich, uns die
wichtigsten Nebenwirkungen von Lithiumcarbonat* sowie die Funktion der Natriumpumpe** zu erklären?«
Das war bei meiner ersten Frühbesprechung. Dr. James
Patterson, ein junger, ein wenig übergewichtiger farbiger
Arzt mit leichtem Südstaatenakzent, der sein erstes Jahr
als Assistent schon hinter sich hatte, saß zu meiner Linken. Den Vorsitz am Konferenztisch hatte Dr. Singh.
Miss Givens, ein Pfleger, eine weitere Schwester und Dr.
Lamb, der Psychologe, saßen mir gegenüber. Dr. Lamb
und Miss Givens unterhielten sich leise und lächelnd
miteinander. Dr. Patterson beugte sich über ein Krankenblatt und notierte etwas. Als Dr. Singh die Stimme erhob,
wurde es schlagartig still im Raum, und alle starrten
mich an. Plötzlich war es ziemlich warm im Zimmer.
»Wie bitte?« fragte ich, beugte mich ein wenig nach vorn
und hoffte verzweifelt, daß ich mich verhört hatte.
»Die wichtigsten Nebenwirkungen von Lithium, bitte«,
wiederholte Dr. Singh mit kühler Stimme. »Und die Natriumpumpe.«
»Ich bin neu hier«, sagte ich mit einem nervösen Lächeln. Ich hatte zwar schon etwas von Lithium gehört,
aber wie die meisten Nicht-Psychiater wußte ich nur
wenig darüber. Und dies Wenige verflüchtigte sich in
dieser unerwarteten Situation in Sekundenschnelle. Al-

---

*   Lithium wird zur Behandlung und Prophylaxe bei manisch-
    depressiven Erkrankungen eingesetzt.
** Physiologischer Vorgang, durch den der ursprüngliche Zustand
    von Nerven- und Muskelzellen nach einer Reizübermittlung wie-
    derhergestellt wird.

so saß ich einfach nur da, lächelnd und schwitzend, und hoffte, daß, falls Gott einen plötzlichen Tod für mich vorgesehen hatte, dieser auf der Stelle eintreten möge.

Dr. Singh sagte einen Augenblick lang nichts. Dann sah er mich an. »Sie sind doch Assistent hier, oder?« fragte er.

»Ja, Sir«, erwiderte ich mit schwacher Stimme.

»Verstehe«, sagte er nach einem weiteren, unerträglich langen Schweigen, »vielleicht erinnern Sie sich ja morgen, wenn Sie nicht mehr ganz so neu sind, ein bißchen besser.« Damit wandte er sich an Dr. Patterson. »Sie haben unseren neuen Patienten, Mr. Jones, gestern erst einmal auf Haldol gesetzt«, sagte er. »Würden Sie bitte den Anwesenden die Wirkung der Butyrophenon-Gruppe der Neuroleptika erklären?«

»Haldol ist ein hochwirksames Neuroleptikum, der Stärke nach Prolixin vergleichbar«, begann Patterson, ohne auch nur einen Augenblick zu zögern. Und in den folgenden fünf Minuten beantwortete er Dr. Singhs Frage ausführlich und detailliert. Er erläuterte die Geschichte des Mittels, sein Dosierungsspektrum, eine scheinbar endlose Reihe von Nebenwirkungen (bei der fünfzehnten hörte ich auf zu zählen) und alle Anwendungsmöglichkeiten des Medikaments. Er verwendete dabei Begriffe wie »Dopaminhypothese«, »D2-Rezeptorblockade« und »malignes Neuroleptikasyndrom« und verwob sie geschickt mit Fakten, Zahlen und Theorien, von denen ich nicht die geringste Ahnung hatte. Er hätte genausogut chinesisch sprechen können. Als er fertig war, konnte ich ihn nur fassungslos anstarren. Das war nun schon der zweite Moment der Erkenntnis an jenem Morgen.

Die wenigen Erfahrungen, die ich während meiner ersten kurzen Ausbildung in der Psychiatrie gemacht hatte, hatten mich nur sehr unvollkommen auf die komplexe Welt der Neurologie vorbereitet, in die ich mich soeben begeben hatte. Ich hatte mir Psychiater immer als kahlköpfige Männer vorgestellt, die herumsaßen und nur miteinander redeten. Und nun war ich kaum hier und sollte schon das komplizierte physiologische Pumpensystem erklären, mit dem Reize und Informationen von Zelle zu Zelle übertragen werden.

Die Besprechung dauerte wenig länger als eine Stunde. Gott sei Dank ersparte Dr. Singh mir weitere Pein und richtete seine Fragen an andere in der Runde. Als das Treffen zu Ende war und alle allmählich den Raum verließen, erhob sich Dr. Patterson mit einem wissenden Lächeln und klopfte mir auf die Schulter. »Das haben Sie wohl nicht erwartet?« fragte er.

Ich konnte nur den Kopf schütteln.

»Mir ist das auch so gegangen«, fuhr er fort. »Das geht allen so. Aber Sie werden schnell lernen. Machen Sie sich keine Sorgen.«

Schließlich stand auch ich auf. Ich hatte weiche Knie. »Lernen muß ich wohl«, erwiderte ich. »Ich hoffe nur, daß ich es mir nicht dauerhaft mit Dr. Singh verscherzt habe.«

Patterson kicherte. »Sie meinen den Manischen Mahatma? Machen Sie sich seinetwegen keine Gedanken. Er kann Sie leiden. Dem letzten Assistenten, der hier angefangen hat, hat er eine wirklich schwere Frage gestellt.«

Ich lächelte schwach.

»Was ich Sie noch fragen wollte«, sagte ich, als Patterson schon an der Tür war, »warum kommt mir der junge

Weiße mit dem unheimlichen Blick so bekannt vor?«
Dieses Gesicht, diese Augen waren mir auch während
der Besprechung nicht aus dem Kopf gegangen.

Patterson sah plötzlich ernst aus. »Das ist Ricky Myers«,
sagte er, »höchstpersönlich.«

»Hat er nicht vor einigen Jahren bei einem Familien-
picknick ein paar Leute umgebracht?« Plötzlich erinnerte ich mich wieder sehr deutlich an das Gefühl der Übelkeit, das mich beim Zeitunglesen damals überkommen
hatte.

»Elf Menschen. Erstochen«, sagte Patterson ruhig.
Wieder spürte ich diese Gänsehaut. »Was macht er denn
hier?« fragte ich. »Gehört er nicht ins Gefängnis?«

Patterson zog zwei Stühle heran, und wir setzten uns
noch einmal. »Der Richter hat ihn für geisteskrank erklärt«, sagte Patterson und lehnte sich ein wenig zurück.
»Dann hat irgendein wahnwitziger Psychiater Ricky vor
ungefähr sechs Monaten für gesund befunden und ihn
aus dem staatlichen Krankenhaus entlassen. Gestern
abend hat Ricky dann zwei neunjährige Mädchen auf
dem Heimweg von der Schule abgepaßt und ihnen die
Kehle durchgeschnitten.«

Wir schwiegen beide einen Augenblick. »Keine Angst«,
sagte Patterson schließlich, »Sie werden ihn nur eine
Weile betreuen. Er wird bald wieder ins staatliche Krankenhaus gebracht.«

Patterson schien meine Unsicherheit zu spüren und
beugte sich ein wenig nach vorn. »Sie haben noch nie
einen schweren Fall von paranoider Schizophrenie gesehen, oder?«

»Nur im Fernsehen«, sagte ich mit trockenem Mund.

»Vergessen Sie nie das Gefühl, das Sie hatten, als Sie

Myers zum erstenmal gesehen haben«, fuhr Patterson fort. »Nicht umsonst bekommt man bei solchen Leuten eine Gänsehaut. Erinnern Sie sich noch an Charlie Manson? Ich möchte Ihnen ein paar einfache Regeln geben«, sagte er. »Gehen Sie mit solchen Menschen um, als handle es sich um einen Hund, den Sie nicht kennen. Beginnen Sie nie ein beiläufiges Gespräch. Sie können nie wissen, was in denen vorgeht. Vielleicht glauben sie, Sie seien der Teufel. Schauen Sie ihnen nie zu lange in die Augen. Und keine Berührung. Und vor allem: Wenn die reden, hören Sie zu. Wenn Sie Angst haben, dann sagen Sie das. Treten Sie selbstsicher und höflich auf, und sagen Sie unumwunden, was Sie meinen.« Patterson breitete die Hände auf dem Tisch aus. »Und drehen Sie ihnen nie den Rücken zu«, sagte er langsam, ohne die Tonlage zu verändern.

Ich habe mir Dr. Pattersons Rat zu Herzen genommen und bin gut damit gefahren. Die Mehrheit des Personals hielt sich an diese Regeln. Manche Ärzte und Pfleger jedoch glaubten, vielleicht aufgrund der Unachtsamkeit, die zu große Vertrautheit mit sich bringt, sich über sie hinwegsetzen zu können. Für einen von ihnen sollte sich das als tödlicher Fehler erweisen.

Nachdem Patterson das Konferenzzimmer verlassen hatte, blieb ich noch ein wenig sitzen. Ich war es nicht gewöhnt, Angst zu haben, mich dumm und unfähig zu fühlen. Es dauerte eine Weile, bis ich mich wieder im Aufenthaltsraum blicken lassen konnte. Ein wenig Auftrieb gab mir die Vorstellung, daß ich nun endlich meinen Patienten begegnen würde. Da könnte ich mich wieder auf vertrautem Gebiet bewegen. Schließlich hatte ich jahrelang in der Notaufnahme gearbeitet und Tausende von Patienten befragt. Es konnte alles nur besser werden.

Ich zog das Krankenblatt von Carl Williams. Im Verlauf der vorangegangenen Wochen hatte ich aus einer Reihe von Texten über Aufbau und Gesichtspunkte einer eingehenden Anamnese ein zehnseitiges Schema erstellt. Bevor ich mich an die Arbeit machte, warf ich noch einen letzten Blick auf diese Notizen. Ich war sie im Geist schon tausendmal durchgegangen, wie eine wichtige Rede, aber ein letzter Blick würde nicht schaden. Ich wünschte mir nichts sehnlicher, als daß alles gutgehen würde.

Endlich fühlte ich mich gewappnet. Ich war bereit, in die Tiefen von Carl Williams' Vergangenheit einzutauchen, sie mir Schritt für Schritt enthüllen zu lassen. Daraus würde ich mir dann ein Bild seiner inneren Vorgänge und seiner Probleme aufbauen. Ich hatte mir Fragen zurechtgelegt über Kindheit, Eltern, Schulausbildung, Arbeit, Beziehungen, persönliche Gewohnheiten, Gefühle, verabreichte Medikamente und zahllose andere Dinge, die mir dabei helfen würden, Carl Williams kennenzulernen, wirklich kennenzulernen. Ich hatte einen neuen Notizblock in der Hand und zwei frische Stifte in der Tasche. Ich war bewaffnet bis an die Zähne.

Carl Williams war vierundzwanzig und hatte ungekämmtes blondes Haar. Sein Hemd war falsch zugeknöpft. Auf dem Weg von seinem Zimmer zu meinem kleinen Büro verlor er einen Hausschuh, schien das aber gar nicht zu bemerken.

»Setzen Sie sich bitte«, sagte ich und deutete auf einen der beiden nüchternen Metallstühle an dem nackten Holztisch. Carl Williams setzte sich.

»Sagen Sie mir doch«, sagte ich mit ruhiger Stimme, nahm den Stuhl ihm gegenüber, schraubte die Kappe meines Stifts ab, »warum Sie hier in dieses Krankenhaus gekommen sind?« Es war ein spannender Augenblick. Ich wagte mich hinaus in das weite Feld der Psychiatrie.

Carl Williams lächelte. »Ich bin ein Außerirdischer, vom Planeten Zano«, antwortete er.

Ich starrte ihn einen Augenblick an. »Wie bitte?« murmelte ich.

»Arschloch«, sagte er und verließ das Zimmer.

Ich schraubte den Stift zu, warf einen Blick auf meinen Notizblock und seufzte. Als ich schließlich am späten Abend das Krankenhaus verließ und zu meinem Wagen kam, stellte ich fest, daß mir jemand die Radkappen abmontiert hatte.

Nachtdienst

I

»Cornelius Brown wurde von der Polizei hierherge-
bracht«, sagte Dr. Amos Marks. Der klapperdürre junge
farbige Arzt mit Van-Dyke-Schnurrbart und kurzen Haaren wirkte müde, als er einen Blick auf die Liste der Patienten warf, die mir und Dr. Manuel Lopez, einem klein-
gewachsenen, immer lächelnden Filipino, der schon
einen Teil seiner Ausbildung hinter sich hatte, vorlag.
Mit ihm war ich zu meinem ersten Nachtdienst eingeteilt. »Man hat Mr. Brown aufgefunden, als er auf der
Bundesautobahn herumkroch. Er war nackt.« Dr. Marks
lächelte. »Die Polizisten erkannten das sofort als unnor-
mal. In dieser Hinsicht sind sie fix.« Er klopfte mit seinem Stift auf den kleinen Schreibtisch, um den wir uns
gesetzt hatten. Doch gleich bekam seine Stimme wieder
ihren berufsmäßigen Tonfall. »Keine psychiatrische Vorgeschichte. Bei der Untersuchung haben wir einen pa-
thologischen Nystagmus* festgestellt, sieben Pfleger waren nötig, um ihn ruhigzustellen. Ich habe ihm Ativan
und Haldol** gegeben. Er schläft jetzt.«

---

*   unwillkürliche, rhythmische Augenbewegung.
** dämpfende, spannungslösende Psychopharmaka.

Dr. Lopez hakte den Namen von seiner Liste ab. »Angel Dust*?« fragte er.

»Was sonst?« antwortete Marks.

»Der nächste ist Randell Richards. Dreißig Jahre alt, farbig. Ebenfalls von der Polizei eingeliefert«, fuhr Marks mit ungerührter Miene fort. »Er ist in ein Kaufhaus gerannt und hat behauptet, daß ein Gorilla hinter ihm her sei. Dann ist er in die Herrentoilette und hat sich in der Schüssel gewaschen. Er hat eine lange psychiatrische Vorgeschichte. Die Mutter sagt, er habe seine Medizin nicht genommen.«

»Ach«, seufzte Lopez.

»Undifferenzierte chronische Schizophrenie«, sagte Marks. »Ich habe ihm wieder Prolixin gegeben und zusätzlich mit Cogentin** angefangen.«

Lopez und Marks hakten den zweiten Namen auf ihrer Liste ab. Dann lächelten sie breit. »Ach, Bessie Thomas ist auch wieder da?« fragte Lopez grinsend.

»Ja, in voller Pracht«, antwortete Marks. »Sie gehört zu den Bipolaren***«, sagte er, an mich gewandt. »Wir haben uns alle schon einmal um sie gekümmert. Und Sie kommen auch noch dran.«

»Zu den Bipolaren?« fragte ich beunruhigt. Das Wort hatte ich noch nie zuvor gehört.

---

*   PCP, eine LSD-ähnliche Droge, die schwere psychotische Wirkungen haben kann.
** Ein Mittel zur Behandlung der Nebenwirkungen von Neuroleptika.
*** Bezeichnung für manisch-depressive Erkrankungen, in deren Verlauf sowohl Depressionen (der eine Pol) als auch Manien (der andere Pol) auftreten.

»Sie ist manisch-depressiv«, sagte Marks und warf Lopez einen fragenden Blick zu.

»Ich bin neu hier«, sagte ich und fragte mich, wie lange diese Antwort noch als Entschuldigung hingenommen werden würde. Allmählich bekam ich Magenweh.

»Glaubt sie schon wieder, daß sie schwanger ist?« fragte Lopez.

»Natürlich«, antwortete Marks.

»Das wievielte Kind wäre das?« erkundigte sich Lopez.

»Das vierhundertste, sagt sie«, antwortete Marks, »aber wer zählt da schon noch mit?«

Lopez kicherte. »Und wer ist diesmal der Vater?« fragte er.

»Prinz Charles«, sagte Marks und nickte mit dem Kopf. »Wahrscheinlich hat sie sich von Michael Jackson inzwischen scheiden lassen.«

Dann schien Marks sich wieder daran zu erinnern, daß ich auch noch da war, und sah mich mit einem Blick an, den ich nicht zu deuten vermochte. Es konnte Mitleid sein oder Verachtung. »Bipolare haben Wahnvorstellungen«, sagte er.

»Und ich hab nicht mal gewußt, daß Michael Jackson verheiratet ist«, sagte ich. Marks lächelte.

Und damit war die Vorbereitung auf den Nachtdienst beendet. Es war mein dritter Tag auf Station, und schon nach zwanzig Minuten hatte man Dr. Lopez und mir zwölf Patienten anvertraut: eine winzig kleine, schäbig gekleidete ältere Frau, die von weiß Gott wo ausgerissen war; einen Mann, der sich für Elvis Presley hielt; Menschen, die Selbstgespräche führten; Menschen, die glaubten, die Stimme Gottes zu vernehmen; Menschen, die sich selbst für Gott hielten; Menschen, die unter so starken Depressionen litten, daß sie nicht mehr sprechen konnten. Und Drogenabhängige, die man Marihuana kauend und mit vollgepinkelter Hose in irgendeinem Garten gefunden hatte. Lopez und Marks tauschten Diagnosen und Namen von Medikamenten aus wie Fechter die Hiebe. Ich versuchte, mir alles zu notieren, aber das war aussichtslos. Schließlich legte ich den Stift einfach weg und hörte nur noch zu. Als Dr. Marks seinen Bericht beendet hatte, schenkte er uns ein boshaftes Lächeln und erhob sich. »Dann mal an die Arbeit«, sagte er. »Viel Glück.«

Ich war aus mehreren Gründen alles andere als zuversichtlich. Einer dieser Gründe machte mir besonders zu schaffen: In den drei Tagen, die ich nun schon auf Station war, hatte ich jeden Morgen und jeden Nachmittag zugesehen, wie sich die Patienten zur Medikation anstellten und ihre Packung Fruchtsaft schluckten. Ich vermutete, daß die Pharmaindustrie ein spezielles Verfahren entwickelt hatte, die Medikamente darin aufzulösen. Das erschien mir nur vernünftig. So konnte niemand seine Pillen verschlampen oder eine zu niedrige Dosis bekommen. Aber wie sie die Originalverpackung wieder herstellten, das war mir ein Rätsel. Noch beunruhigender wurde die Sache, als ich meinen Dienst im Psychiatrischen Notdienst antrat und dort sah, wie Schwestern und Pfleger sich im Aufenthaltsraum leise unterhielten und dabei ebenfalls aus den kleinen Saftpäckchen tranken.

Da stand ich also und schaute Dr. Marks nach, wie er die große Tür aus Metall hinter sich schloß. Im Hintergrund brüllte ein Mann: »Mutter, ich komme!« Ein Pfleger hatte einen Schrank geöffnet und zählte die breiten Lederriemen darin. Aus den Räumen hinter mir drangen Rufe und Ächzen. Schließlich marschierte eine Frau mit gut hundertfünfzig Kilo Gewicht an mir vorbei, die ein Laken um den Körper geschlungen hatte und einen Büstenhalter auf dem Kopf trug. »Prinz Charles hat einen großen Schwanz«, sagte sie und lachte hysterisch.

Und ich war zusammen mit diesen Leuten eingesperrt. Wir befanden uns mitten in einem erbärmlichen Ghetto. Draußen wurde es bereits dunkel. Und das Personal hier war offenbar tablettenabhängig. Das würde eine lange Nacht werden.

Früh am folgenden Morgen ertappte eine Schwester mich dabei, wie ich ihr bei der Vorbereitung der Tablettenausgabe zusah. »Die Pillen kommen in den kleinen Becher daneben«, sagte sie, ohne den Blick zu heben. »Viele Leute denken zuerst das Gleiche wie Sie.«

II

Um etwas über psychisch Kranke, über ihre Pflege und Behandlung zu lernen, wie ich es nun tat, muß man sich über ein paar grundsätzliche Punkte klarwerden. Im allgemeinen kümmert sich die Gesellschaft nicht um geistig Kranke. Das hat sie nie getan, das wird sie auch nie tun. Diese Menschen sind unberechenbar, Langzeitkranke gehen nicht zur Wahl, und sie zahlen auch keine Steuern. Die meisten Menschen wollen nichts mit ihnen zu tun haben. Im besten Falle werden sie ignoriert, im schlechtesten mißhandelt.

Unser Verhalten den psychisch Kranken gegenüber hat

sich, bis auf ganz wenige Ausnahmen, in den letzten Jahrhunderten kaum verändert. Es läßt sich knapp zusammenfassen: Die Kranken benehmen sich merkwürdig, also quälen wir sie. Egal, ob wir glauben, daß sie von Dämonen besessen oder von Gott mit einem Fluch belegt sind oder daß sie, wie wir heute eher denken, unter neurochemischen Fehlfunktionen leiden – ihr Schicksal hat sich, historisch gesehen, kaum geändert.

Als uns Verbrennung und Folter nicht von ihnen befreiten, bauten wir große, lagerähnliche Anstalten, damit wir Normalen sie zumindest nicht immer im Blickfeld haben mußten. Das funktionierte eine Weile, dann mischten sich Anwälte ein, und alle wurden wieder entlassen. Damals hieß der Slogan: »Raus aus den Anstalten.« Es ging nun um die Bürgerrechte der Kranken. Außerdem kam das billiger, als sie alle auf Staatskosten durchzufüttern.

Aufgrund der wiederhergestellten Bürgerrechte befanden sich die Kranken nun erneut im Schoße der Gesellschaft; einer Gesellschaft, die sie nie gewollt hat. Aber wenigstens bekamen sie nun einen neuen Namen. Man bezeichnete sie als »Obdachlose« oder »Penner« oder ganz pauschal als »Asoziale«.

Natürlich gehen wir viel kultivierter mit dem Problem um als unsere Ahnen. Wir lassen Geisteskranke nicht mehr im Namen Gottes leiden – das wäre schließlich albern. Heutzutage leiden sie im Namen der Gesetze und der Freiheit. Und wir haben den Geistlichen die schmutzige Arbeit abgenommen. Ganz im Geist der freien Marktwirtschaft delegieren wir die Aufgabe. Die Geisteskranken werden Opfer von Straßenbanden und anderen menschlichen Aasgeiern. Erst kürzlich habe ich über den Fall zweier Menschen ohne festen Wohnsitz gelesen, die man enthauptet auf einer Müllhalde gefunden hatte. Beide hatten ein Fläschchen mit dem verschreibungspflichtigen Medikament Thorazine, einem Neuroleptikum, in der Tasche.

Das steht auf der Sollseite. Zu unseren Gunsten können wir verbuchen, daß Leute mit abweichendem Verhalten heute vermutlich besser ernährt werden als früher. Ich weiß zum Beispiel von einer Gruppe von Pennern, die regelmäßig die großen Mülltonnen hinter den Supermärkten in meinem Viertel durchsuchen und dort oft noch einwandfreies Obst und Gemüse finden.

Wenn die chronisch Kranken mit dem Gesetz in Konflikt geraten, bringt man sie ins County General, in »The Bin«. Dort haben sie es mit Leuten wie mir zu tun. Wir geben ihnen Medikamente, Nahrung und eine Weile einen Platz zum Schlafen. Dann müssen wir sie wieder entlassen. Das verlangt das Gesetz, und ein Aufgebot von Anwälten und Pflegepersonal arbeitet ausschließlich für die Durchsetzung ihrer Rechte. Unsere Sozialarbeiter verweisen sie an Pflegeheime, die sich nur wenig von jenen Anstalten unterscheiden, aus denen man sie gerade verwiesen hat. Dann landen sie wieder auf der Straße. Wenn sie dort nicht erfrieren oder an einer unbehandelten Infektion oder Verbrennungen sterben, kommen sie über kurz oder lang wieder in die Anstalt, das Spiel beginnt von vorn.

Und das ist nicht etwa nur ein Problem von Los Angeles. Wir sind eine egalitäre Gesellschaft: Das Elend ist überall zu Hause. Abgerissene Menschen, die Selbstgespräche führen, gibt es im ganzen Land. Das Problem ist auch nicht auf Großstädte beschränkt. Ich weiß zum Beispiel, daß es eine stark frequentierte Klinik für Obdachlose in Ogden, Utah, gibt.

III

Während meines ersten Nachtdienstes lernte ich Martin Braga kennen. Martin war nicht chronisch krank. Er war nie in einem Pflegeheim gewesen und hatte sich seine Mahlzeiten auch nie aus einer Mülltonne geholt. Wenigstens bisher noch nicht. Dr. Lopez war gerade in der Notaufnahme beschäftigt, und ich saß allein in dem kleinen, foyerähnlichen Bereich außerhalb der geschlossenen Abteilung. Hierher kann jeder kommen und sich von einem Psychiater beraten lassen. Hier wird auch die Entscheidung gefällt, ob jemand stationär aufgenommen wird oder nicht. Und von hier werden die Patienten ein Stockwerk tiefer in den abgeschlossenen Bereich des Psychiatrischen Notdienstes geschickt, bis ihr Bett oben auf Station fertig ist. Nachts versehen dort zwei Assistenzärzte den Bereitschaftsdienst. Dr. Lopez und ich hatten an jenem Abend bereits eine ganze Reihe von Patienten gesehen. Martin Braga war der erste, mit dem ich es allein zu tun hatte.

Die Automatiktür ging auf, und herein kam eine ganze Familie. Hispanos, eine Frau im mittleren Alter und ihr Mann, beide sichtlich durcheinander; die Frau hatte geweint, das sah man. Die beiden wurden begleitet von drei jungen Männern, wahrscheinlich den Söhnen. Die beiden älteren, großgewachsen und dunkelhäutig, hatten ihren jüngeren Bruder, der viel kleiner war als sie und ein schmutziges Hemd und eine zerknitterte Hose trug, in die Mitte genommen. Er schien ganz in Gedanken versunken und gar nicht zu registrieren, wo er sich befand oder was um ihn herum geschah. Hin und wieder murmelte er etwas und lachte. Das war Martin Braga.

Nachdem Martins Eltern alle Formalitäten erledigt hatten, führte ich alle zusammen in das kleine Sprechzimmer. Martin und seine Eltern saßen auf einer abgewetzten Couch vor meinem leeren Metallschreibtisch. Seine beiden Brüder setzten sich auf Klappstühle an der Seite. Alle, besonders ich selbst, waren angespannt und ängstlich. Das Gespräch begann ziemlich hölzern und förmlich. Aber plötzlich wollten alle Familienmitglieder gleichzeitig sprechen. Nur Martin nicht. Er hatte mich schweigend angestarrt, seit wir den Raum betreten hatten. Aber das war kein gewöhnliches Starren. Er sah mich an, aber er schien mich nicht wahrzunehmen. Seine Augen waren ohne Leben, wie die eines Toten. Während Martins Eltern sprachen, mußte ich diese leblosen Augen immer wieder anschauen. Martin zuckte kein einziges Mal mit der Wimper.

In den nächsten zwanzig Minuten erzählten Martins Eltern mir eine Geschichte, die mir im Verlauf des nächsten Jahres nur allzu vertraut werden sollte. Sie sagten, Martin sei ein guter Sohn gewesen, habe das College besucht, viele Freunde gehabt und eine vielversprechende Zukunft. Dann änderte sich alles. Martin sei ganz allmählich abgedriftet, habe immer mehr Zeit allein in seinem Zimmer verbracht und sich schließlich völlig von allen anderen abgesondert. Er habe begonnen, von Laserstrahlen und der CIA zu sprechen. Botschaften aus dem Weltall wolle er empfangen haben. Er habe geglaubt, sein Essen sei vergiftet.

Ich versuchte, mir das Leben der Bragas während der vergangenen Monate vorzustellen. Es fiel mir schwer, mich in die Verzweiflung hineinzuversetzen, die diese armen Leute empfunden haben mußten, als sie Sohn und Bruder allmählich abdriften sahen.

»Warum haben Sie so lange gewartet, bis Sie sich an uns gewandt haben?« sagte ich schließlich.

Mrs. Braga begann leise zu weinen. Am liebsten hätte ich mir selbst einen Tritt versetzt. »Es tut mir leid«, platzte ich heraus. »Ich wollte nicht . . . «

»Ist schon in Ordnung, Doktor«, erwiderte Mr. Braga mit einem traurigen Lächeln. »Wir wissen, daß wir früher hätten kommen sollen. Uns war klar, daß Martin sehr, sehr krank ist, aber wir beteten, daß das irgendwie vorübergehen würde. Daß es nicht wieder genauso laufen würde.«

»Genauso?« fragte ich.

Mr. Braga seufzte. »Mit dem Bruder meiner Frau ist es genauso gewesen«, sagte er langsam. »Er hat den größten Teil seines Lebens in psychiatrischen Kliniken verbracht. Wir machten uns Hoffnungen, obwohl es keine Hoffnung gab.«

Die nächste Minute saßen wir alle schweigend da. Alle außer Martin. Martin begann plötzlich mit leiser, monotoner Stimme zu murmeln: »Jesus ist der Teufel. Jesus ist der Teufel.« Er sagte diesen Satz wieder und wieder.

Ich nahm Martin Braga in jener Nacht bei uns auf. Er hatte seinen ersten schizophrenen Schub. Diese Nacht war der Anfang eines langen gemeinsamen Weges für uns beide. Während der folgenden Monate lernte ich von Martin Braga mehr über psychische Krankheiten, als ich je aus Lehrbüchern hätte lernen können. Er brachte mir mehr über Leid und Mitleid bei, als ich bis dahin für möglich gehalten hatte. Ich lernte Martin Braga so gut kennen wie noch nie einen Menschen zuvor. Er war so etwas wie eine Offenbarung für mich.

IV

Alles in allem war mein erster Bereitschaftsdienst ausgesprochen interessant. Ich sah meinen ersten Fall von PCP-Psychose, einen neunzehnjährigen Jungen, der sich die Spitze des linken Daumens abgeschnitten hatte, weil er ihn für den Kopf einer Schlange hielt. Ich nahm Menschen auf, die Stimmen hörten, stellte Menschen ruhig, die sich nach zu viel Kokain in einem Zustand der Panik befanden, wies eine ganze Armee von müden und hungrigen Seelen, die nicht wirklich krank waren, aber keine andere Zuflucht als die Klinik hatten, von der Tür. Dann, kurz vor Tagesanbruch, kamen die beiden letzten Patienten dieser Nacht. Bei Mrs. Bennett, der einen von ihnen, versuchte ich mich zum erstenmal als Psychotherapeut.

In der Psychiatrie heißt es: Reden hilft. Dr. Lopez hatte erklärt, daß es Patienten sehr guttun könnte, wenn ihnen jemand zuhört. Als Mrs. Bennett sich also auf den Stuhl setzte und zu sprechen begann, hörte ich einfach zu. Ich hörte zu, als diese deprimierte, dunkelhäutige Fünfundvierzigjährige mir von dem Schmerz erzählte, den sie nach der Ermordung ihres einzigen Sohnes während eines Bandenkrieges empfunden hatte. Ich hörte zu, als sie mir erzählte, daß ihr Mann sie wegen einer Jüngeren verlassen hatte. Ich hörte zu, als sie mit schmerzerfüllter Stimme davon erzählte, daß sie als Kind mißhandelt und mißbraucht worden war.

Eine Stunde verging schnell. Erst als sie verstrichen war, merkte ich, daß ich kaum etwas gesagt hatte. Ich hatte Mrs. Bennett weder Ratschläge noch Einsichten geboten. Als sie weinte, habe ich ihren Arm berührt. Und weiter zugehört. Ich habe ihr keine unausgegorenen Vorschläge gemacht und auch nicht nach dem Rezeptblock gegriffen. Ich hatte nichts von dem getan, was meiner Meinung nach einen Arzt ausmachte.

Aber während dieser Stunde war etwas geschehen, etwas Gutes. Als Mrs. Bennett aufstand, um zu gehen, lächelte sie, nahm meine Hand zwischen die ihren und sagte: »danke.« Plötzlich standen ihr die Tränen in den Augen.

Ich organisierte einen Termin zur ambulanten Behandlung und verabschiedete mich von ihr. Als ich sie hinaus in die Nacht gehen sah, überkam mich ein wundervolles Gefühl. Ich hatte das Gefühl, jemandem geholfen zu haben.

Kurz danach beschäftigte mich der letzte Patient dieser Nacht, Mr. Thompson oder, wie ihn später alle nannten, Harry Houdini. Schon eine knappe Stunde nachdem ich ihn das erstemal gesehen und nach unten geschickt hatte, war er mir schon wieder durch die Finger geschlüpft, war einfach verschwunden.

Mr. Thompson, ein schmaler Farbiger von ungefähr fünfzig Jahren, Lumpen am Leib und Feuer in den Augen, war von der Polizei bei uns abgeliefert worden, die ihn in eine zweiundsiebzigstündige Haft genommen hatte. In Kalifornien ist das rechtlich möglich. Nicht nur Polizisten, auch Psychiater können Menschen festhalten. Wenn wir der Ansicht sind, daß jemand eine Gefahr für sich selbst oder andere darstellt oder »in seinen Fähigkeiten stark eingeschränkt«, also nicht in der Lage ist, selbst für Essen, Kleidung und Unterkunft zu sorgen, können wir ihn gegen seinen Willen in einer psychiatrischen Klinik festhalten. Wenn wir nach drei Tagen noch immer denselben Eindruck haben, können wir ihn oder sie weitere zwei Wochen festhalten.

Das ist eine für unsere Zeit ganz beachtliche Beschneidung des individuellen Rechts auf Freiheit. Nichts, verglichen mit den Internierungsmöglichkeiten der Vergangenheit, dennoch ein gravierender Eingriff in das Leben des einzelnen. Damals jedenfalls dachte ich so darüber. Erst nach einer ganzen Weile begriff ich, daß ein siebzehn Tage während Zwangsaufenthalt in einer psychiatrischen Klinik nicht viel mehr als ein Trostpflaster ist.

Ich wies unser Sicherheitspersonal an, Mr. Thompson nach unten zu führen. Er trug Handschellen, und obwohl er kaum mehr als fünfundsechzig Kilo auf die Waage brachte, wehrte er sich heftig. Es waren vier Wärter nötig, um ihn in den Aufzug zu drängen, und zwei weitere, um ihn schließlich an einem Bett festzubinden.

Aus den Unterlagen, die die Polizisten zurückließen, ging hervor, daß Mr. Thompson in einem Laden plötzlich durchgedreht war. Zwei ältere Kunden hatte er mit einem Stock angegriffen.

Ich folgte Mr. Thompson nach unten in den Notdienst,

wo ich ihm Haldol und Ativan injizierte, eine Kombination aus starkem Beruhigungsmittel und schnell wirkendem Valium, und zwanzig Minuten später war er ruhiggestellt. Ich dachte erst wieder an ihn, als die Schwester, die ihn hatte losbinden sollen, den Flur entlanggerannt kam.

»Er ist weg«, sagte sie nur.

»Ich verstehe nicht«, erwiderte ich und hob den Blick von einem Krankenblatt.

Die Schwester dirigierte mich zu Mr. Thompsons Zimmer. Die Tür war noch immer verschlossen. Durch ein kleines Fensterchen konnte ich sein Bett sehen und die vier breiten Ledergurte, die noch immer fest mit dem Metallrahmen des Bettes verbunden waren. Aber keine Spur von Mr. Thompson.

Die Schwester schloß hastig auf, und wir stürzten hinein. Wir suchten im Bad, unter dem Bett, noch einmal im Bad. Dann holten wir Hilfe von oben, und alle durchsuchten gemeinsam die Station. Wir sahen in jedes Bad und unter jedes Bett. Als wir auch noch jede Schranktür geöffnet hatten, wußte ich, daß er uns ausgetrickst hatte.

Allmählich versammelten sich Schwestern und das Sicherheitspersonal im Hauptflur. Nach einigen Sekunden des Schweigens warf ein Wärter noch einmal einen Blick in Mr. Thompsons Zimmer. »Zu merkwürdig«, sagte er schließlich.

Während der nächsten Stunde durchkämmten Sicherheitsleute das gesamte Klinikgelände. Wir meldeten Mr. Thompson bei der Polizei als vermißt und kamen uns dämlich vor, wie ich gestehen muß. Aber Mr. Thompson tauchte nicht auf.

Dann kam der Morgen und mit ihm Dr. Marks. Er trat lächelnd ein. Doch schon bald verflog dieses Lächeln. Dr. Lopez und ich gaben ihm einen kurzen Bericht über die Patienten, die wir während der Nacht aufgenommen hatten. Ich hob mir Mr. Thompson bis zum Schluß auf. »Wir haben ihn festgeschnallt«, sagte ich, »und er ist verschwunden.«

Dr. Marks seufzte lediglich und rieb sich den Nasenrücken.

Nachdem wir den Raum verlassen hatten, schlug Dr. Lopez vor, noch etwas zu essen, bevor wir den neuen Tag begannen. Ich schüttelte den Kopf. »Er wird schon wieder auftauchen«, sagte Dr. Lopez schließlich, »muß er doch, oder?«

Anita

I

Anita Ashwin sah aus wie ein Porzellanpüppchen. Oder wie eine Figur aus Tausendundeiner Nacht. Sie war intelligent, geistreich und offen, sie hatte das gelassene Lächeln eines zufriedenen Engels. Anita stammte aus Bangalore in Indien, wo sie ihren Doktor gemacht hatte.

Ich hatte meine Ausbildung an einer großen Universität an der Ostküste absolviert und schleppte viele der Vorurteile mit mir herum, die die meisten meiner amerikanischen Kollegen gegenüber Ärzten aus dem Ausland hatten. Nach allgemeiner Ansicht war deren Ausbildung nur unzureichend (schließlich hatten sie ja keine amerikanischen Universitäten besucht), sie sprachen nicht allzugut Englisch und waren deshalb auch nicht so intelligent wie wir. Die meisten amerikanischen Ärzte an Kliniken halten selbstgefällig an dieser Meinung fest. Jedenfalls, bis sie es persönlich mit einem Arzt aus dem Ausland zu tun haben.

Die ausländischen Ärzte an unserer Klinik waren, bis auf wenige Ausnahmen, intelligente, fähige Mediziner, die sich klar ausdrücken konnten. Das galt ganz besonders für Anita Ashwin. In ihrem Heimatland war sie bereits zugelassene Internistin gewesen, aber das kaum überschaubare bürokratische Dickicht in Amerika hatte ihr den Weg in unser medizinisches Ausbildungssystem verstellt. Deshalb hatte sie sich für die Psychiatrie entschieden, weil man dort, so Anita, als ausländischer Jungarzt leichter eine Stelle fand. Die meisten Universitätskliniken befinden sich inmitten der heruntergekommenen Großstädte, wo auch das Gros der psychisch Kranken lebt. Armut und Geisteskrankheit sind für die meisten amerikanischen Ärzte keine sonderlich attraktive Kombination. »Weil ihr euch nicht selbst um diese Leute kümmern wollt«, sagte Anita eines Nachmittags zu mir, »müssen wir es tun.«

Anita befand sich im zweiten Jahr ihrer psychiatrischen Ausbildung, als sie im August auf Station Drei anfing – ich war gerade zwei Monate dort – und Dr. Patterson ablöste, von dem ich eine Menge gelernt hatte. Dr. Patterson hatte mich bei der medikamentösen Behandlung meiner Patienten beraten, besonders bei der von Martin Braga, der jetzt keine Stimmen mehr hörte. Er hatte mir den Einstieg in das Stationsleben erleichtert, mir gesagt, an wen ich mich in den unterschiedlichsten Fällen wenden mußte, welche Telefonnummern für mich wichtig waren, auf wen ich mich verlassen konnte und auf wen nicht. Er zeigte mir, wie ich mit dem Apparat umgehen mußte, verhalf mir zu unschätzbaren Informationen. Dr. Patterson hatte mich in die technischen Abläufe der Psychiatrie eingewiesen; Dr. Ashwin würde mir nun deren Herz und Seele zeigen.

Die medizinische Seite der Psychiatrie konnte ich mir lesend aneignen. Anita Ashwin lieferte mir den Schlüssel zu den zwischenmenschlichen Beziehungen. Sie war es, die mir zeigte, wie man mit psychisch Kranken umgeht. Sie lehrte mich, die Welt aus ihren Augen zu sehen. Und für all das hatte sie ein einziges Wort.

»Empathie«, sagte sie mit sanfter Stimme, »Einfühlungsvermögen«, und unterstrich dies mit in die Luft gerecktem Zeigefinger.

»Empathie?« fragte ich ein wenig verwirrt. Wir hatten gerade unsere Frühbesprechung hinter uns gebracht. Dr. Singh hatte mich wieder einmal in die Zange genommen. Ich bekam einfach nicht genug Auskünfte von meinen Patienten. Dr. Ashwin hatte meine Frustration bemerkt und mich in ein ruhiges Zimmer dirigiert.

»Machen Sie sich Gedanken über Ihre Patienten«, sagte sie, »nicht über ihre Krankheit, sondern über ihre Persönlichkeit. Das ist das Wichtigste, was ich Ihnen beibringen kann. Die meisten Menschen machen sich falsche Vorstellungen von der Psychiatrie, und das tun Sie im Moment vermutlich auch. Das Geheimnis liegt nicht in scharfsinnigen Deutungen und gelehrten Analysen. Natürlich ist auch das wichtig, aber nicht grundlegend. Grundlegend ist die Empathie.« Sie lächelte mich an und fuhr fort: »Stellen Sie sich einmal vor, wie es sein muß, psychisch krank zu sein. Sie stehen den anderen ständig im Weg herum, behindern sie, und das aus Gründen, die Sie selbst nicht verstehen. Stellen Sie sich die Reaktion des Durchschnittsmenschen auf Dinge vor, die unsere Patienten sagen oder tun. Und dann stellen Sie sich vor, wie wohltuend es sein muß, es mit jemandem zu tun zu haben, der einem einfach nur zuhört. Oder mit einem spricht. Der sich Sorgen macht um einen. Der einen nicht wegschickt oder erschreckt zurückweicht. Das ist das größte Geschenk, das Sie Ihren Patienten machen können: Ihre Person, Ihre Zeit, Ihr Verständnis. Wenn Ihre Patienten Sie mögen und Ihnen vertrauen, sagen sie Ihnen auch alles, was Sie wissen müssen. Es ist nicht die Aufgabe des Patienten, sich an Ihre Realität anzupassen. Umgekehrt müssen Sie sich an die seine anpassen. Patienten sind wie Züge, die mit selbstgewählter Geschwindigkeit auf selbstgewählten Gleisen dahinfahren. Wenn Sie ihnen in die Quere kommen, gibt es nur Komplikationen. Sie müssen Ihre Geschwindigkeit und Ihre Richtung ändern und es irgendwie schaffen, auf den gleichen Zug zu springen.« Wieder lächelte sie mich ruhig an. »Sie werden feststellen, daß diese Reise ausgesprochen lohnend ist. Das kann ich Ihnen versprechen.«

Anita versuchte, zu jedem Kranken eine Beziehung herzustellen, jedem zuzuhören, jedem zu helfen, gleich, welche Schwierigkeiten zu überwinden waren. In unserem Stadtviertel gab es eine Gruppe von Leuten, um die sich niemand kümmern wollte, weil das Risiko einfach zu groß war. Also wandte Dr. Ashwin, die schmächtige, kleine Inderin, sich ihnen zu. Sie beschäftigte sich insbesondere mit den Problemen von Bandenmitgliedern.

Ich hatte das County General bereits fünfzehn Jahre, bevor ich dort selbst als auszubildender Arzt anfing, besucht. Damals war alles ganz anders gewesen. Damals hieß die Klinik noch nicht »The Bin«. Damals, vor der großen Apathie, vor der Gewalttätigkeit – damals, bevor es das Kokain gab.

Kokain steht in allen großen amerikanischen Ghettos für das große Geld, denn Kokain ist das einzige, womit man dort Geld machen kann. Überall – ob in New York, Miami, Chicago oder Phoenix – hat sich eine neue Spezies von Unternehmern gefunden, die sich um seine Verbreitung kümmern. Farbige, Asiaten oder Latinos vermarkten das Kokain in Gangs. Sie bilden das Drogennetz. Sie lassen den einfachen Mann von der Straße zur Ader. Sie bringen alles in Gang und beseitigen die Spuren. Sie sind eine Nation in der Nation mit eigenen Gesetzen. Sie sind organisiert, und sie haben einen Lebensinhalt, der dem normalen Ghettobewohner gewöhnlich fehlt. Außerdem haben sie Waffen und Geld. Und das ist eine fatale Verbindung.

Manche Bandenmitglieder nehmen selbst Kokain, und das kann zu unberechenbarem Verhalten führen. Genau dann werden wir von der Klinik mit dem Problem konfrontiert. »Wenn es Ihnen gelingt, auch nur einen von ihnen zu retten«, sagte Dr. Ashwin einmal zu mir, »wenn es Ihnen einmal gelingt, den Teufelskreis von Drogen und Gewalttätigkeit zu durchbrechen, dann haben sich Ihre Anstrengungen gelohnt.«

Eine Woche nachdem Dr. Ashwin zu uns auf Station Drei gekommen war, stellte sie mir einen ihrer zornigen jungen Männer vor. Er hatte ein buntes Taschentuch um den Kopf gewunden und war eiskalt. Sein eigentlicher Name war Reggie, aber alle nannten ihn »Bones«. Bones gehörte zu den Blues. Die Blues waren die jüngste und einflußreichste unserer innerstädtischen Banden. Die Blues kämpften gegen die größere Bande der Greens, die schon länger existierte. Jede der Gangs hatte ihren eigenen Sprach- und Kleidungskode. Jede hatte auch ihre eigenen Graffiti. Die Blues töteten mit AK-47ern, die Greens mit Uzis.

Ich fragte mich oft, ob Dr. Ashwin sich so ganz im klaren

war, worauf sie sich da einließ. Sie war aus Indien, sie trug einen Sari, sie sprach von zwischenmenschlichen Beziehungen und Empathie. Ich machte mir Sorgen.

Ein paar Tage nachdem ich Bones kennengelernt hatte, rief er Anita an. Sie brauchte eine Weile, um ihn zu beruhigen. »Ich komme um vier«, sagte sie schließlich und legte auf. Als sie meinen nervösen Blick bemerkte, lächelte sie mich an. Sie verstand es, Menschen zu beruhigen. Vielleicht täusche ich mich ja doch, dachte ich. Schließlich war ich ja neu hier. Und außerdem hatte ich genügend eigene Probleme. Ich mußte mich um meine Patienten kümmern.

II

Es war nicht viel mehr als zwei Monate her, daß ich voller Nervosität auf Station Drei angefangen hatte. Ich konnte nicht behaupten, daß ich mich bereits eingewöhnt hatte, aber mittlerweile war alles doch etwas vertrauter. Ich hatte meine Nervosität nach wie vor nicht ganz verloren, doch zum Glück stand Dr. Ashwin mir zur Seite.

Jeden Nachmittag hatte ich halbstündige Sitzungen mit meinen Patienten. Ricky Myers, der Massenmörder, war immer der erste. So konnte es hinterher nur noch besser werden. Irgendwie hatte es mit einer Einweisung von Myers in die staatliche Anstalt nicht geklappt. Bis zur Entwirrung des bürokratischen Knotens mußte also ich mich um ihn kümmern.

Selbst unter starkem Medikamenteneinfluß war Ricky Myers noch eine furchteinflößende Persönlichkeit.

Gleich wie hoch man dosierte, dieses gefährliche Glimmen in seinen Augen schien nicht zu erlöschen. Ich bekam noch immer eine Gänsehaut, wenn ich ihn sah. Ich hielt mich bei allen Gesprächen mit ihm an die Regeln von Dr. Patterson: Ich ließ immer die Tür offen und achtete stets darauf, daß er mir den Weg zum Ausgang nicht verstellte. Meine Sitzungen mit Myers waren immer kurz, abhängig vom Grad meiner Angst. Und der heutige Tag unterschied sich nicht von den anderen. Brauchen Sie etwas? Wie schlafen Sie? Hören Sie immer noch Stimmen? Vielen Dank. Auf Wiedersehen.

Ich wußte, daß er meine Angst spürte. Ich bekam Gesichtszuckungen, wenn ich mich mit dem Mann in einem Zimmer aufhielt. Ich hoffte, meine Unsicherheit vielleicht eines Tages überwinden und auf angemessene Weise mit Menschen wie Ricky Myers umgehen zu können. Aber sehr stark war die Hoffnung nicht.

Es beruhigte mich ein wenig, daß ich nicht der einzige war, der sich in Ricky Myers' Gesellschaft unwohl fühlte. Die anderen Patienten und der größte Teil des medizinischen Personals hatten genauso große Angst wie ich. Die Schwestern beschleunigten ihre Schritte, sobald sie in seinem Zimmer zu tun hatten. Die anderen Patienten wichen ihm aus, wenn er sich schon einmal hinaus auf den Flur begab. Fast hätte man das Gefühl haben können, er sei radioaktiv verseucht. Man sah es nicht, man hörte es nicht, man spürte lediglich, daß ihm gegenüber Distanz das einzig richtige Verhalten war.

Myers war der einzige Patient auf der ganzen Station, der ein eigenes Zimmer hatte. Das war keine bewußte Regelung, ich kann mich nicht daran erinnern, daß wir uns jemals darüber unterhalten hätten. Es ergab sich einfach so. Unsere Angst vor diesem Mann war so groß, daß wir gar nicht darüber sprechen mußten. Wir gingen von vornherein davon aus, daß niemand das Zimmer mit Ricky Myers teilen wollte, daß niemand ihn näher kennenlernen oder in seiner Gegenwart schlafen wollte.

Dr. Singh schien als einziger keine Angst zu haben. Zumindest ließ er sich nichts anmerken. Er grüßte Ricky immer, wenn er ihm begegnete, und manchmal blieb er sogar stehen, um sich einen Augenblick mit ihm zu unterhalten. Einmal brachte er Myers sogar zum Lächeln. Ich konnte Dr. Singh nur bewundern. Vermutlich hatte er sich diese Gelassenheit während seiner jahrelangen Tätigkeit als Psychiater erworben. Offenbar wurde dieser Mann mit allen Problemen fertig. Ich hoffte, daß ich eines Tages auch so werden würde wie er.

Carl Williams wurde allmählich ein wenig gesprächiger. Er behauptete mittlerweile nicht mehr, ein Außerirdischer vom Planeten Zano zu sein, nun war er ein Klingon. Er sprach oft davon, Captain Kirk zu entführen. Er sagte, er habe einen ausgeklügelten Plan für die Zerstörung der *Enterprise*. Er lächelte nur, wenn jemand ihn nach diesem Plan fragte.

Carl Williams litt unter einer Krankheit, die man früher »Hebephrenie« oder »*heiter-läppische* Schizophrenie« nannte. Er verbrachte viel Zeit damit, in den Spiegel zu schauen, und nahm dabei oft merkwürdige Posen ein. Er sah immer aus, als sei ihm gerade ein besonders ulkiger Witz eingefallen. Ich konnte Carl Williams gut leiden. Während seiner seltenen klaren Momente erzählte er vom College und von seiner früheren Freundin. Doch dann behauptete er gleich wieder, sein Psychologielehrer sei Sigmund Freud gewesen und sein Vater

Harry Truman. Wieviel also konnte man auf seine Erzählungen geben?

Als ich eines Nachmittags mit Carl sprach, war er glänzender Laune. Er sagte, sein Plan mit Kirk und der *Enterprise* sei endlich fertig. »Würden Sie mir gern davon erzählen?« fragte ich.

»Er hat mit Zirkonit und den Droiden von den Monden von Magyar zu tun«, sagte er stolz. »Aber das haben Sie natürlich schon gewußt.«

»Ich habe es geahnt«, sagte ich und nickte mit dem Kopf. »Aber ich war mir nicht sicher.«

»Kein Wort zu Kirk und den Männern«, flüsterte Carl. Dann schüttelte er mir die Hand und ging. Auf dem Flur lachte er laut.

Die dritte auf meiner Liste war Minnie Osbourne, eine klapperdürre farbige Frau mit einem Lächeln so breit wie das Mississippidelta, wo sie den größten Teil ihrer dreiundachtzig Jahre verbracht hatte. Sie hatte noch keine einzige Falte im Gesicht, und ihre Augen funkelten wie dunkle Sterne.

Minnie hatte als Haushälterin für reiche Weiße in der Gegend von New Orleans gearbeitet und sechs Kinder großgezogen, von denen zwei das College besucht haben. Ihr ältester Sohn, so behauptete sie, sei Anwalt in New York. Ihr Mann sei als Soldat während des Zweiten Weltkrieges in Italien gestorben. Minnie konnte sich nicht mehr daran erinnern, warum sie den Süden verlassen hatte.

Minnie war nicht geisteskrank im gewöhnlichen Sinn des Wortes. Sie hatte ein langes, arbeitsreiches Leben hinter sich und machte nicht den Eindruck, als würde sie irgendwann einmal ihre Lebhaftigkeit verlieren. Unglücklicherweise jedoch litt sie an der Alzheimerschen Erkrankung.

Man hatte Minnie auf einem leeren Bauplatz aufgegriffen. Sie konnte weder eine Adresse noch eine Telefonnummer angeben. Sie erinnerte sich nicht mehr an die Namen von Bekannten in der Stadt. Niemand hatte eine Vermißtenanzeige aufgegeben. Also brachte die Polizei sie zum County General.

Minnie konnte sich noch bis in die kleinste Einzelheit erinnern, wenn es um die Kleider oder den Duft der Azaleen oder die Gesichter ihrer Verehrer in ihrer ereignisreichen Kindheit und Jugend ging. Sie erzählte mir Geschichten von Picknicks und großen Bällen bei ihren reichen Arbeitgebern, bei denen sie bedient hatte. Sie konnte mir nicht nur das kleine Häuschen der Familie außerhalb von New Orleans beschreiben, sondern auch, wie sie sich als Farbige im Süden der zwanziger und dreißiger Jahre gefühlt hatte. Leider erinnerte sie sich sonst an kaum etwas. Das ist das normale Krankheitsbild. Wer darunter leidet, vergißt Schritt für Schritt seine Vergangenheit, und die beginnt mit der Gegenwart. Ohne Behandlung verwandelt diese Krankheit den Betroffenen in einen erwachsenen Fötus, eine schreckliche Vorstellung.

Minnie litt nicht nur unter der Alzheimerschen Erkrankung, obendrein war sie auch noch fast blind. Ihre Sehkraft ließ seit ein paar Jahren nach; wann das begonnen hatte, daran konnte Minnie sich nicht mehr erinnern. Diese Behinderung war ein schwerwiegendes Problem. Es gibt Tausende von Menschen mit der Alzheimerschen Erkrankung, die in Pflegeheimen untergebracht sind. Da Minnie jedoch fast blind war und kein eigenes

Einkommen hatte, konnten wir einfach kein Heim finden, das bereit gewesen wäre, sie aufzunehmen. »Das macht zu viele Umstände«, war die stereotype Antwort auf unsere Anfrage. Deshalb lebte Minnie im County General.

Minnie und ich verbrachten viele angenehme Nachmittagsstunden im Gespräch über die alten Zeiten und ihre große Leidenschaft, die Politik. »Franklin Delano Roosevelt«, sagte sie mit stolzer Stimme, »das war mein Mann. Ich habe viermal für ihn mein Kreuz gemacht. Und ich hätte es wieder getan, wenn ich Gelegenheit dazu gehabt hätte. Er war der beste Präsident, den wir je hatten.« Minnies normalerweise eher dünne und zittrige Stimme klang plötzlich kräftig. »Er konnte sich in den ganz normalen Menschen auf der Straße hineinversetzen«, sagte sie. Sie erzählte mir, wie sie einmal fast dreißig Kilometer zu Fuß gegangen war, nur um seinen Zug vorbeifahren zu sehen.

Minnie war ein lieber Mensch, und ich hatte sie wirklich gern. Als wir endlich ihren Sohn, der tatsächlich Anwalt in New York war, ausfindig machten, sagte er uns, es sei ihm recht, wenn seine Mutter in ein Pflegeheim käme, aber er habe keine Zeit, uns bei der Abwicklung der Formalitäten zu helfen. »Ist dafür nicht das Sozialamt zuständig?« fragte er, als wir uns wegen der finanziellen Seite erkundigten. Und außerdem habe er jetzt einen Termin. Danach nahm seine Kanzlei keinen unserer Anrufe mehr entgegen.

Schließlich war Martin Braga an der Reihe. Es war inzwischen drei Uhr. Martin nahm nun schon seit einem Monat Haldol, ein Medikament, das eine ganz ähnliche Wirkung hat wie Thorazine. Er hörte keine Stimmen mehr. Er murmelte nichts mehr von Jesus und Satan. Er war halbwegs vernünftig gekleidet und gekämmt. Und trotzdem war Martin Braga alles andere als in Ordnung. Das wußte nicht nur ich, sondern unglücklicherweise auch er selbst.

Martin setzte sich in meinem Büro auf den Stuhl mir gegenüber. Er sah ein wenig verwirrt aus, so als fühle er sich nicht sonderlich wohl in seiner Haut, als könne er sich nicht mit dem Stuhl anfreunden, auf dem er saß.

Es waren einige quälende Sitzungen nötig gewesen, um auch nur ein wenig näher an Martin heranzukommen. Im akuten Stadium der Psychose, bevor das Haldol seine Wirkung entfalten konnte, fanden wir zu keinem richtigen Gespräch. Eigentlich redete Martin nur unzusammenhängendes Zeug, und ich nickte dazu. Doch allmählich kam seine Persönlichkeit zum Vorschein, und nach und nach entwickelte sich so etwas wie Vertrauen und Herzlichkeit. Schritt für Schritt entwickelten sich Gespräche.

»Wie geht es Ihnen heute, Martin?« fragte ich, meine übliche Eröffnungsfrage.

Doch ich bekam nicht die übliche Antwort. Heute sagte er nicht einfach nur: »Gut.« Heute begannen seine Unterlippe und seine Hände zu zittern.

»Haben Sie vor irgend etwas Angst?« fragte ich.

»Sie wollten wissen, wie es mir geht«, sagte Martin schließlich. »Was haben Sie damit gemeint?«

Ich war ein wenig erstaunt. »Ich meine damit, ob Sie traurig oder glücklich oder zornig sind«, antwortete ich. »Was empfinden Sie?«

Martin ließ die Schultern hängen. »Ich glaube, ich weiß,

warum Sie mich das fragen«, sagte er mit stockender Stimme. »Aber irgendwie schaffe ich es nicht, eine Antwort zuwegezubringen. Ich weiß, daß ich früher Empfindungen gehabt habe. Aber jetzt habe ich das Gefühl, ganz hohl und taub zu sein. Ganz und gar leer.«

Ich erwiderte nichts. Nach einer Weile fuhr Martin fort: »Es ist, als unterhielten wir uns über eine große Kluft hinweg, als sähe ich Sie durch das falsche Ende eines Fernglases. Ich weiß, daß ich die Hand ausstrecken und Sie berühren könnte. Aber ich bekomme einfach kein Gefühl für Sie als Mensch. Alles bleibt kalt und unwirklich.«

Martins Stimme klang monoton. Seine Sätze waren zwar grammatisch korrekt, aber er sprach ohne Betonung, ohne Auf und Ab, ohne Pausen. Man hätte meinen können, man habe es mit einem Fernschreiber zu tun. »Manchmal glaube ich, ich bin der letzte Mensch, der auf der Welt lebt«, sagte Martin. »Der einzige Mensch im ganzen Universum. Es ist, als triebe ich in einem riesigen, hoffnungslosen, schwarzen Nichts dahin. Ganz gleich, wie lange ich so dahintreibe oder wie sehr ich mich bemühe, jemanden zu finden – ich werde niemals wieder auf einen anderen Menschen treffen.«

»Sie wissen, daß ich für Sie da bin«, sagte ich mit ermutigender Stimme. »Das gilt auch für den Rest der Belegschaft.«

»Ich weiß das zu schätzen«, fuhr Martin fort. »Aber das Nichts ist stärker, und alles andere ist egal. Ich kann das nicht erklären. Nichts scheint mehr wichtig zu sein.«

»Haben Sie die Stimmen wieder gehört?« fragte ich.

Martin brachte fast so etwas wie ein Lachen zustande. »Ich muß verrückt gewesen sein, daß ich Stimmen gehört habe«, sagte er. »Das war es doch, oder? Ich bin verrückt geworden.«

Mir verschlug es die Sprache. »Sie ... Sie hatten ...«, stotterte ich. Zum Glück sagte Martin jetzt selbst wieder etwas.

»Wenn man schizophren ist, hört man doch Stimmen, oder?« fuhr Martin fort. »Mein Onkel leidet an Schizophrenie. Habe ich das auch?« fragte er. »Leide ich unter Schizophrenie?«

Ich antwortete: »Ja.« Etwas anderes fiel mir nicht ein.

Martins Stimme bekam einen anderen Klang, es schwang so etwas wie Emotion darin mit. »Das habe ich mir schon gedacht«, sagte er.

Ich konnte dem Drang, ihm Hoffnung zu machen, nicht widerstehen, und sagte schnell: »Es ist nicht so schlimm, wie Sie vielleicht denken. Viele Menschen, die unter Schizophrenie leiden, kommen ganz zurecht. Es gibt Medikamente, um die Stimmen unter Kontrolle zu halten, und hier bei uns in der Klinik haben wir ausgezeichnete Behandlungsmöglichkeiten. Wir können ...« Dann merkte ich, daß Martin mir gar nicht mehr zuhörte. Sein Gesicht war ausdruckslos, sein Blick trübe. Das Nichts saugte ihn wieder in sich auf.

»Kann ich wieder in mein Zimmer zurück?« fragte Martin mit leiser Stimme.

Ich begleitete Martin den Flur hinunter und öffnete die Tür zu seinem Zimmer. Er schlurfte hinein, setzte sich auf die Kante des Bettes und starrte mit leerem Blick zum Fenster hinaus. Das tat Martin ziemlich häufig. Als ich mich zum Gehen wandte, spürte ich, wie sich mein Magen verkrampfte.

Es war schon nach vier, als ich wieder zum Stationszimmer zurückkam. Ich nahm die Krankenblätter, suchte mir eine ruhige Ecke und fing an, meine täglichen Notizen zu machen. Ich hatte gerade damit begonnen, als ich aus der Ferne eine Reihe merkwürdiger Geräusche hörte, wie detonierende Knallkörper. Dann rief eine erregte Stimme über die Sprechanlage der Klinik alle verfügbaren Hilfskräfte sofort in den Aufnahmebereich.

Plötzlich hatte ich das Gefühl, als habe man mir eins mit einem Knüppel übergezogen. »Mein Gott, nein!« rief ich und stürzte zur Tür. Anita war seit vier Uhr mit Bones im Aufnahmebereich zusammen.

Ich rannte den Flur hinunter, so schnell ich konnte. Ich versuchte, den Gedanken an das merkwürdig knallende Geräusch zu verdrängen, doch das wollte mir nicht gelingen. Vor mir her hasteten zwei Pfleger.

Ich schlitterte ihnen hinterher, mit rasenden Schmerzen in Kopf und Lunge.

Dann schien die Erde stillzustehen. Totenstille. Niemand bewegte sich. Die Schwester in der Aufnahme hielt sich mit einer Hand den Mund zu. Fünfzehn Menschen standen da, zu Salzsäulen erstarrt, standen vor der Tür zum kleinen Besprechungszimmer. Und zwischen ihren Füßen wand sich auf dem weißen Fliesenboden ein dünnes Rinnsal aus leuchtend rotem Blut langsam dahin, gewann an Geschwindigkeit und bildete schließlich eine kleine, runde Pfütze in der Mitte des Raumes.

Wahlkampf

I

Man gewöhnt sich nie daran. Als Arzt in der Notaufnahme hatte ich schon mit Hunderten von gewaltsam herbeigeführten Todesfällen zu tun gehabt – es ist immer wieder dasselbe Gefühl. Natürlich steht am Anfang der Schock, doch je häufiger man einem solchen Anblick ausgesetzt ist, desto schneller verflüchtigt sich dieser Schock wieder. Dann folgt die Benommenheit, die Übelkeit. Aber auch diese Gefühle vergehen. Das einzige, was merkwürdigerweise im Gedächtnis haften bleibt, ist der Geruch. Der Geruch von frischem, warmem Blut aus klaffenden Wunden. Dieser Geruch ist anfangs noch so schwach und unaufdringlich, daß man ihn gar nicht bemerkt. Erst nach ein paar Stunden, manchmal erst nach Tagen nimmt man ihn wahr. Aber jedesmal erwischt er einen. Gewöhnlich erst dann, wenn sich die Situation etwas beruhigt hat und man wieder Zeit zum Nachdenken bekommt. Diesen Geruch nimmt man nicht mit der Nase wahr, sondern mit dem Gehirn, er dringt direkt in einen versteckten Winkel des Reptiliengehirns. Der Augenblick, in dem man ihn das erstemal bewußt wahrnimmt, ist zutiefst beunruhigend. Man kann den Eindruck nie wieder ganz abschütteln.

Ich nahm diesen Geruch wahr, als ich mir nun meinen Weg durch die fassungslose Menge bahnte und schließlich in der Tür des Besprechungszimmers stehenblieb. Überall Blut, es sah aus fast wie nach dem Ausbruch eines Vulkans. Die roten Spritzer waren vermischt mit winzigen, grau glitzernden Gehirnteilchen.

Rechts von mir lag Bones ausgestreckt über dem Rücken der Couch vor Dr. Ashwins Schreibtisch, die Arme und Beine unnatürlich verrenkt. Der größte Teil des Blutes drang aus zwei honigmelonengroßen Wunden in seinem Körper; eine direkt in der Mitte seiner Brust, wo sich das Herz befunden hatte, und die andere an der Stelle, wo seine linke Hüfte gewesen war. Das restliche Blut tropfte aus seinem Kopf oder dem, was von seinem Kopf noch übrig war.

Dann sah ich links von mir Dr. Ashwin. Sie schien mich durch eine Unzahl von roten Spritzern auf ihrem Gesicht anzustarren. Ihre Hände lagen auf dem Schreibtisch, und sie hielt noch immer ihr Notizbuch fest. Sie sah aus wie jemand, der durch ein lautes Geräusch an der Tür überrascht worden war und sich gerade umdrehen wollte, um etwas zu sagen.

Wie durch ein Wunder schien sie unverletzt. Ausschließlich das Blut von Bones floß. Ich war so erleichtert, daß meine Beine fast unter mir nachgaben. Ich rief Anitas Namen, doch meine Stimme ging unter in der hektischen Betriebsamkeit von Sanitätern und Polizisten hinter mir. Ich trat hastig beiseite, als die schreienden Menschen in den Raum drangen. Alles versank im Chaos. Ich spürte: Wenn ich mich nicht setzte, würde ich umfallen.

Ich bahnte mir einen Weg zurück durch die erregte Menge und schloß die Tür zu Station Drei auf. Irgendwie gelangte ich in das Stationszimmer und sank auf einen Stuhl. Ich kann mich nicht mehr erinnern, was ich dachte oder empfand. Aber ich weiß, daß ich lange Zeit so dasaß. Als ich schließlich wieder aufstand, um das Zimmer zu verlassen, war auch das Stationspersonal zurückgekehrt. Und als ich im Aufnahmebereich vorbeischaute, entdeckte ich dort nur noch einen einzigen Mann, der mit einem Mop den Boden wischte.

Noch etwas überrascht an gewaltsam herbeigeführten Todesfällen: Man vergißt unglaublich schnell, schon bald kehrt wieder Routine ein. Jedenfalls auf der Oberfläche. Als die Nacht hereinbrach, hatte die Polizei den Raum bereits nach Spuren durchsucht, dreizehn Gewehrpatronen aus den Wänden geholt und sie zusammen mit ein paar Haaren und blutigen Stoffetzen in einzeln numerierte Plastiksäckchen gesteckt. Der Boden war im Handumdrehen wieder weiß. Das Aufnehmen der Zeugenaussagen dauerte ein wenig länger. Doch gegen Mitternacht war alles wieder am Laufen. Das Wartezimmer war voll, die Sekretärin in der Aufnahme tippte gleichmäßig vor sich hin, und ich saß in dem kleinen Besprechungszimmer mit Dr. Patterson, der in Station Eins versetzt worden war, als Anita kam. Wir hatten gemeinsam Bereitschaft. Seine Hände auf dem Tisch umfaßten ein kleines Notizbuch.

Bones wurde ins Leichenschauhaus gebracht. Dr. Ashwin wurde von Dr. Maxwell, dem Leiter der Psychiatrischen Abteilung, zur Notaufnahme im Haupttrakt des Krankenhauses auf der anderen Straßenseite begleitet. Man gab ihr ein Beruhigungsmittel und schickte sie nach Hause. Verständlicherweise kam Anita am nächsten Morgen nicht zur Arbeit. Sie erschien auch die nächsten drei Tage nicht. Als sie nach einer Woche noch immer nicht aufgetaucht war, bekam ich allmählich Angst. Ich konnte den Blick einfach nicht vergessen, mit dem sie mich angestarrt hatte. Sie hatte einen Alptraum Wirklichkeit werden sehen. Ich fürchtete, Dr. Ashwin würde nie wiederkommen.

Im Ghetto erregte es nicht sonderlich viel Aufsehen, wenn Farbige andere Farbige umbringen, nicht einmal dann, wenn das im Sprechzimmer eines Krankenhauses passiert. Die Medien interessierten sich nicht für den Tod von Bones. Kein Reporter gierte nach einem »Exklusivbericht«. Drei Tage lang ging ich die Zeitung durch, um etwas über den Vorfall zu finden. Endlich entdeckte ich dann eine etwa fünf Zentimeter lange Notiz auf Seite siebzehn des Lokalteils: »Mann im Bezirkskrankenhaus erschossen« stand klein darüber. Auf Seite eins ging es um einen Anwalt in Santa Monica, der Rosen züchtete.

II

Die Nachricht erreichte uns Ende August. Mittlerweile lief in Station Drei wieder alles ziemlich glatt. Dr. Alice Lincoln, eine junge Farbige, mit der nicht zu spaßen war, nahm Anita Ashwins Stelle ein, die auf eigenen Wunsch für unbefristete Zeit beurlaubt worden war. Dr. Lincoln und ich kamen gut miteinander zurecht, aber Anita fehlte mir. Ich hatte schon mehrmals versucht, sie zu erreichen, aber immer nur den Anrufbeantworter erwischt. Ich sprach auf Band, doch sie rief nie zurück.

Wie immer zog ein unablässiger Strom ambulanter und stationärer Patienten an mir vorüber. Da die Einweisung dieser Patienten auf siebzehn Tage beschränkt war, konnten wir zu ihrer Heilung nichts tun. Wir handelten eher wie Mechaniker, die schnell ein Leck abdichteten und die Leute dann wieder auf die Straße schickten.

Ich hatte noch immer meinen Stamm von vier Langzeitpatienten – Ricky Myers, Minnie Osbourne, Carl Williams und Martin Braga –, die alle freiwillig zu uns gekommen waren oder für die sich niemand zuständig fühlte. Und dann war da noch der verschwundene Mr. Thompson. Mittlerweile waren Wochen vergangen, und noch immer keine Spur von ihm. Dem Personal des Notdienstes allerdings fiel auf, daß am Ende einer jeden Nachtschicht ein Patientenessen fehlte. Außerdem berichteten andere Abteilungen des Krankenhauses immer häufiger von fehlenden Geräten und Gegenständen. Die Schwestern von Station Zwei beklagten den Schwund von Laken und Handtüchern. Miss Givens bemerkte, daß ein Tisch im Stationszimmer fehlte. Eines Morgens kam Dr. Maxwell zur Arbeit und sah, daß alle Bilder von den Wänden seines Sprechzimmers verschwunden waren. Und ähnliche Nachrichten. Die tollste Meldung jedoch kam aus Station Eins: Dort rief man eines Tages das Sicherheitspersonal, weil jemand ein ganzes Bett gestohlen hatte.

Was uns allerdings viel mehr beschäftigte, war die Nachricht, daß in der Bezirksverwaltung die Mittel für die Finanzierung der Psychiatrischen Abteilung gänzlich unerwartet gekürzt worden waren. Und wenn es um Kürzung ging, waren, wie in der Natur, die Schwächsten als erste an der Reihe. Unser ohnehin schon klägliches Budget sollte auf die Hälfte zusammengestrichen werden. Offenbar rechnete man nicht mit großem Widerstand. Schließlich waren die Gelder für die Psychiatrie im Verlauf der letzten Jahre schon mehrfach gekürzt worden, und abgesehen von wachsenden Pennerscharen an den Mülltonnen der Supermärkte hatte das keine Folgen gehabt. Doch diesmal beschlossen wir, nicht klein beizugeben. Wir beschlossen, zu handeln und den Verantwortlichen in einer Sprache zu antworten, die sie verstehen würden: Wir organisierten eine Wähleraktion.

Abgesehen hatten wir es auf Marvin »Big Daddy« Benson. Dieser stämmige Sechzigjährige mit dem kräftigen Unterkiefer, der dem Bezirksausschuß bereits seit dreißig Jahren angehörte, war das erstemal gewählt worden, als die »demographischen« Verhältnisse noch andere waren, also bevor alle Weißen aus dem Viertel geflohen und dafür die Farbigen hierher gezogen waren. Doch er konnte sich auf eine fest etablierte und höchst effiziente politische Maschinerie verlassen, weshalb er immer wiedergewählt wurde.

Benson, darüber waren sich alle einig, hatte seinen Wählern immer treu gedient – jedenfalls den Wählern, die für ihn wichtig waren. Aus den Heerscharen von Mülltonnenwühlern jedoch hatte er sich nicht allzuviel gemacht. Aber der Ehrlichkeit halber muß man sagen, daß er da nicht der einzige war. Big Daddy war der Hauptverfechter der Budgetkürzungen. Er brauchte Geld für eine neue Autobahn, und er mußte sich im November einer neuerlichen Wahl stellen. Wir beschlossen, seine Aufmerksamkeit zu erzwingen.

Wenn man geisteskrank ist, bedeutet das nicht unbedingt den Verlust des Wahlrechts. Normalerweise gehen

Geisteskranke jedoch trotzdem nicht zur Wahl, weil das planmäßiges Handeln erfordert, und das ist nicht eben ihre Stärke. Außerdem bedeutet die Stimmabgabe auch ein gewisses Bekenntnis zum herrschenden System. Für die meisten unserer Patienten stellte dieses System jedoch lediglich das Mittel dar, mit dessen Hilfe es der Gesellschaft möglich wurde, ihnen ihre Gleichgültigkeit angedeihen zu lassen. Wir waren uns der Aussichtslosigkeit unseres Unterfangens bewußt.

Ungeachtet unserer Unerfahrenheit in solchen Dingen hatten unsere Anstrengungen doch eine positive Wirkung, die sofort zu spüren war. Als ich Minnie Osbourne, der zierlichen, älteren Farbigen, von unserer Absicht erzählte, hellte sich ihr Gesicht auf. »Organisierte Basisarbeit – das ist der Schlüssel«, sagte sie und wurde von Minute zu Minute aufgeregter. »Genau damit hat Roosevelt Erfolg gehabt. Er ist viermal zum Präsidenten gewählt worden, weil er den Kontakt zum Volk nie verloren hat.«

»Danke, Minnie, aber ich glaube . . . «, sagte ich und wurde sofort von ihr unterbrochen.

»Haben Sie sich schon mit ihren Familien in Verbindung gesetzt?« fragte Minnie, der mein Einwurf gar nicht aufgefallen zu sein schien. »Sie dürfen nicht vergessen: Jeder Patient hat Eltern, Geschwister, Tanten, Onkel, Vettern und Kusinen. Und sie können auch alle wählen. Haben Sie schon Kontakt zu den Medien aufgenommen?«

»Nun ja, nein, noch nicht«, stammelte ich. »Wir haben eigentlich . . . «

»Dann aber schnell an die Arbeit, mein Sohn«, erwiderte Minnie mit fester Stimme. »Spannen Sie die Medien ein, um die öffentliche Meinung auf Ihre Seite zu bekommen. Sorgen Sie dafür, daß der Alte – wie heißt er doch gleich – immer auf Trab bleibt.«

»Benson.«

»Was?« fragte Minnie. Sie war mit ihren Gedanken offenbar schon drei Schritte voraus.

»Benson«, antwortete ich, »das ist der alte Wie-heißt-er-doch-gleich. Der, der auf Trab bleiben soll.«

»Die Person tut nichts zur Sache«, fuhr Minnie fort, »hier geht es ums Prinzip. Machen Sie Druck. Haben Sie nichts gelernt von Martin Luther King? Was haben Sie denn gemacht in den Sechzigern?«

»Ich . . . «

»Wahrscheinlich haben Sie die Beatles gehört«, sagte Minnie und schüttelte dabei den Kopf, »und vermutlich Blumen im Haar getragen. Tja, im Süden war das anders. Nun passen Sie mal auf.«

Vor meinen Augen ereignete sich ein kleines Wunder. Für die nächste halbe Stunde war Minnie Osbourne wie neugeboren. Durch bloße Willenskraft schien sie wiederhergestellt, mit lebhafter Stimme schilderte sie den Kampf der schwarzen Amerikaner um die Bürgerrechte. Sie tat das höchst informiert und mit einem Blick für das Wesentliche. Ich war zutiefst erstaunt und gleichzeitig beschämt.

Ich schämte mich, weil ich sie während der ganzen Zeit, die ich nun schon mit ihr verbracht hatte, nicht so ernst genommen hatte, wie sie es verdient hätte. Nur weil sie alt war und vieles vergaß, war ich davon ausgegangen, daß sie schon immer so gewesen war. Weil ich wußte, daß sie an der Alzheimerschen Erkrankung litt, konzentrierte ich mich auf das, was sie vergessen hatte, statt auf das, woran sie sich noch erinnerte. Minnie Osbourne brauchte nicht mein Mitleid, sondern verdiente all meinen Respekt.

Unsere Wählerinitiative kam in Fahrt. Wir hatten eine Anführerin. Wir hatten eine Chance. Wir hatten Minnie Osbourne.

III

Im Verlauf der nächsten Wochen setzte ich mich, außerhalb meiner normalen Dienstzeiten auf Station, mit Minnie zusammen, um über unser Vorgehen zu beratschlagen. Sie war eine offenbar unerschöpfliche Quelle guter Einfälle. Zweimal wöchentlich stellten wir Wahltische in unserem Warteraum auf. Um Geld für Umschläge, Briefmarken und Buttons zusammenzubekommen, verkauften wir selbstgemachte Backwaren. Wir besorgten Transparente und Farbe. Schließlich, zum Start der Kampagne, beriefen wir eine Pressekonferenz ein.

Während dieser Zeit herrschte eine völlig andere Atmosphäre im Krankenhaus; neues Leben schien sich zu regen. Die Beschäftigten lächelten öfter, man gab sich wieder die Hand, und die Patienten hatten noch nie besser ausgesehen. Tagsüber beschrifteten sie fröhlich Schilder, steckten Briefe in Umschläge und adressierten sie. Immer, wenn ich die Schlange vor der Medikamentenausgabe sah, kam ich ins Grübeln. Ich war mir nicht mehr so sicher, was eigentlich für das Wohlbefinden dieser Menschen verantwortlich war.

Eines Nachmittags, als ich gerade wieder mit Minnie zusammensaß, sah ich draußen auf dem Flur einen Pfleger mit einer neuen Patientin. Ich wußte, daß Dr. Lincoln an diesem Tag neue Patienten aufnahm, und doch fiel mir diese junge Farbige auf. Vielleicht lag das daran, daß sie bestenfalls achtzehn war, vielleicht daran, daß sie zitterte wie Espenlaub und so zart und zerbrechlich wirkte. Ich stand auf und ging zur Tür. Der Pfleger führte die Frau gerade in ein Nachbarzimmer.

Dann sah ich Alice Lincoln mit einem Krankenblatt in Händen vor dem Aufenthaltsraum stehen. Ich sagte Minnie, daß ich gleich wiederkommen würde, und ging hinüber zu Dr. Lincoln. Alice, die sich sonst nur schwer aus der Fassung bringen ließ, sah ziemlich beunruhigt aus.

»Neue Patientin?« fragte ich und deutete mit dem Kopf in Richtung des Zimmers.

»Eine richtige Horrorgeschichte«, sagte Dr. Lincoln seufzend, während sie die Unterlagen zuklappte. »Sie heißt Neesha Graham, ist siebzehn. Sie wurde im Griffith Park von einer ganzen Bande vergewaltigt. Die Polizei hat sie nackt und bewußtlos aufgefunden. Ich hatte gestern nacht Bereitschaft und habe sie aufgenommen. Als heute morgen ein Bett frei wurde, habe ich sie hierherbringen lassen. Alle Formalitäten sind erledigt. Das arme Mädchen hat bis jetzt mit niemandem ein Wort gesprochen. Manchmal weiß ich einfach nicht . . . « Alices Stimme klang geistesabwesend. Dann wandte sie sich ab und wischte sich schnell eine Träne aus dem Augenwinkel. Ich sah, wie sie mit ihren Gefühlen kämpfte.

Einen Augenblick schwiegen wir beide. Plötzlich kam mir eine Idee. »Würde es Ihnen etwas ausmachen, wenn jemand anders den Fall übernähme?« fragte ich.

Alice sah mich fragend an. »Ich weiß nicht so recht, ob sie sich Ihnen öffnen würde«, sagte sie. »Außerdem bin ich an der Reihe . . . «

»Ich habe auch nicht an mich gedacht«, antwortete ich. Dann schwiegen wir wieder.

»Es würde mir nichts ausmachen«, sagte Dr. Lincoln schließlich mit einem Lächeln, »nicht das geringste.«

Ich rief Dr. Ashwin vom Aufenthaltsraum aus an, aufs Geratewohl. Nach dreimaligem Klingeln nahm jemand den Hörer ab.

»Anita«, sagte ich. »Ich bin's, Steve Seager. Könnten Sie mir einen Gefallen tun?«

IV

An diesem Abend blieb ich länger in der Klinik. Dr. Ashwin hatte unverbindlich geantwortet. Sie sei noch so unsicher. Ich hatte ihr gesagt, daß wir sie brauchten. Seither wartete ich. Um acht Uhr gab ich schließlich auf. Alle taten mir leid. Und auf mich selbst war ich wütend. Ich hatte kein Recht, Anita Ashwin zu drängen, nach allem, was sie durchgemacht hatte. Ich hatte alles nur noch schlimmer gemacht, da war ich mir sicher.

Ich nahm meinen Kittel und die Autoschlüssel, schloß die Tür zu meinem kleinen Büro und sah noch einmal nach Neesha Graham, wie ich es schon zweimal getan hatte während des Tages. Dann ging ich durch das ruhig daliegende Krankenhaus. Auf dem Flur war lediglich das Klacken meiner Absätze zu hören. Ich wußte, daß mir die Heimfahrt lang werden würde.

Genau wie an meinem ersten Tag auf Station starrte mir

durch das kleine Fenster in der Tür ein Gesicht entgegen. Ich schloß schnell auf.

»Ich habe es einfach nicht fertiggebracht, den Schlüssel zu drehen«, sagte Dr. Ashwin mit leiser, trauriger Stimme. »Ich habe es einfach nicht fertiggebracht.«

Ich strich über ihren Arm. »Wie lange stehen Sie denn schon hier?« fragte ich sie leise.

Anita schüttelte den Kopf und lächelte schwach. »Noch nicht lange«, seufzte sie, »aber es war wie eine Ewigkeit.«

Ich wartete, bis ich glaubte, es sei der richtige Augenblick gekommen. »Ihre Patientin wartet auf Sie«, sagte ich schließlich.

Anita nahm meine Hand und drückte sie. Dann ging sie in Richtung Station Drei. »Danke«, sagte sie.

Ich fuhr an jenem Abend nicht auf dem kürzesten Weg nach Hause, sondern nahm die Ausfahrt nach Hermosa Beach, einem kleinen Ort am Meer, ein wenig westlich von South Bay, wo ich wohnte. Ich stellte den Wagen am Strand ab, kurbelte das Fenster herunter und atmete ein paarmal tief durch. Die Luft war wunderbar feucht und kühl. Draußen über dem glatten schwarzen Wasser schien hell der Vollmond. Alles wirkte so friedlich und ruhig, so unwirklich. Ich lehnte mich zurück und schloß die Augen. Die Klinik schien Tausende von Kilometern weit entfernt.

Dann heulten in der Ferne zwei Sirenen, die Realität holte mich wieder ein. Ich setzte mich erschreckt auf und versuchte, mich zu sammeln. Kopfschüttelnd ließ ich den Wagen an und machte mich auf den Weg, zurück in die wirkliche Welt.

Ich weiß nicht, wie lange Anita in jener Nacht mit der

jungen Frau redete oder ob sie überhaupt miteinander sprachen. Aber ich weiß, daß da etwas Positives vor sich ging. Als ich am nächsten Morgen wieder in Station Drei kam, schlief Dr. Ashwin auf einem Stuhl neben Neesha Grahams Bett. Und von da an kam sie wieder jeden Tag zur Arbeit. Neesha Graham sagte an jenem Tag zum erstenmal etwas zu den Schwestern.

Falsches Zeugnis

I

»Ich höre Stimmen«, sagte der Mann mit starkem, aber noch verständlichem hispanischem Akzent.

Es war schon sehr spät, und ich hatte in dieser Woche bereits die dritte Nacht Bereitschaft. Es war Mitte September, der Sommer neigte sich seinem Ende zu. Die Luft war heiß und schwer. Unser Besprechungszimmer wirkte kleiner als sonst. »Ich verstehe«, antwortete ich und versuchte, meine letzten Reserven zu mobilisieren. »Und was sagen die Stimmen?«

Der Mann schien einen Augenblick erstaunt, fing sich jedoch schnell wieder. Nach einer Weile sagte er schließlich: »Die Stimmen sagen, ich solle Selbstmord begehen.«

Ich starrte ihn an, und er starrte mit unsicherem Blick zurück. Als ich schließlich nickte, entspannte sich der Mann sichtlich. Das Aufnahmegespräch war nun rasch erledigt. Ich nahm den Mann auf und arrangierte es so, daß er auf Station Drei kam.

Für einen Psychiater im County General war das eine ganz alltägliche Geschichte. Ich war mir ziemlich sicher, daß der Mann log, aber bei Selbstmordgefahr, besonders wenn mysteriöse Stimmen im Spiel sind, muß man vorsichtig sein. Unglücklicherweise wissen das auch die Leute auf der Straße; wenn jemand, aus welchem Grund auch immer, in die Klinik möchte, weiß er, wie er's anstellen muß.

Schon nach wenigen Monaten der Ausbildung erkannte ich den Unterschied zwischen den wirklich Geisteskranken und den Simulanten. Ich kann diesen Unterschied mit Worten nicht beschreiben. Das wäre so, als wollte ich den Geschmack von Salz beschreiben. Man muß es selbst probieren.

Die moderne Psychiatrie muß sich mit zahlreichen moralischen und ethischen Fragen auseinandersetzen, die den früheren Generationen noch gar nicht bekannt waren. Die meisten Menschen beispielsweise, die geisteskrank sind und dringend in eine Klinik eingeliefert werden müßten, wollen das nicht. Der überwiegende Teil von ihnen würde nicht einmal zugeben, krank zu sein. Andererseits gibt es jedoch eine wachsende Anzahl von Leuten – obdachlose, verzweifelte, hungrige Menschen –, die alles tun, um in eine Klinik eingewiesen zu werden. Sie unterziehen sich freiwillig Bluttests, strikten Hausordnungen und sogar der Verabreichung von Medikamenten, wenn sie dafür etwas Warmes zu essen und einen sauberen Platz zum Schlafen bekommen.

Die Aufgabe nun, diese beiden Gruppen von Menschen auseinanderzusortieren, fällt an Einrichtungen wie dem County General den Psychiatern zu. Wir sind sozusagen die Türsteher, sollen entscheiden, wer hereindarf und wer draußenbleiben muß. Genau diese Entscheidung fiel mir im Laufe des Jahres, das ich am County General zubrachte, zunehmend schwerer.

Wer nicht geisteskrank ist, so sagt die Bezirksverwaltung, gehört nicht in eine psychiatrische Klinik, das wäre Verschwendung von Steuergeldern. Andererseits frage ich mich, wie man eine alte Frau von der Schwelle weisen soll, die seit zwei Tagen nichts mehr gegessen hat und auf einem Friedhof schläft.

Der Mann, den ich in dieser Nacht aufgenommen hatte, hieß Juan Cruz. Als wir am nächsten Morgen in meinem Büro auf Station Drei saßen, legte er seine Karten offen auf den Tisch. Er entschuldigte sich für seine Behauptung, er höre Stimmen. Den Tip habe ihm sein Schwager gegeben.

»Ich wußte nicht, wohin ich mich sonst wenden sollte«, sagte Juan und wandte dabei nie den Blick von mir. »Sie sind meine letzte Hoffnung.«

Ich beugte mich ein wenig auf meinem Stuhl vor. »Ich bin mir nicht sicher, ob ich Sie verstehe«, sagte ich. »Die letzte Hoffnung für was?«

»Dafür, meine Frau und meine Kinder wiederzusehen«, erwiderte Juan mit ruhiger Stimme, »Sie sind meine einzige Chance, am Leben zu bleiben.«

Ich nahm mir lange Zeit für Juan. Dabei erfuhr ich, daß wir ungefähr gleich alt waren, ähnliche Interessen hatten und daß auch Juan Arzt war, in seinem Heimatland war er ein bekannter Chirurg gewesen. Wir hatten vieles gemeinsam, doch gab es einen gravierenden Unterschied: Ich war in den Vereinigten Staaten zur Welt gekommen, Juan jedoch in El Salvador. Dort hatte er in einer prekären politischen Frage Partei ergriffen. Und nun war eine Belohnung auf seinen Kopf ausgesetzt.

Dr. Cruz war ohne gültige Papiere aus El Salvador ausgereist. Die letzten beiden Jahre hatte er als Nachtportier gearbeitet, und eines Abends, so erzählte er mir, war er erkannt worden. Er kam ins County General an dem Tag, an dem die Einwanderungsbehörde ihm mitgeteilt hatte, er werde des Landes verwiesen.

»Wenn Sie mich zurückschicken, bin ich so gut wie tot«, sagte Juan.

Wie bereits erklärt, kann man jemanden, der bei uns eingewiesen wird, nach den ersten drei Tagen noch einmal vierzehn Tage in der Anstalt behalten. Jede weitere vierzehntägige Frist wird von einem Gericht geprüft, das Beamte in das jeweilige Krankenhaus entsendet, wo das Verfahren abgewickelt wird, normalerweise in einem leeren Konferenzzimmer. Hält man Patienten länger fest, läuft das auf einen Entmündigungsprozeß hinaus.

Dabei handelt es sich um eine drastische Entscheidung. Das Gericht wird angerufen, einen Menschen unfähig zu erklären, eigene Entscheidungen zu fällen. Dann wird eine andere Person, normalerweise ein Verwandter, zum Vormund eingesetzt, um für ihn Entscheidungen zu treffen. Wer entmündigt ist, verliert das Recht, ohne Zustimmung des Vormundes einen Vertrag abzuschließen, ein Darlehen oder eine Hypothek aufzunehmen. Er darf weder heiraten noch sich scheiden lassen, darf keinen Wagen lenken, nicht über die Verwendung seines Geldes oder Eigentums bestimmen und auch keinen Beruf ausüben. Kurz: Er fällt wieder in den Status eines Kindes zurück.

Juan bat mich, den Antrag auf Entmündigung für ihn auszufüllen. »Aber dann können Sie doch nie mehr als Arzt praktizieren«, stotterte ich. Er hatte mich ziemlich durcheinandergebracht.

Juan lächelte mich schwach an, dann streckte er die Hand aus und berührte meinen Arm. »Mein Freund«, sagte er leise, »was würden Sie wohl tun, wenn Sie in meiner Lage wären?«

Natürlich gehörte Juan Cruz nicht in eine psychiatrische Klinik, aber er hatte es auch nicht verdient, vor ein Exekutionskommando zu treten. Nach der Dreitagesfrist verlängerte ich um vierzehn Tage. Die Überprüfung durch die Beamten des Gerichts würde erst in vier Tagen stattfinden. Ich wußte, daß ich Zeit brauchen würde, um meine Gedanken über diesen Fall zu ordnen. Ich wußte auch, daß ich Hilfe brauchte.

Jeder Psychiater in der Ausbildung hat einen *Supervisor*, mit dem er seine Fälle, aber auch persönliche Fragen bespricht. Mein *Supervisor* war Dr. Harold Jefferson, ein angesehener Psychoanalytiker mittleren Alters. Ich vereinbarte einen Termin mit ihm für den Morgen des Tages, an dem die gerichtliche Überprüfung von Juan Cruz' Fall stattfinden sollte.

II

Wie im richtigen Leben kommt auch in der Psychiatrie der rettende Gedanke oft aus unerwarteter Richtung. Das war auch im Fall Juan Cruz so. In den folgenden Tagen konnte ich an kaum etwas anderes denken als an die bevorstehende Überprüfung. »Sie sind heute nicht bei der Sache, mein Sohn«, sagte Minnie Osbourne mitten in unserer täglichen therapeutisch-politischen Sitzung.

»Tut mir leid«, antwortete ich und versuchte mich zu konzentrieren.

»Haben Sie Probleme?« fragte Minnie.

»Ja, Minnie«, seufzte ich, »ich muß eine Entscheidung fällen. Es geht dabei um eine ethische Frage, möglicherweise auch um das Leben eines Menschen.«

»Ich verstehe«, sagte Minnie mit sanfter Stimme, lehnte sich zurück und nickte mit dem Kopf. Dann schwiegen wir beide einen Augenblick. »Als ich damals in Louisiana noch ein kleines Mädchen war«, sagte Minnie schließlich, »haben meine Freundin Ruthie Justice und ich Süßigkeiten im Lebensmittelladen gestohlen. Wir waren arm, und die Süßigkeiten waren einfach zu verlockend. Jedenfalls«, fuhr sie leise fort, »erwischte mich Mr. Ferguson, der Besitzer des Ladens und der größte Weiße, den ich jemals gesehen habe. Er wußte, daß ich mit einem anderen Mädchen zusammengewesen war, und wollte den Namen wissen. Er hielt mir einen Vortrag über das Stehlen und darüber, daß man immer die Wahrheit sagen müsse. Wenn ich ihm den Namen meiner Freundin nicht verriete, wollte er mit meinem Vater sprechen und dafür sorgen, daß ich eine Tracht Prügel bekäme, die ich mein Leben lang nicht mehr vergessen würde.«

Minnies Gesicht nahm einen abwesenden Ausdruck an, und eine kleine Träne hing in ihrem Augenwinkel. »Ich hatte schreckliche Angst«, fuhr sie fort. »Ich hatte Angst vor den Schlägen, die ich bekommen würde. Also verriet ich Ruthie.« Minnie atmete tief durch. »Natürlich«, sagte sie, ein wenig gefaßter, »hat Mr. Ferguson es nicht nur meinen Eltern gesagt, sondern auch denen von Ruthie. Ihr Vater trank. Er verprügelte sie so, daß er ihr ein

74

Bein dabei brach.« Wieder seufzte Minnie. »Ich schäme mich noch heute für das, was ich damals getan habe«, sagte sie schließlich.

Dann streckte Minnie die Hand aus und nahm sanft die meine. »Lassen Sie den Herrn über Richtig und Falsch entscheiden. Ich verspreche Ihnen, daß Sie dann ruhiger schlafen werden.«

Nachdem ich scheinbar eine Ewigkeit schweigend dagesessen war und Minnies Hand gehalten hatte, tat ich etwas, was ich noch nie mit einem Patienten gemacht hatte. Ich beugte mich zu ihr hinüber und küßte sie auf die Wange. Später sagte ich meinen Termin bei Dr. Jefferson ab.

Die Überprüfung des Falles Juan Cruz ging vorbei. Juan sagte den Beamten, er höre Stimmen, und ich sagte, ich glaubte ihm. Der Beamte genehmigte die Frist. »Danke«, sagte Juan mit leiser Stimme, während wir zur Station zurückgingen. Ich nickte nur.

Ich wußte, daß ich das Richtige getan hatte, aber trotzdem lag mir die Sache im Magen. Einen Beamten im Konferenzzimmer des Krankenhauses anzulügen war die eine Sache, aber, und das wußte ich genau, einen Richter vor Gericht anzulügen war etwas anderes. Und ich wußte, was mich erwartete. Ich stellte den Antrag auf Entmündigung von Juan Cruz am Tag nach der Überprüfung. Ein Gerichtstermin wurde festgesetzt, ein Termin, bei dem auch Beamte der Einwanderungsbehörde anwesend sein würden. Und Anwälte. Und der Richter. Es handelte sich um einen Gerichtstermin, bei dem ich mit meinem Mr. Ferguson konfrontiert werden würde.

III

Ich hatte einige Mühe, mich wieder den Problemen von
Station Drei zuzuwenden. Aber wie immer im County
General ließ die nächste Katastrophe nicht lange auf
sich warten. Am selben Tag, an dem ich den Entmündigungsantrag für Dr. Cruz stellte, erhielt ich einen Anruf
von Martin Bragas Mutter. Sie war völlig außer sich.
Martin habe sie soeben angerufen, um ihr mitzuteilen,
daß er das Krankenhaus verlassen wolle.
Martin war in seinem Zimmer. Er packte gerade seine
Sachen in eine kleine Sporttasche. Er hob kurz den
Kopf, als ich den Raum betrat, und wandte sich dann
wieder seinen Sachen zu. Ich war verwirrt, weil ich
mich einfach nicht in Martins Stimmungen hineinversetzen konnte. Ich wußte nur, daß irgend etwas ganz
und gar nicht stimmte.
»Wollen Sie verreisen?« fragte ich und setzte mich auf die
Kante des kleinen Nachtkästchens neben Martins Bett.
»Ja«, antwortete Martin trocken, »ich habe mir gedacht,
ich fahre für zwei Wochen an die Riviera. Das macht
unsere Familie jeden Sommer.«
Ich war verwirrt über Martins scheinbar so plötzliche
Veränderung. Im Verlauf der letzten Monate hatte ich
den Eindruck bekommen, daß wir ein gutes Verhältnis
zueinander aufgebaut hatten. Ich glaubte, daß er gute
Fortschritte machte und allmählich Einblick in seine
Persönlichkeit gewann. Ich dachte, er bekomme seine
Krankheit langsam in den Griff. Doch nun war plötzlich
nichts mehr davon zu spüren. Als ich ihm ins Gesicht
sah und seiner Stimme lauschte, wurde mir klar, daß ich
Martin Braga überhaupt nicht kannte.

»Aber was ist mit Ihrer Mutter . . . ?« stotterte ich.

»Scheiß auf meine Mutter!« schrie Martin, wirbelte herum und sah mich an. »Scheiß auf die Klinik. Scheiß auf die Therapie. Scheiß auf diese Scheißkrankheit. Und scheiß auf Sie, Doktor«, fauchte er mich an.

Ich erstarrte. Einen Augenblick glaubte ich, Martin würde gleich tätlich werden. Offenbar spürte er meine Angst, denn nach ein paar Sekunden voller Wut ließ er langsam die Schultern fallen. »Tut mir leid, Dr. Seager«, seufzte er. »Ich hab's nicht so gemeint. Sie und die anderen hier waren sehr nett zu mir. Es ist nur einfach Zeit, daß ich hier wegkomme. Es wird Zeit, daß ich mein Leben weiterlebe, wie es auch immer aussehen mag.«

»Aber Sie haben doch schon so viel geschafft«, sagte ich schließlich. »Und ich – ich meine, *wir* haben doch noch so viel Arbeit vor uns. Wir müssen noch so viel tun . . . «
Ich schwieg. Martin lächelte ein wenig. Ich schüttelte den Kopf und lächelte zurück.

Was man auch immer sagen mag über Menschen, die unter Schizophrenie leiden: Sie können manchmal ziemlich aufmerksam sein. Martin war mein Versprecher sofort aufgefallen. Für mich war die Situation gleichzeitig peinlich und merkwürdig erhellend. Als ich Martins Lächeln sah, wurde mir plötzlich klar, warum ich wollte, daß er blieb. Nicht seinetwegen, sondern meinetwegen.

Ich wollte, daß Martin Braga sich soweit wie möglich erholte, weil mir das Befriedigung verschafft hätte. Je weiter sich sein Zustand besserte, desto kompetenter fühlte ich mich. Ich wollte mich weiter im Glanz meiner Leistungen sonnen. Martin hingegen wollte hinaus und sein Leben leben.

»Wo wollen Sie hin?« fragte ich schließlich.

Martin wandte sich wieder seinen Sachen zu. Sein Lächeln war verschwunden, er hatte wieder diesen Roboterblick. »Zuerst einmal nach Hause, und dann vielleicht wieder in die Schule«, sagte er mit flacher Stimme.

»Werden Sie Ihre Medikamente nehmen?« fragte ich. Das war eine wichtige Frage. Für Menschen, die wissen, daß sie an Schizophrenie leiden, nehmen die Medikamente völlig unabhängig von ihrem therapeutischen Nutzen eine symbolische Bedeutung an. Die Psychopharmaka sind eine beständige Erinnerung daran, daß sie krank sind, keine Kontrolle mehr über ihr Leben haben. Wahrscheinlich erinnern sie an noch einiges mehr.

Als Martin einen Augenblick zögerte, wußte ich, daß Schwierigkeiten drohten. »Natürlich werde ich sie nehmen«, antwortete er schließlich mit tonloser Stimme. »Ich bin geisteskrank, also brauche ich sie doch, oder?«

Martin und ich unterhielten uns noch ein paar Minuten, ich weiß nicht mehr, worüber. Ich weiß aber noch, wie sehr es mich schmerzte, ihm dabei zuzusehen, wie er seine kleine Tasche packte. Ich weiß auch noch, wie tief beeindruckt ich war von der tragischen Dimension psychischer Krankheit. In diesem Augenblick wurde mir klar, daß Martin Bragas Zustand trotz meiner aufrichtigen Wünsche, trotz der Medikamente und der Unterstützung und Hilfe aller nicht viel besser werden würde, als er jetzt war, daß er sich im Gegenteil vermutlich verschlechtern würde. Vielleicht würde er irgendwann sogar bei den Mülltonnen hinter dem Supermarkt landen.

Wahrscheinlich war Martin selbst das schon vor einiger Zeit klargeworden.

»Danke, Doktor«, sagte Martin, nachdem ich die Entlassungsformalitäten für ihn geregelt und mit seiner Mutter telefoniert hatte, um ihr die Situation zu erklären. Wir standen direkt vor der Tür zu Station Drei.

»Wir sehen uns in einem Monat zur ambulanten Behandlung wieder«, sagte ich, als wir einander die Hand gaben und Martin sich zum Gehen wandte. Ich fühlte mich völlig leer, als ich ihn den Flur entlanggehen sah. Ich wußte, daß ich ihn nie wiedersehen würde. Martin Braga war der erste Patient gewesen, der mir zum Verständnis für psychische Krankheiten verholfen hat. Er hat mich dazu gebracht, sie aus der Sicht des anderen zu sehen. Er hat mich an seinen Leiden teilhaben lassen. Er hat mich angerührt.

IV

Ich ging zurück zu meinem Büro, verschloß die Tür und ließ mich auf den Stuhl hinter meinem Schreibtisch fallen. Dann schloß ich die Augen und ließ meine Gedanken schweifen. Es tat mir alles weh.

Ganz langsam wanderten meine Gedanken zurück zum Beginn meiner damals dreimonatigen Ausbildung. Patientengesichter und Gesprächsfetzen tauchten auf und trieben wieder weg, bald war alles nur noch ein einziger verschwommener Dunst. Dann kam mir die erste Nacht auf Bereitschaft in den Sinn. Und ich erinnerte mich wieder an Mr. Thompson, unseren Harry Houdini. Plötzlich war ich wieder hellwach. »Mein Gott«, sagte ich zu mir selbst, »was, um Himmels willen, ist bloß mit dem Kerl passiert?«

Anfangs war sein Verschwinden noch von vielen Ängsten und Rätseln umwoben gewesen, doch im Lauf der Zeit redete man immer weniger von ihm. Wir erhielten keinen einzigen Anruf von besorgten Verwandten, wir hörten von niemandem ein Wort. Wahrscheinlich vergaßen ihn irgendwann einmal einfach alle. So war es jedenfalls mir gegangen. »Mein Gott«, murmelte ich noch einmal.

Die monatliche Abteilungssitzung wurde im Konferenzzimmer gleich neben der Notaufnahme abgehalten. Bei dieser Sitzung hatten Ärzte und Pflegepersonal Gelegenheit, ihre Kümmernisse loszuwerden und Vorschläge zu machen. Sie wurde geleitet von Dr. Noel Maxwell, dem Leiter der Psychiatrischen Abteilung, und verlief deshalb ziemlich steif und förmlich. Dr. Maxwell, ein Farbiger von fünfundfünfzig Jahren, war im ganzen Land hochangesehen und hatte eines der besseren Lehrbücher über die Behandlung von Geisteskranken verfaßt. Die Ärzteschaft hatte höchste Achtung vor ihm. Wir auszubildende Ärzte empfanden es schon als Ehre, zu diesen monatlichen Sitzungen eingeladen zu werden.

Es geschah kurz nach Beginn der Sitzung. Dr. Maxwell, der einen dunklen Seidenanzug und eine gestreifte Krawatte trug, stellte gerade seine Vorschläge zu einer völligen Umstrukturierung der Notaufnahme dar. »Ich glaube, daß wir mit einer veränderten Struktur sehr viel effizienter arbeiten könnten«, erklärte er gerade den andächtig lauschenden Zuhörern.

»Ich bin da anderer Meinung«, sagte eine Stimme. Wir

sahen einander an. Und wir sahen Dr. Maxwell an, der wiederum uns ansah.

Dann sprangen alle von ihren Sitzen. Mit lautem Krachen drang ein Fuß zusammen mit Sperrholzstücken und Gipsbrocken durch die Decke, und Mr. Thompson, unser verloren geglaubter Patient, ließ sich wie ein Stein mitten ins Konferenzzimmer fallen.

»Die Bude hier ist schon in Ordnung«, fuhr er fort, ohne auch nur einen Moment zu zögern, »viel besser als das letzte Loch, in dem ich war. Außerdem kriegt mich das Radar vom FBI hier nicht.«

Es dauerte ein wenig, bis sich der Staub gelegt hatte und Mr. Thompson wieder gerade dastand. Alle machten große Augen und sperrten den Mund auf. Außer Dr. Maxwell.

»Danke für Ihren Beitrag, Sir«, sagte er mit der Andeutung eines Lächelns. »Und was meinen die übrigen Anwesenden?« fragte er.

Die Toten erwachen

I

Nachdem das Sicherheitspersonal Mr. Thompson in Gewahrsam genommen hatte, entwickelte sich in der normalerweise eher steifen Personalversammlung ein Höllenspektakel. Wir lachten, bis uns die Tränen kamen, und selbst Dr. Maxwell ließ sich von der allgemeinen Heiterkeit anstecken. Sobald sich das Gelächter ein wenig gelegt hatte, deutete wieder jemand hinauf zu dem riesigen Loch in der Decke, und erneut brachen alle in Lachen aus. Schließlich konnte sich niemand mehr der guten Stimmung entziehen. Das war auch nicht weiter verwunderlich, denn im County General gibt es nicht allzuoft etwas zu lachen. Ein paar Augenblicke hatten wir alle das Gefühl, einander sehr nahe zu sein.

Schließlich wischte sich Dr. Maxwell das Gesicht mit einem weißen Taschentuch ab und erhob sich. »Zum Teufel mit der Sitzung, laßt uns alle heimgehen«, sagte er, und noch einmal brachen alle in Jubelrufe aus.

Die Leute vom technischen Dienst mußten fast zwei Tage lang durch das ausgeklügelte Entlüftungssystem des Krankenhauses kriechen, um Mr. Thompsons dreimonatigen Aufenthalt in der Zwischendecke nachzuverfolgen. Noch einen weiteren Tag dauerte es, um alle Gegen-

83

stände aufzulisten, die er bei seinen nächtlichen Ausflügen in die Stationen hatte mitgehen lassen.

Nachdem es Mr. Thompson in jener Nacht, in der er aufgenommen wurde, irgendwie gelungen war, sich aus den Ledergurten zu befreien, hatte er wohl ein Feld der kassettenähnlichen Decke nach oben gedrückt und sich dann zur Zwischendecke hochgezogen. Als er diesen Weg gefunden hatte, konnte er sich praktisch völlig frei bewegen.

»Der Hauptkanal ist besser eingerichtet als meine eigene Wohnung«, sagte einer der Männer, als er den zweiten der drei Bürostühle hinunterreichte. Ich hatte Bereitschaft und sah den Männern bei der Arbeit zu; ich kam aus dem Staunen nicht mehr heraus: Zuletzt kamen noch Matratze, Sprungfederrahmen und Bettgestell zum Vorschein.

Das Personal freute sich natürlich darüber, all die Gegenstände wiederzubekommen, die während der letzten drei Monate auf so mysteriöse Weise verschwunden waren, bewegender aber war die Frage: Wie hatte Mr. Thompson das geschafft? Ein ganzes Bettgestell? Während der Woche, die er noch bei uns verbrachte, bevor er ins staatliche Krankenhaus überwiesen wurde, fragten wir ihn jeden Tag danach. Wir erhielten keine Antwort.

II

Als der Oktober kam und sich der Herbst über das südliche Kalifornien senkte, veränderte sich manches auf Station Drei. Der Zustand von Carl Williams, dem Außerirdischen vom Planeten Zano, war halbwegs zufriedenstellend. Er schaffte es, sich einige Wochen lang vernünftig zu pflegen. Er nahm seine Medikamente ohne Widerspruch und benahm sich, abgesehen von dem einen oder anderen Hinweis auf »Kirk und die Männer«, fast normal, so daß wir seine Überweisung in ein nahegelegenes Pflegeheim veranlaßten. Als er ging, gab ich ihm die Hand und wünschte ihm alles Gute. »Vergessen Sie nicht, Ihre Medikamente zu nehmen«, sagte ich, als er glücklich wegschlurfte.

»Da können Sie Gift drauf nehmen«, antwortete Carl und wandte sich noch einmal kurz um. Dann zwinkerte er mir zu.

»Bis Weihnachten dann«, seufzte ich leise, als ich die Tür zu unserer Station zuzog und verschloß.

Wie immer im County General ging das freie Bett sofort an den nächsten Patienten. Die Ankunft eines Neuen brachte die gewohnten Abläufe immer durcheinander. Doch diesmal nahmen die Dinge eine Wendung, die niemand von uns hatte vorhersehen können.

War ein Patient entlassen worden, wurde normalerweise sein Bett abgezogen und der Boden gründlich gewischt. Um das Bett kümmerten sich die Schwestern, den Boden wischte Ben Smith, der, so schien es, schon seit Urzeiten Hausmeister im County General war. Als Schwester Fisher nach zwanzig Dienstjahren in den Ruhestand verabschiedet wurde, sagte sie mir: »Er ist so lange hier wie ich. Und Hattie Rivers sagt, er sei auch zu ihrer Zeit schon dagewesen, und sie war schon zehn Jahre da, als ich kam.«

Ben Smith war ein echter farbiger Gentleman aus dem Süden. Er war immer ausgesprochen zuvorkommend, fand immer ein freundliches Wort, für Patienten und Personal gleichermaßen, war zutiefst religiös und hatte, soweit sich alle Beteiligten erinnern konnten, noch keinen Tag gefehlt. Man konnte die Uhr stellen nach dem Mann. Ben Smith gehörte genauso zum Inventar von Station Drei wie Wände und Möbel.

Deshalb verursachte die Ankunft des neuen Patienten auch einen solchen Aufruhr. Oliver Carlson war ein schmaler Farbiger um die Siebzig und kam in einem Rollstuhl zu uns, den ein Pfleger schob. Mr. Carlson, das entnahm ich seinem Krankenblatt, war in seinem Pflegeheim plötzlich aggressiv geworden, hatte versucht, mit seinem Rollstuhl durch ein Glasfenster zu fahren, und außerdem wollte er die Bettlaken eines anderen Patienten in Brand setzen. Die logische Folge war natürlich die Einweisung ins County General.

Ben Smith hatte gerade Carl Williams' altes Zimmer fertiggewischt, als Mr. Carlson in seinem Rollstuhl vorbeigeschoben wurde. Ich stand draußen auf dem Gang. Plötzlich hörte ich, wie der Schrubber auf den Boden klapperte. Aus Angst, Ben sei vielleicht hingefallen, rannte ich den Flur hinunter.

Ben stand an der Wand neben einem Fenster, der Schrubber lag zu seinen Füßen. Er war starr vor Schreck.

»Alles in Ordnung, Ben?« fragte ich und ging langsam zu ihm hinüber. Ben gab mir keine Antwort. Erst, als ich seinen Arm berührte, kam er wieder zu sich.

»Entschuldigen Sie, Dr. Seager«, murmelte er, »ich muß gehen.« Dann lief er, ohne sich um Schrubber oder Eimer zu kümmern, aus dem Zimmer. Er wirkte, als habe er gerade einen Geist gesehen.

Nach einer Schrecksekunde hastete ich hinter Ben her, so schnell ich konnte. Ich hörte nur noch, wie die Tür zur Station zuknallte. Als ich schließlich auch dort anlangte, war keine Spur mehr von Ben zu sehen.

Niemand sah oder hörte noch etwas von Ben an jenem Tag. Am nächsten Tag kam er nicht zur Arbeit, auch nicht am übernächsten. Am dritten Tag machten wir uns allmählich Sorgen. Nach dem Rundgang am Freitag konnten alle nur noch an Ben denken.

»Sollten wir uns nicht mit seiner Familie in Verbindung setzen?« fragte Miss Givens.

»Ich habe Ben nie etwas von einer Familie erzählen hören«, sagte Dr. Ashwin. »Hat sonst irgend jemand etwas gehört?«

Wir waren zu siebt im Raum, aber niemand wußte etwas.

»Es muß doch jemanden geben, den wir anrufen können«, meinte Dr. Lamb, der Psychologe. »Schließlich muß er irgendwo wohnen und schlafen.«

»Ich setze mich mit der Personalabteilung in Verbindung«, sagte ich, »ich sage den Leuten, daß es sich um einen Notfall handelt. Die müssen doch eine Adresse oder eine Telefonnummer haben.«

»Geben Sie uns Bescheid«, sagte Miss Givens mit leiser Stimme, »ich mache mir Sorgen um den alten Mann.«

Es dauerte ein paar Stunden, bevor ich Zeit fand, in mein Büro zu schlüpfen und in der Personalabteilung anzurufen. Bereits nach dem dritten Klingeln meldete sich die freundliche Stimme einer jungen Frau.

Ich erklärte ihr unser Problem und bat sie, Informationen über Ben Smith aus ihren Akten herauszusuchen. Sie ließ mich etwa zwei Minuten lang warten. Ich hatte Papier und Bleistift bereits in der Hand.

»Der Mann heißt Benjamin Smith?« erkundigte sich die Frau.

»Genau.«

»Und Sie sagen, er ist Hausmeister hier?«

Irgendwie beschlich mich ein unbehagliches Gefühl.

»Er arbeitet schon mindestens dreißig Jahre hier«, sagte ich mit Mißtrauen in der Stimme.

»Tut mir leid«, antwortete die junge Frau, »ich habe keinerlei Unterlagen über einen Benjamin Smith hier in der Personalabteilung.«

»Da muß ein Irrtum vorliegen«, stotterte ich.

»Tut mir leid, Sir«, beharrte die Frau. »Es gibt keinerlei Unterlagen darüber, daß irgendein Benjamin Smith jemals für das County General gearbeitet hätte.«

»Danke«, sagte ich und legte den Hörer langsam auf.

III

Als ich meinen Kollegen am Nachmittag erzählte, was ich herausgefunden hatte, reagierten sie genauso wie ich. Und als ich versicherte, es könne sich nicht um einen Irrtum handeln, starrten wir einander nur schweigend an.

»Wehe, der Kauz taucht am Montag nicht wieder auf«, sagte Miss Givens schließlich. »Dann kriegt er was zu hören.« Sie war genauso beunruhigt wie wir alle.

Es machten sich unangenehme Vorahnungen breit, als die Zeiger der Uhr am Montagmorgen auf neun hüpften und noch immer keine Spur von Ben Smith zu sehen war. Die Besprechungsrunde begann zehn Minuten später. Alle, einschließlich Dr. Singh, waren ungewöhnlich schweigsam. Niemand wußte, was er von der Situation halten sollte.

Aber die Verwirrung dauerte nicht lange an, jedenfalls nicht für mich. Bereits um halb zehn wurde ich wieder aus dem Raum gerufen, weil ein Telefonanruf für mich gekommen war. Ich nahm das Gespräch im Schwesternzimmer entgegen. Es war ein Gerichtsbeamter. Man hatte die Entmündigungsverhandlung im Fall Juan Cruz auf Mittwoch, also übermorgen, festgesetzt.

Allmählich wurde mir alles zuviel. Ich kehrte wieder in die Besprechung zurück, konnte mich aber nicht konzentrieren, weil ich das bedrohliche Bild des Gerichtssaals und des Richters in seiner schwarzen Robe einfach nicht verdrängen konnte. Als sich die Sitzung auflöste, war ich als erster an der Tür. »Bis dann«, rief ich den anderen zu und verschwand.

Ich brauchte etwas Zeit zum Nachdenken, also zog ich mich dorthin zurück, wo ich immer hinging, wenn mir die Dinge im County General über den Kopf wuchsen: an ein verschwiegenes Plätzchen, das Dr. Ashwin mir gezeigt hatte. Ich dürfe auch dorthin, hatte sie gesagt, wenn ich niemandem sonst davon erzählte.

Dieses Plätzchen war ein smaragdgrünes, kleines, verstecktes Eiland voll stiller Schönheit, abgeschieden vom trüben Ghetto voller Gewalt. Es lag draußen hinter dem Wartungshäuschen, einem Gebäude, das früher zum Haupttrakt gehört und als Psychiatrische Station gedient hatte. Es war von einem hohen Zaun umgeben.

Hinter diesem Zaun verbarg sich ein gepflegter Rasen, der zur Mitte hin sanft abfiel. Dort hatte man kräftige Bäume gepflanzt, um den Eindruck zu erwecken, daß man sich auf dem Land befand. Rund herum wuchsen

Blumen, und es waren Holzbänke aufgestellt, wo man sich in Ruhe unterhalten konnte. Wenn man genau hinhörte, war hin und wieder das sanfte Zwitschern eines kleinen Vogels zu vernehmen, den die riesigen schwarzen Krähen auf den Stromleitungen beim Krankenhausparkplatz noch nicht vertrieben hatten.

Dieses idyllische Fleckchen, das so gar nicht hierher passen wollte, war, so hatte Dr. Ashwin mir erklärt, für die Patienten des alten Krankenhauses angelegt worden. Damals, so fügte sie hinzu, machten sich offenbar wenigstens noch ein paar Menschen Gedanken über die psychisch Kranken. Vermutlich war diese Anlage einfach weitergepflegt worden, weil man vergessen hatte, sie von der Liste der Gärtner zu streichen. Hierher zog ich mich zurück, um nachzudenken.

Irgendwann nach Mittag kehrte ich dann wieder an meine Arbeit zurück. Ich muß auch am nächsten Tag gearbeitet haben, das konnte ich eine Woche später an meinen Notizen in den Krankenblättern sehen. Aber ich habe keinerlei Erinnerung mehr an diese Tage, die ich wie in Trance verbrachte. Ich konnte an nichts anderes denken als an Juan Cruz.

Ich spielte mit dem Gedanken, mein Problem mit meinem *Supervisor* zu besprechen. Dann dachte ich an Dr. Ashwin und schließlich an meine Frau. Letztendlich entschied ich mich dann gegen sie alle, denn ich wußte, wenn ich in dieser Angelegenheit jemals Frieden finden wollte, dann mußte ich mich ihr allein stellen, ganz allein.

Dienstagnacht schaute ich noch einmal bei Juan Cruz vorbei, um ihm ein letztesmal alles zu erklären, bevor ich nach Hause fuhr. Dabei sah ich die ganze Zeit den

Richter vor mir und ging im Kopf die Lügen durch. »Sind Sie sich sicher, daß Sie wissen, was Sie tun?« fragte ich, als ich mich zum Gehen wandte.

Dr. Cruz schenkte mir ein wissendes, mitleidvolles Lächeln, und seine Stimme klang gerührt. »Wissen *Sie* denn, was Sie da tun?« fragte er leise.

Am nächsten Morgen traf ich Juan Cruz noch einmal kurz im überfüllten Flur des weitläufigen Gerichtsgebäudes. Er trug die grüne Anstaltskleidung, und ein Pfleger stand neben ihm. Keiner von uns sagte ein Wort, als wir aneinander vorbeigingen. Ich atmete einmal tief durch, öffnete die riesige Holztür und betrat den Gerichtssaal.

Unglücklicherweise war alles genau so, wie ich es mir vorgestellt und wie ich es befürchtet hatte. Mein Herz hörte nicht auf wie wild zu pochen. Als das Eintreffen des Richters im Saal verkündet wurde, konnte ich den Blick nicht heben. Die vorausgehenden Verhandlungen schienen sich endlos hinzuziehen. Dann wurde Juan Cruz aufgerufen, und ich wurde gebeten, in den Zeugenstand zu treten.

Wenn ich heute daran zurückdenke, kommt mir immer sofort Minnie Osbournes offenes und ehrliches Gesicht in den Sinn, als sie mir die Sache mit Ferguson erzählte. Und ich habe noch immer ihre Worte im Ohr: »Folgen Sie Ihrem Herzen.« Dieses Bild und diese Worte begleiteten mich auch in den Zeugenstand, wo ich die rechte Hand hob.

Und natürlich hatte Minnie recht. Sobald ich mit mir selbst im reinen war, war alles erstaunlich einfach. Ich sagte, Juan Cruz höre Stimmen, und er bestätigte das. Ich sagte, er stelle eine Gefahr für sich selbst dar, und wieder stimmte er zu. Ich sagte, er sei nicht dazu in der Lage, für sich selbst zu sorgen, und erneut pflichtete Juan mir bei. Juans Pflichtanwalt stellte ein paar Fragen, um der Form Genüge zu leisten, und dann war das Verfahren vorbei. Juan weinte, als seinem Entmündigungsantrag stattgegeben wurde. Dann zog sich das Gericht zur Mittagspause zurück.

Es tut mir weh, wenn ich mir vorstelle, daß ein intelligenter und gebildeter Mann wie Juan Cruz seine Tage damit verbringt, in einer staatlichen Anstalt Ledergürtel herzustellen oder Bilder zusammenzukleben. Aber dann denke ich an die Alternative. Und tief in meinem Herzen weiß ich, daß ich richtig gehandelt habe.

IV

Natürlich war ich zutiefst erleichtert, als ich die Angelegenheit mit Juan Cruz endlich hinter mir hatte. Aber diese Erleichterung währte nicht lange, schon am Donnerstag holte mich das andere Problem wieder ein. Wir hatten noch immer keine Spur von Ben Smith. Ich wußte, daß ich etwas unternehmen mußte, das hätte ich schon vor Tagen tun sollen. Obwohl Mr. Carlson, der neue Patient im Rollstuhl, von Dr. Ashwin behandelt wurde, bat ich sie, mich mit ihm allein unterhalten zu dürfen. Ich hatte als einziger Ben Smiths merkwürdige Reaktion bei seiner Ankunft gesehen, und ich hatte keine Ahnung, was dahinter steckte. Aber es mußte da einen Zusammenhang geben. Als ich ihn herausfand, war es an mir, bestürzt zu sein.

Oliver Carlson, vom Alter gebeugt und ausgemergelt,

hatte nur noch einen krausen Haarkranz und empfing mich mit einem breiten Lächeln. Mr. Carlson war ein sogenannter Bipolarer. Er hatte aufgehört, sein Lithium zu nehmen, was zuerst zu den Vorfällen im Pflegeheim und dann zu seiner Einweisung ins County General geführt hatte. Und nun saß er in meinem kleinen Büro, wo wir uns an jenem Morgen unterhielten.

Miss Givens hatte mir erzählt, daß Oliver immer wieder einmal in der Klinik auftauchte. »Er ist hier wahrscheinlich schon länger Patient als Ben Smith Hausmeister«, fügte sie hinzu.

Als ich eine halbe Stunde später Mr. Carlson und dem Pfleger nachsah, der ihn zu seinem Zimmer zurückbrachte, versuchte ich mir einzureden, daß seine Geschichte Sinn ergab. Aber es blieb mir nicht viel Zeit zum Nachdenken, ich fuhr sofort mit dem Aufzug in den Keller, in dem das Krankenhaus seine Akten aufbewahrt. Die Akten aller Leute, die jemals im County General gearbeitet haben und dort behandelt worden sind.

Das Schwert Gottes

I

»Ben?« rief ich in die Dunkelheit hinein. »Ben?« rief ich noch einmal, doch ich erhielt keine Antwort. Neben mir leuchtete Anita Ashwin mit einer Taschenlampe unter die dicken Metallrohre und in die feuchten, schmutzigen Winkel des Heizungsraums. Ich hatte ihr Bens Geheimnis anvertraut. Mit Juan Cruz hatte ich mir eine Last aufgebürdet, die bereits schwer genug war.

Ich hatte den Eindruck, daß wir schon stundenlang durch den staubigen gruftartigen Krankenhauskeller stolperten. Wir waren über alte, verrostete Maschinen geklettert, unter feuchten Borden durchgekrochen und beim Anblick einer vorbeihuschenden Ratte zusammengezuckt. Es war mittlerweile fast Mitternacht, und wir hatten es beide satt, die moderige Luft einzuatmen und auf die fernen Geräusche des schaurig ächzenden Metalls zu lauschen.

Dann sah Anita etwas. Und beide hörten wir ein leises, schlurfendes Geräusch. Als wir den Strahl der Taschenlampe über einen riesigen, leeren Heizungskessel gleiten ließen, entdeckten wir den Zipfel eines ausgefransten Krankenhauslakens. Wir warfen einander einen Blick zu und gingen dann vorsichtig hinüber zu dem Kessel.

»Hallo, Ben«, sagte ich mit Erleichterung und Erstaunen in der Stimme. Hier, hinter diesem alten Boiler, war Ben Smiths Zuhause. In einer Nische stand ein Bett, daneben Nachtkästchen und Kleiderständer, an dem zwei ordentlich gebügelte Krankenhausuniformen hingen. Noch erstaunlicher jedoch waren die Bücher. Sie waren überall auf dem Boden gestapelt, so daß nur noch ein schmaler Pfad zum Bett frei war.

Und auf dem Bett lag Ben Smith. »Dürfen wir hereinkommen?« fragte ich, als Ben sich aufsetzte. Dann schaltete er eine kleine Nachttischlampe ein. Anita berührte einen kleinen Stapel mit Büchern. »Haben Sie die alle gelesen?« fragte sie mit leiser Stimme.

»Die haben mir über viele einsame Stunden hinweggeholfen«, antwortete Ben. Dann schwiegen wir wieder.

»Sie haben also schon dreißig Jahre keinen Fuß mehr vor die Tür dieser Klinik gesetzt, stimmt's, Ben?« fragte ich.

Ben seufzte und starrte einen Augenblick den Boden an. Dann sah er mich an. »Nein, Sir«, sagte er leise. »Nein, Sir, das habe ich nicht.«

II

Ben schien fast erleichtert, seine Geschichte endlich erzählen zu können. »Ich hatte meinen ersten Zusammenbruch mit achtundzwanzig Jahren«, begann er langsam. Dann lächelte er. »Wissen Sie, ich bin nicht mein Leben lang alt gewesen«, fuhr er fort. »Als ich noch jung war, hatte ich durchaus Chancen bei den Damen. Ich habe da draußen sogar irgendwo einen Sohn.« Anita und ich lächelten ihn an. Dann fiel Bens Lächeln wieder in sich zusammen. »Tja, es ist mir ganz gut gegangen, bis ich angefangen habe, Stimmen zu hören«, sagte er traurig.

»Das war, bevor es die ganzen Medikamente gegeben hat«, fuhr Ben fort. »Das heißt, wenn man hier eingeliefert wurde, dann blieb man auch hier.« Bens Stimme verlor sich, und er starrte über meine Schulter hinweg ins Nichts. »Damals war alles ziemlich schlimm«, sagte er leise.

Mir verkrampfte sich der Magen, denn ich erinnerte mich an Schilderungen aus einem Buch mit dem Titel *The Snake Pit,* das ich gelesen hatte.

»Aber wie sind Sie denn Hausmeister geworden?« fragte Dr. Ashwin.

»Ich bin immer schon Hausmeister gewesen«, antwortete Ben. »Ganz von Anfang an.«

»Das verstehe ich nicht«, sagte ich.

»Damals hatten noch alle Patienten bestimmte Aufgaben«, erwiderte Ben, »so waren wir beschäftigt, und außerdem sparte der Staat eine Menge Geld.«

»Manches ändert sich nie«, fügte ich hinzu, und Ben grinste wieder.

»Dann kümmerten sich die Anwälte und die Richter plötzlich um die Geisteskranken, und man fing an, die Patienten wieder aus der Klinik zu entlassen«, fuhr Ben fort. »Da habe ich schreckliche Angst bekommen.« Wieder schwieg Ben einen Augenblick. »Ich habe ja gesehen, wie die Jungs da draußen lebten«, seufzte er. »Sie kamen immer ganz verdreckt und abgerissen wieder zurück. Oder ich las, wie einer von ihnen erstochen wurde oder verhungerte. Na ja«, Ben nickte, »so wie heute eben auch.« Dr. Ashwin und ich nickten ebenfalls.

»Das wollte ich jedenfalls nicht«, sagte Ben. »Also blieb ich weiter Hausmeister. Und eines Tages bin ich eben hier herunter gezogen.«

»Wer wußte sonst noch, daß Sie hier unten wohnten?« fragte ich voller Erstaunen.

»Ein paar von den anderen Patienten wußten es, aber ich glaube nicht, daß sie etwas gesagt haben«, antwortete Ben. »Ich hatte gehofft, daß sie inzwischen alle gestorben seien oder nicht mehr hier auftauchen würden. Aber da habe ich mich wohl getäuscht.« Plötzlich wurde Bens Blick hart. »Ollie Carlson hat Ihnen doch gesagt, daß Sie mich hier unten suchen sollen, oder?« fragte er, und ich nickte. »Dieser Mann hat nie den Mund halten können«, sagte Ben und schüttelte den Kopf.

»Und vom Personal ist Ihnen in den ganzen Jahren nie jemand auf die Schliche gekommen?« fragte Dr. Ashwin.

Ben schüttelte den Kopf. »Bis zum heutigen Tag nicht«, seufzte er traurig. Dann stand er auf und begann seine Sachen zusammenzupacken.

»Was machen Sie denn da?« fragte Anita.

»Muß ja wohl jetzt gehen«, sagte Ben und legte seine Uniformen ordentlich zusammen. »Ein paar von den Pflegeheimen sollen gar nicht so schlecht sein.«

Wieder sahen Dr. Ashwin und ich einander an. »Ich glaube, auf der Eins ist noch ein Bett frei«, sagte sie. »Wir könnten Mr. Carlson dorthin verlegen.«

»Und auf der Drei brauchen wir einen guten Hausmeister«, sagte ich, »jemanden, der sich dort bereits auskennt.«

»Ich verstehe nicht ganz«, sagte Ben, hörte auf, seine Uniformen zusammenzulegen, und wandte sich uns zu.

»Ben«, sagte Anita und nahm den alten Mann bei der Hand, »ich weiß nicht, was in diesem Fall richtig oder falsch ist. Ich weiß nur, daß man einen Menschen nicht aus dem einzigen Zuhause verjagen soll, das er seit dreißig Jahren kennt. Wir brauchen Sie auf Station Drei. Kommen Sie zu uns zurück«, sagte sie und drückte dabei Bens Hände. »Niemand erfährt etwas davon. Das verspreche ich.«

Ben sah mich an, und ich nickte. Er wollte etwas sagen, schwieg aber dann doch. Er versuchte es noch einmal und schwieg wieder. Schließlich nahm er sich eine Minute Zeit, um sich zu sammeln, und richtete sich zu seiner vollen Größe auf. »Ich danke Ihnen beiden recht herzlich«, sagte er mit bewegter Stimme. »Aber jetzt muß ich Sie bitten zu gehen, denn es ziemt sich nicht für einen erwachsenen Mann, vor einer Dame zu weinen.«

Ben kam am nächsten Morgen wieder zur Arbeit. Es wurden ihm einige Fragen gestellt, die er allesamt mit einem Lächeln abtat. Mr. Carlson wurde auf Station Eins verlegt, und nach ein paar Tagen war die ganze Geschichte vergessen. Und die restliche Zeit, die ich auf Station Drei verbrachte, hatten wir die saubersten Fußböden im ganzen Krankenhaus.

III

Der November nahte, und das bedeutete zweierlei: Erntedank stand bevor; doch das war das unwesentlichere der beiden Ereignisse. Im November sollten auch die Wahlen stattfinden. Nun mußte sich der Erfolg unserer Wählerinitiative erweisen.

Wenn man bedachte, von welcher Ausgangsposition aus wir operierten, hatte ich den Eindruck, daß wir uns ausgesprochen wacker schlugen. Zwei Wochen vor der Wahl hatten wir insgesamt fünftausend Stimmen für unsere Sache gewonnen. Ich war aus dem Häuschen vor Freude. Minnie Osbourne, unsere Hauptstrategin, jedoch blieb skeptisch.

»Sich in die Wählerliste eintragen zu lassen ist die eine Sache«, sagte sie und machte es sich in meinem Büro auf dem Stuhl mir gegenüber bequem. »Aber die Leute tatsächlich dazu zu bringen, daß sie ihre Stimme auch abgeben, ist die andere.«

Das war mir noch gar nicht in den Sinn gekommen. »Was wollen Sie damit sagen?« fragte ich. »Warum sollten sie sich eintragen lassen und dann doch nicht wählen?«

Minnie lachte und tätschelte mir die Hand. »Armer Junge«, sagte sie ein wenig mitleidig, »die ganzen Jahre in der Schule, und alles umsonst. Den Kurs für die Entwicklung des gesunden Menschenverstandes haben Sie wohl verpaßt, was?«

Auch ich mußte lachen. Ich konnte diese alte Frau wirklich gut leiden. »Wahrscheinlich haben Sie recht«, antwortete ich mit einem Kichern.

»Sich in die Wählerliste eintragen zu lassen ist leicht«, fuhr Minnie, jetzt mit ernsterer Stimme, fort. »Haben Sie schon Busse organisiert, die die Leute zum Wahllokal bringen?«

Mir sank der Mut. »Wir haben kein Geld, und ich habe nicht . . . « sagte ich, doch sie fiel mir ins Wort.

»Haben Sie ein paar Leute dort, die den Wahlvorgang erklären?«

»Habe ich nicht . . . «

»Wird man sie überhaupt in die Wahllokale lassen?« fuhr Minnie fort. »Muß man Gebühren entrichten? Wird es vielleicht heißen, die Wählerlisten seien verlorengegangen?« Es war ganz offensichtlich, daß Minnie nicht mehr auf das achtete, was ich sagte. Ihre wäßrigen Augen funkelten. Sie war nicht mehr bei mir im Büro, sondern wieder zu Hause in Louisiana, in einer Zeit, als es um wichtigere Fragen ging als um die Wiederwahl von Benson oder um Autobahnen.

Und dann fing Minnie an zu husten. Der Anfall dauerte nicht lange, aber er strengte sie ziemlich an. Ich bekam es mit der Angst zu tun.

»Ist alles in Ordnung?« fragte ich und beugte mich ein wenig vor, um Minnies Schulter zu berühren.

»Mir geht's gut«, antwortete sie, nickte mit dem Kopf und lächelte.

»Wie lange haben Sie den Husten schon?« fragte ich.

»Halb so schlimm«, erwiderte sie mit fester Stimme. »Wo waren wir stehengeblieben?«

Ich wartete einen Augenblick, bevor ich wieder etwas sagte. »Sie hatten mich gerade gefragt, ob ich Busse organisiert hätte, um die Leute zum Wahllokal zu bringen, ob Gebühren erhoben würden und ob die Gefahr bestünde, daß die Wählerlisten einfach verlorengingen«, sagte ich zögernd. Minnies Blick gefiel mir gar nicht.

»Seien Sie doch nicht albern«, sagte sie mit fröhlicher Stimme. »Wir haben solche Kämpfe schon vor Jahren ausgefochten, da haben Sie noch in den Windeln gesteckt.«

Die Wählerinitiative war im Augenblick das letzte, woran ich dachte. Nachdem ich Minnie in ihr Zimmer zurückgebracht hatte, bat ich einen Freund aus der medizinischen Abteilung, sie sich einmal anzusehen.

Als ich Miss Givens davon erzählte, schien sie nicht überrascht. »In den Berichten der Nachtschwestern heißt es, Minnie habe angefangen, in der Nacht herumzuwandern«, sagte sie. »Man hat sie heute morgen um drei entdeckt, wie sie den Aufenthaltsraum putzte. Sie glaubte, wieder daheim in New Orleans zu sein. Sie sagte, sie wolle fertig werden, bevor die Hausherrin zurückkomme.«

Wir starrten beide den Flur in die Richtung von Minnies Zimmer hinunter. »Mein Gott«, seufzte ich.

IV

Ich habe schon an früherer Stelle geschrieben, daß man im County General normalerweise nicht viel zu lachen hat. Psychische Krankheiten sind einfach nicht komisch. Aber es gibt Ausnahmen.

Der Zufall wollte es, daß der Patient, der für Mr. Carlson zu uns kam, ebenfalls im Rollstuhl saß. Edwin Lightwater war jedoch wesentlich jünger und schien sich, abgesehen vom Rollstuhl, bester Gesundheit zu erfreuen. Die Rückenverletzung habe er sich vor ein paar Jahren durch einen Arbeitsunfall zugezogen, doch über diesen Unfall äußerte er sich eher vage. Auch Mr. Lightwater lebte in einem Pflegeheim. In unregelmäßigen Zeitabständen erlaubte er sich einen Ausflug. Normalerweise griff man ihn dann ein paar Kilometer vom Heim entfernt wieder auf. Hin und wieder jedoch weigerte er sich, der Polizei zu sagen, wo er wohnte, und das bedeutete, daß er im County General landete.

Ich halte nicht viel von faulen Tricks, aber manchmal hilft nichts anderes. Um den Trick zu verstehen, muß man jedoch etwas über das Opfer wissen. Wenn Miss Givens um drei Uhr nachmittags Dienstschluß hatte, übernahm Florence Wilson die Schicht auf Station Drei.

Sie war eine kräftige Farbige Mitte Vierzig. Als ich auf Station Drei anfing, lernte ich sie als sympathische, angenehme, wenn auch bisweilen ein wenig salbungsvolle Frau kennen. Doch das änderte sich im Herbst, denn damals entdeckte Florence Wilson die Religion.

Es handelte sich, so sagte sie jedenfalls, um ein echtes Damaskuserlebnis. »Als hätte man mir mit einem Vorschlaghammer einen Schlag auf den Kopf versetzt«, fügte sie recht drastisch hinzu. Im Fernsehen sei eine religiöse Sendung gelaufen, der sie nicht allzuviel Aufmerksamkeit schenkte, bis der Geistliche etwas gesagt habe, das ihr die Augen öffnete. Und nach einer halben Stunde war es um sie geschehen. »Ich werde nie mehr die Alte sein«, sagte sie. Und damit hatte sie recht. Anfangs freute sich das Personal noch über Mrs. Wilsons Bekehrung, doch schon bald änderten wir unsere Meinung, denn die sanfte Schwester Wilson verwandelte sich unversehens in Florence Wilson, das Schwert Gottes.

Sie hatte im Aufenthaltsraum ständig religiöse Radiosendungen laufen, von denen die Mehrzahl alles andere als besinnlich war. Sie hatte eine Vorliebe für erhebende Vorträge und redete auch selbst pausenlos über all das Gute, das Gott in ihrem Leben bewirkt hatte, und darüber, was er für die »heidnischen Horden« tun könne. Als sie begann, in der Station Pamphlete auszulegen und zusammen mit den Patienten am Krankenbett niederzuknien, war das Maß voll.

Mit vereinten Kräften versuchten wir, sie wieder zur Vernunft zu bringen. Wir holten sogar ihren Supervisor, doch auch das nützte nichts. Es ging das Gerücht, auch ihr Arbeitsplatz solle den Kürzungen zum Opfer fallen. Ich mochte Mrs. Wilson; und sie hatte zu Hause ein paar hungrige Mäuler zu stopfen. Wir mußten ihr einfach helfen.

Alles ergab sich dann ganz wie von selbst. Die Idee kam mir, als ich eines Abends, lange nachdem alle anderen Ärzte nach Hause gegangen waren, Mr. Lightwater sah, wie er mitten in seinem Zimmer stand. Er hatte das Radio angeschaltet und schien zu tanzen, der Rollstuhl war in einer Ecke des Zimmers abgestellt.

Ich sah Mr. Lightwater an, und Mr. Lightwater sah mich an. Uns war beiden klar, welche Bedeutung diese Situation hatte. Blitzschnell dachte er an die finanziellen Nachteile, die er fürchten mußte, wenn bekannt würde, daß seine Behinderung sich gebessert hatte. Er begann sofort zu torkeln wie ein Betrunkener und stolperte mit eher lächerlichen Verrenkungen zu seinem Rollstuhl zurück.

Mr. Lightwater und ich führten an diesem Abend ein Gespräch unter vier Augen. Wenn ich den Mund hielte, war er bereit, mir einen Gefallen zu tun.

Am nächsten Nachmittag um drei Uhr hielten sich Mrs. Wilson und das restliche Personal im Stationszimmer auf, um Berichte zu schreiben, als ich hereinkam. Mr. Lightwater bewegte sich draußen auf dem Flur in seinem Rollstuhl hin und her.

»Wissen Sie, Mrs. Wilson«, fing ich ganz unschuldig an, »ich muß zugeben, daß ich anfangs nicht viel von ihrem ganzen religiösen Zeug gehalten habe, aber ich glaube, daß ich meine Meinung ändern muß.«

Mrs. Wilson spitzte natürlich sofort die Ohren. Das restliche Personal betrachtete mich mit einer Mischung aus Neugierde und Bestürzung.

»Meinen Sie das wirklich, Dr. Seager?« fragte Mrs. Wilson voller Hoffnung.

»Aber natürlich«, antwortete ich, »der Heilige Geist ist über mich gekommen.«

»Gelobt sei der Herr!« rief Mrs. Wilson aus, den Blick zum Himmel gerichtet.

»O je, nicht noch einer«, flüsterte jemand hinter mir.

»Tja«, sagte ich und legte das Krankenblatt aus der Hand, »ich glaube, ich kann nicht mehr länger an mich halten.« Als ich zur Tür ging, wichen alle erstaunt vor mir zurück, wie das Rote Meer vor Moses.

Ich ging hinaus auf den Flur. »Halt!« rief ich Mr. Lightwater zu, der gerade vorbeigerollt war. Ich warf einen verstohlenen Blick auf die Gesichter, die mich durch die Glastür hindurch beobachteten. Allen stand der Mund offen vor Erstaunen.

»Mr. Lightwater«, sagte ich mit ernster Stimme, den rechten Arm erhoben, »stehen Sie auf, und gehen Sie.«

Mr. Lightwater war einfach großartig, er spielte seine Rolle hervorragend. Nach einem kurzen Moment der Verwirrung bat er mich, meine Bitte zu wiederholen.

»Stehen Sie auf, und gehen Sie«, sagte ich noch einmal mit der dem Anlaß angemessenen Würde. Langsam und dramatisch erhob sich Mr. Lightwater von seinem Rollstuhl, bewegte sich anfangs noch ein wenig schwankend und marschierte dann sicheren Schrittes den Flur hinunter zu seinem Zimmer.

Alle Anwesenden stießen einen überraschten Schrei aus. Mrs. Wilson fiel in Ohnmacht. Als ich mich jedoch vor meinen Kollegen, den Pflegern und Schwestern verbeugte, brachen alle in Gelächter aus und wollten gar nicht mehr aufhören. Mrs. Wilson kam schnell wieder zu sich und schloß sich, anfangs noch ein wenig beleidigt, dem allgemeinen Gelächter an.

Später an jenem Abend führten Mrs. Wilson und ich ein langes Gespräch. Natürlich entschuldigte ich mich für meine kleine Vorstellung, erklärte ihr dann jedoch meine wirkliche Absicht. Und zum erstenmal seit Wochen hörte sie zu. Zum erstenmal seit Wochen wich der fanatische Glanz aus ihren Augen. Wir trennten uns als gute Freunde.

Zur Erleichterung aller drang aus dem Radio schon bald wieder Softrock. Die erbaulichen Vorträge hörten auf, die Pamphlete verschwanden. Wir hatten unsere alte Mrs. Wilson wieder.

V

Mark Riddel, mein befreundeter Kollege aus der medizinischen Abteilung, kam sofort, als ich ihn eines Nachmittags bat, sich Minnie Osbourne anzusehen. Ich war während der ganzen Untersuchung furchtbar nervös.

»Ich glaube, sie hat einen leichten Herzfehler«, sagte Dr. Riddel, als wir uns in meinem Büro zusammensetzten. »Ich habe ihr ein harntreibendes Mittel verschrieben. Das sollte ihr eigentlich helfen«, fügte er hinzu.

Ich war so erleichtert, daß ich am liebsten angefangen hätte zu weinen. Dr. Riddel entging das natürlich nicht.

»Du hast die alte Dame wohl gern«, fragte er.

»Ja, sehr«, antwortete ich.

»Sie mag dich auch«, sagte Dr. Riddel mit einem Lächeln. »Das hat sie mir zweimal gesagt.«

Ich war so erleichtert, daß ich am liebsten angefangen hätte zu weinen. Nachdem Dr. Riddel mein Büro verlassen hatte, tat ich genau das.

Freunde und Angehörige

I

Ich hätte es kommen sehen sollen, aber natürlich tat ich es nicht. Ich hatte einfach nicht genügend Distanz; die Vorstellung, wie alles zu sein hätte, verstellte mir den Blick für die Realität. Das, so lernte ich nun, war ein Berufsrisiko in der Psychiatrie. Wenn man seine Patienten gut kennt, baut man natürlich eine emotionale Beziehung zu ihnen auf, was manchmal gleichbedeutend ist mit einer rosaroten Brille. Und es führt dazu, daß der Kummer noch größer wird.

In anderen Kliniken und Abteilungen arbeitet man nach dem entgegengesetzten Prinzip, so daß möglichst wenig Nähe entsteht. Die Ärzte bringen ihre Visiten so schnell wie möglich hinter sich, und sie sprechen eher über ihre Patienten als mit ihnen. Alles, so scheint es, wird von teuren Maschinen in anderen Gebäuden oder von anderen Personen erledigt. Rechnungen werden vom Computer ausgedruckt. Krankenblätter werden von Dritten überprüft. Die Entscheidung darüber, ob jemand entlassen wird, hängt ab von Versicherungsformularen.

Es handelt sich dabei um so etwas wie einen medizinischen Big Bang: Ärzte und Patienten bewegen sich, wie nach dem Urknall die Materie im All, mit ständig wachsender Geschwindigkeit voneinander weg. Diese Distanz bereitet den Patienten Probleme. Sie fühlen sich wie kleine verlorene Boote auf dem großen fremden Meer der medizinischen Technologie. Die Ärzte sehen das anders. Zwar haben die meisten von ihnen nichts gegen die Nähe zu ihren Patienten, aber es tut einfach zu weh, wenn etwas schiefgeht, und das geschieht immer wieder. Distanz hat etwas Beruhigendes. Ganz ähnlich ergeht es wohl einem Bomberpiloten: Er weiß, daß da unten wirkliche Menschen leben, aber sie sind eben sehr, sehr weit weg.

II

Eine Woche vor dem Wahltermin packte mich doch die Unruhe. Ich war unglaublich stolz darauf, daß sich so viele unterschiedliche Leute zusammengetan hatten, um ein gemeinsames Ziel zu erreichen, und ich war erstaunt darüber, wieviel Energie wir aktiviert hatten. Natürlich freute ich mich über das Ergebnis unserer Bemühungen. Ob die Geschichte mit den Bussen nun klappte oder nicht: Über fünftausend Wähler, die wir mobilisiert hatten, konnte keiner einfach hinweggehen. Und je näher der erste Dienstag im November heranrückte, desto deutlicher wurden die Signale von Bensons Mannschaft. Sie wurde allmählich nervös.
Benson selbst kam nun tagtäglich ins Ghetto; früher hatte er sich hier kaum blicken lassen. Doch plötzlich tauchte er überall auf, küßte Kleinkinder, eröffnete Geschäfte oder winkte den Menschen aus offenen Autos

heraus zu. Wir fragten uns, ob er nicht vielleicht einen Doppelgänger habe. Natürlich lieferte Benson den Hauptgesprächsstoff für meine täglichen Sitzungen mit Minnie. Sehr lange jedoch merkte ich gar nicht, daß fast nur noch ich redete.

»Benson hat richtig Angst«, sagte ich zwei Tage vor der Wahl, Minnie nickte nur.

»Stellen Sie sich vor, er hat doch glatt die Unverfrorenheit besessen, eine Psychiatrische Abteilung zu besuchen«, sagte ich mit einem sarkastischen Lächeln. »Das Bild ist morgen in allen Zeitungen, da können Sie Gift drauf nehmen.«

»Ja, da haben Sie wohl recht«, sagte Minnie mit leiser Stimme.

Ich lehnte mich auf meinem Stuhl zurück und fuhr mir mit den Händen durch die Haare. »Glauben Sie, daß wir genug unternommen haben?« Ich seufzte. »Glauben Sie, daß unsere Arbeit auch etwas fruchten wird?«

Minnie sah nachdenklich aus. »Hat mein Sohn heute angerufen?« fragte sie schließlich. Natürlich hatte ihr Sohn, der Anwalt, bisher kein einziges Mal angerufen.

Einen Augenblick war ich völlig verblüfft. »Nein, Minnie, heute nicht«, sagte ich.

»Ich verstehe«, antwortete sie sanft. »Wissen Sie, er ist nämlich Anwalt.«

Ich streckte die Hand aus und berührte Minnies Arm. Plötzlich wirkte sie so klein und uralt. »Ich glaube, wir hören für heute lieber auf«, sagte ich, »ich sehe, wie müde Sie sind. Außerdem muß ich mich noch einmal mit den Leuten von der Wählerinitiative treffen, bin ohnehin schon spät dran.«

Ich brachte Minnie zurück in ihr Zimmer, ging zu meiner Besprechung, kümmerte mich den restlichen Nachmittag um meine anderen Patienten und machte mich dann auf den Heimweg. Während der ganzen Fahrt quälte mich der Gedanke, ob wir nicht doch irgendeine Kleinigkeit vergessen hatten.

Big Daddy Bensons Bild erschien am folgenden Morgen in der Zeitung. Das hatte ich erwartet. Aber nicht diese Schlagzeile! »Benson nimmt Abstand von Autobahnplänen«, hieß es in fetten Buchstaben, darunter, ein wenig kleiner: »Höheres Budget für die Psychiatrie geplant.«

»Wir haben gewonnen!« rief ich aus und sprang vom Frühstückstisch auf. Meine Kinder warfen einander einen wissenden Blick zu und wandten sich wieder ihren Frühstücksflocken zu.

Ich war völlig aus dem Häuschen, hastete ins Schlafzimmer, suchte nach meinen Schlüsseln, packte mein Sakko und eilte zur Tür, wo mich schon meine Frau mit der Zeitung in der Hand erwartete.

»Gratuliere«, sagte sie und umarmte mich, »das habt ihr großartig gemacht.«

»Danke«, sagte ich, »aber ich habe damit nur sehr wenig zu tun.«

Es gab einen Menschen, dem dieser Dank eigentlich gebührte, und ich wollte derjenige sein, der dieser Frau als erster davon erzählte. Während der ganzen Fahrt zur Klinik versuchte ich mir das Gesicht von Minnie Osbourne vorzustellen, wenn ich ihr die Zeitung vorlas.

Es war kurz nach acht, als ich in den Parkplatz des Krankenhauses einbog und einen kleinen Schwarm Krähen aufscheuchte. Ich nahm hastig die Zeitung, sprang aus dem Auto und rannte über den Parkplatz zur Klinik.

»Gute Arbeit«, rief mir der Sicherheitsbeamte am Empfang zu, als ich zum Aufzug hastete. »Danke«, rief ich zurück, während sich die Türen schlossen.

Die Fahrt hinauf zum dritten Stock schien ewig zu dauern. Das County General war berüchtigt für seine altersschwache Bausubstanz, und unsere Aufzüge gehörten zu den Hauptsorgenkindern. Ich stellte mir immer einen kleinen Mann unten im Keller vor, der sich mit einem Flaschenzug abmühte.

Endlich gingen die Türen wieder auf, und ich marschierte den Flur zu Station Drei hinunter. Ich war so aufgeregt, daß ich die Schlüssel fallenließ. Als ich in der Station war, verschloß ich die Tür hinter mir wieder und ging zunächst zum Stationszimmer, in dem sich zu meiner Enttäuschung niemand befand.

Ich blieb einen Augenblick stehen, um wieder zu Atem zu kommen, lief dann hinüber zu Minnie Osbournes Zimmer. Ich grinste von einem Ohr zum anderen.

Ich sah es, kurz bevor ich die Tür erreichte. Ich kann nicht genau sagen, was ich empfand, ich weiß nur, daß ich keinen Schritt mehr tun konnte. Plötzlich war mir eiskalt. Ich starrte in Minnie Osbournes Zimmer, genau in jenen Winkel, in dem Ben Smiths Eimer stand.

Irgendwie brachte ich dann doch den Mut auf, in das Zimmer zu treten. Mir fiel die Zeitung aus der Hand. Ben Smith wischte den Boden bei Minnies Toilette. Jetzt wußte ich, warum niemand im Stationszimmer war. Alle waren damit beschäftigt, Minnies leeres Bett abzuziehen und das Zimmer sauberzumachen.

Miss Givens hob den Blick, als meine Zeitung zu Boden fiel. Dann kam sie zu mir herüber und nahm meine Hand. »Sie ist sanft entschlafen«, sagte sie. »Ich wollte sie wecken, doch sie war schon tot. Es tut mir leid«, fügte sie hinzu. »Ich weiß, Sie haben sie sehr gemocht.«

Ich glaube mich zu erinnern, daß ich mich bedankte, genau weiß ich das nicht mehr. Ich weiß nur noch, daß ich in mein Büro ging und die Tür hinter mir schloß. Dann setzte ich mich an den Schreibtisch, legte die Füße hoch und lehnte mich zurück. Direkt vor mir war der leere Stuhl, auf dem Minnie immer gesessen hatte.

An diesem Tag weinte ich nicht. Später kamen dann hin und wieder Tränen, und auch jetzt noch muß ich manchmal weinen, wenn ich an Minnie denke, aber alles in allem habe ich eigentlich nur schöne Erinnerungen an sie. Ich hatte ein schlechtes Gewissen, weil ich mich nicht von ihr verabschiedet hatte, aber ich habe mich schon mit so vielen Todesfällen auseinandersetzen müssen, daß ich wußte: Ganz ohne Rest geht die Rechnung selten auf; es bleiben immer ein paar lose Enden.

Eine Weile machte ich mir Vorwürfe, daß ich Minnies gesundheitlichem Verfall am Ende zu wenig Beachtung geschenkt hatte, weil ich zu sehr mit Besprechungen und Statistiken beschäftigt war. Doch was hätte ich schließlich ändern können? Für sie hätte das Weiterleben ein Leben mit der Alzheimerschen Erkrankung bedeutet und den schrittweisen Verlust ihrer geliebten Erinnerungen. Ich glaube mittlerweile, daß alles seine bestmögliche Wendung nahm. Minnie starb mitten in ihrer Lieblingsbeschäftigung, dem Kämpfen. Noch ein letztesmal hatte sie für das Recht gestritten. Roosevelt wäre stolz auf sie gewesen.

Es dauerte eine Weile, bevor ich mein Büro wieder verließ. Als ich das Stationszimmer erreichte, hatte schon eine neue Patientin Minnies Zimmer bezogen.

III

Minnie Osbourne wurde drei Tage später in einem Armengrab beigesetzt. Ich rief ihren Sohn an, um ihn vom Tod seiner Mutter in Kenntnis zu setzen. Als ich ihn fragte, ob er sich um die Beisetzungsformalitäten kümmern wolle, antwortete er: »Kümmert sich denn darum nicht die Kommune?« Ich biß mir auf die Lippe, um nicht laut aufzuschreien.

Miss Givens, Dr. Ashwin, Schwester Wilson und ich besuchten den Gottesdienst, den Miss Givens' Baptistengemeinde freundlicherweise veranstaltete. Abgesehen von dem Geistlichen waren wir die einzigen Anwesenden. Miss Givens und ich sprachen kurz, um das Andenken von Minnie Osbourne zu ehren. Dann gingen wir zusammen zum Friedhof.

Big Daddy Benson wurde wiedergewählt, wenn auch nicht mit so großer Mehrheit wie sonst. Danach brachte er mehr Zeit im Ghetto zu und ließ die Autobahnpläne wie versprochen fallen. Doch sein Antrag, unser Budget zu erhöhen, wurde abgelehnt. Heute weiß ich, in solchen Auseinandersetzungen erzielt man bestenfalls ein Unentschieden.

Meine einzige Hoffnung war, daß ein paar der Menschen, die hinter den Supermärkten lebten, ein paar von denen, die in Hauseingängen oder in der Kanalisation schliefen, lernten, an die Unterstützung durch Dritte zu glauben. Und daß ihr trostloses Dasein erhellt würde

115

durch das Wissen um eine zierliche alte Dame aus Louisiana, die auf ihrer Seite gewesen war, als sie sie brauchten.

IV

Minnie Osbournes Tod verlieh dem Thanksgiving Day in diesem Jahr eine schmerzliche und nachdenkliche Stimmung. Plötzlich sah ich mein Leben aus einer neuen Perspektive. Ich besann mich auf das, was mir wirklich wichtig war. Mit einem Schlag wurde mir klar, wie dankbar ich sein konnte für meine guten Eltern, für meine gesunden Kinder und besonders für meine liebevolle Frau. Es hatte dieser Erinnerung bedurft, damit ich mich wieder auf all die Dinge besann, die mir vergönnt waren.

Es mag ein wenig kitschig klingen, aber erst die Bekanntschaft mit Minnie gab mir eine neue Achtung vor dem, was man gemeinhin den unbezwingbaren menschlichen Geist nennt. Außerdem entdeckte ich nun neuen Sinn in den Worten Stolz, Ehre und Mitleid. Aber vor allem lernte ich etwas über den Seelenadel, Minnie war eine echte Lady gewesen.

Deshalb verhielt ich mich an diesem Erntedankwochenende ein wenig merkwürdig. Meine Eltern kamen mit dem Auto von San Francisco, und die Familie meiner Frau reiste mit dem Flugzeug aus Arizona an. Wir bereiteten einen großen Truthahn zu und alles, was dazugehörte. Ich hatte meiner Frau zwar die Geschichte mit Minnie erklärt, aber wahrscheinlich hatte ich ihr nicht so klar gemacht, was ich wirklich empfand, denn sie hatte ebenfalls den Eindruck, daß ich mich seltsam verhielt.

Ich weiß noch, daß ich mehr Zeit mit meinem Vater verbrachte als sonst und mich zum erstenmal seit langem wieder dafür interessierte, was in seinem Leben passierte. Ich erkundigte mich nach seinem Hobby Golf, nach seinen Freunden und danach, was er bei dem Gedanken an die Pensionierung empfand.

Vielleicht sind das für andere Väter und Söhne ganz normale Fragen, bei uns waren sie es bis dahin nicht gewesen. Wir waren eine eher schweigsame Familie. Ich glaube, mein plötzliches Interesse, meine Emotionalität und mein Bedürfnis nach Nähe brachten meinen Vater ein wenig aus der Fassung. »Sollen wir nicht ein Spiel spielen?« fragte er etwa zehn Minuten nach Beginn unseres Gesprächs.

Ich widmete mich meinen Schwiegereltern, bemühte mich besonders um meine Schwiegermutter. Ich lächelte sie an, ich stellte ihr Fragen, wir lachten. Das erstemal seit langer Zeit, vielleicht das erstemal überhaupt, war der Tonfall nicht aggressiv. Doch auch ihr war das alles zuviel. »Ich glaube, Linda braucht mich in der Küche«, sagte sie schließlich und erhob sich vom Sofa.

Ich habe schon immer ein enges Verhältnis zu meiner Mutter gehabt, deshalb verlief das Wochenende mit ihr eigentlich so wie immer. Als ich ihr jedoch zweimal erklärte, daß ich sie liebe, hob sie kaum merklich die Augenbrauen und sah mich fragend an.

Meine Kinder drückten ihre Gefühle am offensten aus. Nachdem ich ihnen eine volle Stunde beim Nintendo-Spielen zugesehen hatte, ohne mich zu beklagen, und mich obendrein noch bereit erklärt hatte, ihr Taschengeld zu erhöhen, nahmen sie ihre Mutter in der Küche beiseite.

»Ist alles in Ordnung mit Dad?« hörte ich sie fragen. Die Antwort meiner Frau hörte ich nicht.

V

Dr. Ashwin hatte mir erklärt, daß Empathie zu den wichtigsten Fähigkeiten in der Psychiatrie gehört. Dabei geht es um mehr als nur um Mitleid mit dem Patienten. Für viele Psychiater in der Ausbildung, die, wie ich, eigentlich aus anderen medizinischen Abteilungen kamen, wo Labortests, Röntgenaufnahmen und ähnliches das tägliche Geschehen bestimmten, ist das nicht so leicht zu begreifen. Und ich bildete da keine Ausnahme.

Empathie, wie ich sie verstehe, heißt, sich in das Erleben und die Probleme eines anderen wirklich hineinzuversetzen. Für die meisten Menschen ist der Erwerb dieser Fähigkeit fast so schwer wie das Erlernen einer Fremdsprache. Man müht sich Monate und Jahre ab, bis man sich ohne Schwierigkeiten verständlich machen kann. Und genau so war das auch im County General. Nur, daß dort der Lernprozeß bedeutend schneller vor sich gehen mußte. Im Miterleben der alltäglichen Kämpfe der Patienten lernte ich es, Beziehungen zu ihnen aufzubauen. Und so erfuhr ich, was wirklich mit ihnen vorging.

Wir können Berge versetzen

Am ersten Dezember machte man der Station Drei eine
wirkliche Freude, denn wir bekamen einen neuen Assistenzarzt. Dr. Ashwin und ich waren entzückt, denn mit
einer weiteren Arbeitskraft ließ sich die Last gerechter
verteilen. Als wir die Neuigkeit erfuhren, wurde uns fast
schwindelig vor Freude. Wir malten uns aus, daß wir
vielleicht einmal Zeit finden würden, in der Bibliothek
etwas für unsere Weiterbildung zu tun. Daß wir eine
halbe Stunde Mittagspause machen könnten. Daß wir
vor Einbruch der Dunkelheit nach Hause gehen könnten. Keiner unserer Träume erfüllte sich, aber wir verbrachten immerhin einen ausgesprochen angenehmen
Morgen.
Wir hatten es nämlich nicht mit einem x-beliebigen Arzt
in der Ausbildung zu tun, sondern mit der Ausnahme-
erscheinung Glen Charles. Von ihm hatte ich gleich zu
Beginn meiner Tätigkeit am County General gehört; er
war so etwas wie eine lebende Legende.
Dr. Charles war im Ghetto aufgewachsen, kaum einen
Steinwurf vom County General entfernt, damals, bevor
das Kokain in Mode kam und es noch möglich war, dem
Ghetto zu entkommen. Er war nicht nur ein ausgezeich-

neter Schüler gewesen, sondern hatte sich auch auf dem Footballfeld hervorgetan. Ich konnte mir vorstellen, daß er das hübscheste Mädchen seines Jahrgangs als Freundin gehabt hatte.

Er erhielt ein Stipendium für Yale und studierte in Cornell Medizin. Jede Universitätsklinik hätte sich glücklich geschätzt, ihn weiter auszubilden. Wir waren dankbar, daß er sich für das County General entschieden hatte.

Dr. Charles, der sich im letzten Jahr seiner Ausbildung befand, wurde, so munkelte man, bereits von etablierten Ärzten umworben, in deren Praxis einzutreten. Im vergangenen Jahr hatte er trotz der Arbeit am Krankenhaus einen Forschungsbericht verfaßt, der von allen gut aufgenommen worden war. Ein Privatleben konnte er eigentlich gar nicht haben.

Ich war schon sehr darauf gespannt, ihn kennenzulernen. Den Mann muß ich mir anschauen, sagte ich mir. Nach außen hin gab ich mich gelassen. Ich wollte ihm nicht um den Bart streichen wie alle anderen. Aber, um der Wahrheit die Ehre zu geben: Ich war doch schrecklich aufgeregt, als er schließlich bei uns erschien.

Dr. Singh unterbrach die Frühbesprechung, um Dr. Charles persönlich zu begrüßen. Das hätte mir eine Warnung sein sollen. Als er uns allen vorgestellt wurde, gab Miss Givens sich fast schon kokett. Ich murmelte irgend etwas Dummes und setzte mich. Dr. Glen Charles hatte einfach eine unglaubliche Wirkung auf Menschen.

Meine anfänglichen Ängste und mein kaum verhohlener Neid schwanden an jenem Morgen wie Schnee in der Sonne. Glen Charles war groß und kräftig gebaut und erregte sofort die Aufmerksamkeit aller. Er hatte einen

dunklen, glatten Teint. Ich hätte ihn nicht als gutausse-
hend im klassischen Sinn bezeichnet; aber er stellte etwas dar. Um ihn war fast so etwas wie eine Aura.

Nach unserer morgendlichen Besprechung war ich auch
fest davon überzeugt, daß Dr. Charles mehr über die
Psychiatrie wußte als alle anderen, die ich kannte. »Ich
freue mich auf die Zusammenarbeit mit Ihnen«, sagte
Dr. Charles und streckte mir draußen auf dem Flur die
Hand hin.

»Ganz meinerseits, Dr. Charles«, antwortete ich.

»Nennen Sie mich doch einfach Glen«, sagte er mit einem freundlichen Lächeln.

»Gerne, Glen«, erwiderte ich, ebenfalls mit einem Lächeln. Nett ist er auch noch, dachte ich, als ich wieder
zu meinem Büro zurückging.

II

Wir verstanden uns alle prächtig in jener ersten gemeinsamen Woche auf Station Drei. Ich lernte wirklich viel
von Dr. Singh, Dr. Ashwin und Dr. Charles, das spürte
ich jeden Tag stärker.

Bis Miss Givens eines Nachmittags, es war der zehnte
Dezember, ins Stationszimmer stürzte und die Tür so
heftig hinter sich zuschlug, daß die Fensterscheiben
wackelten. Zwei Patienten auf dem Flur sprangen erschreckt hoch. »Diese hinterhältigen Schweine!« brüllte
sie und wischte einen Stapel Blätter mit der Hand weg.
Das Papier flog durch die Luft wie Herbstlaub. »Verdammte Scheißkerle!« fauchte sie und ließ sich auf ihren Stuhl fallen.

Ich machte mich lieber aus dem Staub.

Miss Givens war gerade von einer Sitzung der Gewerkschaft für die Schwestern und das Wartungspersonal zurückgekehrt. Bereits seit August wurden Verhandlungen geführt. Der bisherige Vertrag sollte bis zum vierzehnten Dezember gelten. Das war in vier Tagen. Eigentlich war eine Laufzeit von drei Jahren vereinbart, aber der Bezirk spekulierte auf Uneinigkeit des Krankenhauspersonals und hatte die Zeit einseitig auf zwei Jahre gekürzt. Und für einen neuen Vertrag wurde weniger Geld geboten als bisher vereinbart. Ich konnte Miss Givens' Zorn verstehen. Sie war die Gewerkschaftsvertreterin des County General.

Bei der Frage, ob die Schwestern streiken sollten, handelt es sich um eine ausgesprochen heikle Angelegenheit. Erstens leiden unter Streiks des medizinischen Personals nur die Patienten, und das will niemand. Die Krankenhausleitung hatte diese Karte schon jahrelang sehr geschickt gegen das Personal ausgespielt. Doch als die Einkommen des Klinikpersonals immer weiter hinter denen der freien Industrie zurückblieben, meldeten sich die Betroffenen endlich zu Wort.

Es war außerdem auch eine Rassenfrage. Alle Mitglieder des Bezirksausschusses waren weiß, die Mehrheit der Schwestern und fast alle vom Wartungspersonal jedoch schwarz.

Der dritte Streitpunkt war ganz unglaublich. Es ging um eine äußerst eigenartige Sparphilosophie. Ihr Hauptverfechter war Ronald Hadley, ein Mann aus Pacific Palisades, einem wohlhabenden Viertel an der Westseite der Stadt, der oberste Beamte des Bezirks. Er argumentierte folgendermaßen: Es gibt Zehntausende von Obdachlosen

im Bezirk, von denen ungefähr fünfzig Prozent geisteskrank sind. Für sie stehen im gesamten Bezirk lediglich
zweihundertfünfzig psychiatrische Betten zur Verfügung. Die könne man geradesogut auch noch abschaffen,
denn was würde sich ändern? Bei einer so großen Anzahl
von verwirrten Menschen komme es auf ein paar hun-
dert mehr auf der Straße auch nicht mehr an.
Ich habe diesen gewiß merkwürdigen Staatsbeamten immer schon kennenlernen wollen. Bei der Frage, ob
Streik oder nicht, mußte man seine Position berücksich-
tigen: Wenn das System erst einmal zum Erliegen kam,
könnte sich Hadleys Argumentation vielleicht als richtig erweisen, und man würde sich nicht mehr die Mühe
machen, es neu aufzubauen.
Ich kenne mich in Gewerkschaftsdingen nicht aus und
weiß noch weniger über Streikverhandlungen, aber ich
wurde das Gefühl nicht los, daß diese Auseinandersetzung zunehmend persönlich wurde.
»Dieses Schwein«, zischte Miss Givens, wenn jemand
nur Hadleys Namen erwähnte, »diesem weißen Arsch
sollte jemand einen Fußtritt versetzen, der ihn nach
Orange County zurückbefördert.« Ähnliche Reaktionen
konnte man erwarten, wenn man von anderen County-
Beamten sprach. Miss Givens und die anderen Schwestern wurden immer erregter.
Je näher das Ultimatum für den Streik rückte, desto unangenehmer wurde die Auseinandersetzung. Eines Morgens war in der Zeitung die folgende Schlagzeile zu
lesen: »Hadley bezichtigt Gewerkschaft unfairer Takti-
ken.« Offenbar hatte Miss Givens einen Bus organisiert
und war mit einer Gruppe von ambulanten Patienten zu
Hadleys Büro gefahren, wo sie mit ihnen, Plakate in der

Hand, auf und ab marschiert war. Mittlerweile zeterte Miss Givens nicht mehr, sondern bewegte sich schweigend und mit zusammengekniffenen Lippen auf den Gängen.

Der Bezirk schien einen harten Kurs einzuschlagen. Statt sich auf weitere Verhandlungen einzulassen, wurden überall Teilzeitschwestern eingestellt, um die befürchteten Lücken zu füllen. Ihnen wurde ein ausgesprochen hohes Gehalt geboten, was unsere Schwestern nur noch wütender machte. »Wenn die so viel Geld zu verschleudern haben«, sagte Miss Givens, meiner Meinung nach völlig zu Recht, »dann könnten die das auch für den neuen Vertrag verwenden.« Selbst aus St. Louis erreichten uns Bewerbungsschreiben.

In meiner Obhut befanden sich drei Patienten, auf die der bevorstehende Streik besonders schwerwiegende Auswirkungen hätte. Mae Peterson, eine Weiße mittleren Alters, war vom eigentlichen Krankenhaus, wo man zwei lange Schnittwunden an beiden Unterarmen genäht hatte, zu uns überwiesen worden. Sie hatte sich diese Wunden selbst zugefügt. Mae sprach die ganze Zeit nur von schwärzester Verzweiflung. Es bestand Selbstmordgefahr, man mußte sie rund um die Uhr beobachten.

Abdul Aziz hatte soeben seinen ersten manischen Anfall erlitten. Er war ein wohlhabender Teppichhändler aus dem Iran. Ins County General war er eingewiesen worden, nachdem er eines Nachmittags sein Geschäft ohne Vorwarnung verlassen und den größten Teil seiner Familienersparnisse von der Bank abgehoben hatte. Man hatte ihn festgenommen, nachdem er im Ghetto alle seine Geldscheine aus dem offenen Fenster seines fahrenden Wagens geworfen hatte. Der Sheriff schätzte seine Geschwindigkeit dabei auf über hundertzwanzig Stundenkilometer.

Obwohl ich Mr. Aziz während seines zweitägigen Aufenthalts in der Station bereits alle möglichen Medikamente verabreicht hatte, hatte er nicht aufgehört, zu schreien, zu singen und im Zimmer hin und her zu marschieren. Ich versuchte es jetzt mit Lithium. Das ist ein nicht ganz ungefährliches Medikament, und wir mußten seine Blutwerte regelmäßig überprüfen.

Und dann war da noch immer Ricky Myers. »Also wird es zum Streik kommen«, sagte er während einer unserer Sitzungen.

»Tja, so wird's wohl sein«, antwortete ich. Dann sah er mich mit diesem Lächeln an, das mir so unbehaglich war.

»Gut«, sagte er, »dann ist endlich was los hier.«

Ich hatte keine Ahnung, wen sie zur Überwachung von Ricky Myers abstellen wollten. Oft jedoch dachte ich, Hadley persönlich sollte vorbeikommen und den Job übernehmen.

Der vierzehnte Dezember kam, Mitternacht ging vorüber. Es wurde keine Einigung erzielt. Das bedeutete: kein Vertrag, keine Schwestern.

III

»Guten Morgen.« Ich begrüßte die verwirrt dreinblickende kleine Weiße, die im Stationszimmer auf Miss Givens' Stuhl saß. Es war acht Uhr und der erste Tag des Streiks.

125

Die Frau zuckte zusammen und drehte sich zu mir herum. Sie hatte die Hand auf die Brust gelegt, als wolle sie einen Eid ablegen. »Was wollen Sie?« stammelte sie. »Wer sind Sie?«

»Ich bin Dr. Seager«, antwortete ich so ruhig ich konnte. »Ich mache meine Ausbildung hier am County General. Ich arbeite auf dieser Station.«

»Gott sei Dank«, sagte die Frau mit hörbarem Seufzen. »Wenn noch ein einziger Patient hier hereinschneit, dann ... dann ... Ich weiß auch nicht«, schloß sie und atmete wieder ziemlich heftig.

Ich las den Namen auf ihrem Namensschild. »Miss Larkin«, sagte ich und berührte vorsichtig ihre Schulter, »wollen Sie sich eine Weile in meinem Büro ausruhen?«

In diesem Augenblick marschierte Abdul Aziz vorbei. Er hatte die Arme hoch in die Luft gestreckt. »Ich bin Gott«, sang er aus voller Kehle. »Ich scheiß auf Gott. Du scheißt auf Gott.«

Miss Larkin machte einen großen Bogen um ihn.

»Da lang«, sagte ich und deutete auf die Tür. »Wenn Sie ein bißchen Abstand gewinnen, sieht alles gleich ganz anders aus.«

Miss Larkin sah sich mindestens fünfmal um, als wir den Flur entlanggingen. »In dem Brief hat davon nichts gestanden«, murmelte sie immer wieder.

»Sie haben bis jetzt in Privatkliniken gearbeitet?« fragte ich, als ich die Tür zu meinem Büro öffnete. Miss Larkin sah noch ein letztesmal den Flur entlang, bevor ich sie allein ließ. »Verdammte Verrückte«, murmelte sie.

Ich sah Glen Charles und Anita Ashwin den Gang heraufkommen. »Na, wie steht's?« fragte Anita mit einem Lächeln.

»Haben Sie schon Bekanntschaft mit Miss Larkin, unserer neuen Schwester, gemacht?« fragte ich.

»Nein«, antworteten Dr. Charles und Dr. Ashwin wie aus einem Munde.

»Falls Sie sie brauchen sollten«, sagte ich und deutete mit dem Kopf in Richtung auf mein Büro, »sie macht gerade eine kurze Pause. Offenbar hat sie gerade gemerkt, daß alle unsere Patienten unter einer Geisteskrankheit leiden.«

Die erste Woche war eine Katastrophe. Miss Larkin verbrachte mehr Zeit in meinem Büro als ich selbst. Sie tat mir leid, schließlich erinnerte ich mich noch sehr gut an meine Anfangszeit im County General. Ich war mir ziemlich sicher, daß in der Stellenanzeige ein oder zwei Kleinigkeiten nicht erwähnt worden waren.

Was noch schlimmer war: Miss Larkin war die einzige Schwester, die auf unserer Station überhaupt zur Tagesschicht angetreten war. Andere waren gekommen, hatten einen Blick in die Station geworfen und sofort wieder kehrt gemacht. Es sah ganz so aus, als würde Miss Larkin während des Streiks unsere einzige Unterstützung bleiben.

Miss Larkin hatte die letzten zehn Jahre in der Verwaltung gearbeitet und war, wie sie selbst sagte, ins County General gekommen, »um sich einmal in einer Klinik umzusehen«. Die arme Frau hatte keine Ahnung, wie es hier zuging. Im Verlauf von fünf Tagen gab sie drei Patienten die falschen Medikamente, ich fand einen spitzzinkigen Kamm in Mae Petersons Zimmer, die Betten wurden nicht gemacht, und der Papierkram war nicht erledigt. Am Ende der Woche ging mir allmählich die

Geduld aus. Unser mühevoll aufgebautes System geriet ins Wanken.

Doch es sollte noch schlimmer kommen. Als ich am Freitag morgens die Station betrat, spürte ich sofort, daß sich etwas verändert hatte. Alles war ruhig. Miss Larkin war tatsächlich im Stationszimmer, wo sie zu arbeiten schien. Lächelnd bearbeitete sie Papiere, die sie von einem hohen Stapel zu ihrer Linken nahm und dann auf einen niedrigen Stapel zu ihrer Rechten legte.

»Guten Morgen, Dr. Seager«, sagte sie mit fröhlicher Miene, »kann ich Ihnen einen Kaffee machen?« Sie legte den Stift weg.

»Nein, danke«, sagte ich und sah mich voller Erstaunen um. Nun trat Glen Charles ein. Auch er wirkte verwirrt.

»Was ist denn los hier?« fragte er, starrte zuerst Miss Larkin an und dann die leeren, ruhig daliegenden Flure.

»Miss Larkin«, fragte ich zögernd, »wo sind die Patienten?«

»Ich habe alle festgebunden«, antwortete sie stolz. »Warum haben Sir mir nicht gesagt, daß es dafür Ledergurte gibt? Wir hätten uns viel Ärger sparen können. Jetzt«, fügte sie voller Zuversicht hinzu, »können wir endlich in Ruhe arbeiten.«

IV

Wir hatten gerade noch genügend Zeit, alle Patienten wieder zu befreien, bevor Dr. Singh kam, und glücklicherweise schafften wir es. Ich hatte ihn bisher erst einmal zornig erlebt, und Miss Larkin wollte ich das ersparen. Sie hatte schon genügend Probleme.

Nach einer einstündigen, unangenehm unorganisierten Frühbesprechung berieten Dr. Ashwin, Dr. Charles und ich in Anitas Büro die Lage. Es war kein Ende des Streiks abzusehen; wenn man den Zeitungen Glauben schenken wollte, hatte sich der Konflikt noch zugespitzt. Und obwohl keine neuen Patienten mehr ins County General aufgenommen worden waren, hatte sich die Situation draußen auf der Straße überhaupt nicht verändert.

Aber um dies Draußen ging es uns nicht. Wir mußten etwas auf der Drei unternehmen, und zwar sofort. Es war eine mutlose Gruppe von Ärzten, die da beratschlagte.

»Vielleicht könnten wir ein bißchen Geld zusammenkratzen und Miss Givens überreden, wieder zurückzukommen«, sagte Dr. Charles, und ich war mir nicht sicher, ob er scherzte.

»Der Blitz soll mich erschlagen, wenn ich noch einmal ein unfreundliches Wort über die Frau sage«, meinte ich.

Wir hörten Patienten draußen auf dem Flur und gleich danach Miss Larkins schnelle, forsche Schritte in Richtung auf mein Büro, dessen Tür aufging und dann gleich wieder geschlossen wurde.

»Nun, meine Herren?« fragte Dr. Ashwin mit einem Lächeln.

Wir arbeiteten einen Plan aus, von dem keiner sonderlich begeistert war, aber wir hatten einfach keine andere Wahl. Wir würden von jetzt an nicht mehr viel Zeit zu Hause verbringen, vielleicht nicht einmal das Weihnachtsfest. Möglicherweise würde dieser Plan Folgen haben, die wir noch nicht vorhersehen konnten. Wir hatten die Absicht, in Station Drei einzuziehen, bis der Streik vorbei war. Und das taten wir noch am selben Abend. Ich rief meine Frau sofort nach unserer Besprechung an und erklärte ihr die mißliche Lage, in der wir keine andere Lösung sahen. Nach einer Weile sagte sie, sie habe Verständnis. »Es handelt sich wahrscheinlich nur um ein paar Tage«, fügte ich fröhlich hinzu. Darauf folgte eine längere Pause.

»Du wirst wohl recht haben«, antwortete Linda. Im Hintergrund hörte ich die Kinder lärmen.

Gegen die Wand

I

»Ben«, rief ich in Richtung des alten Boilers. »Ben, ich brauche Ihre Hilfe.«

»Ja, Sir, Dr. Seager«, antwortete Ben. »Ich bin hier drüben.«

Als ich in Ben Smiths kleines Versteck trat, erhob er sich von seinem Bett und klappte das Buch zu, das er gerade gelesen hatte. Er wirkte nervös. »Es gibt doch keine Probleme, Sir?« fragte Ben sofort.

Es war mir schon immer unangenehm gewesen, daß Ben Smith mich »Sir« nannte. Mir war unwohl dabei, aber trotzdem brachte ich es nicht übers Herz, ihn darauf hinzuweisen. Immer wenn ich Ben oder einen anderen älteren Farbigen sah, kamen mir alle Fernsehsendungen und Zeitschriftenberichte in den Sinn, die ich als Halbwüchsiger gesehen oder gelesen hatte: Bilder von Demonstrationen und Feuerwehrwagen und ausgebrannten Kirchen und Lynchaktionen und einem fetten weißen Sheriff, der genüßlich seinen Tabak kaute.

Wahrscheinlich war meine Reaktion eine Mischung aus Schuldgefühlen, Reue und Hochachtung. Ich glaubte, daß sich dieses Gefühl im Lauf der Zeit verlieren würde. Aber das war nicht der Fall, was auch nicht schadete.

»Nein, Ben, keine Probleme«, sagte ich, »ich brauche nur Ihre Hilfe.«

Ben war sichtlich erleichtert, denn auch für ihn hatte der Streik ein Problem mit sich gebracht: Unser Wartungspersonal gehörte zur gleichen Gewerkschaft wie die Schwestern, also befand sich auch Ben Smith im Streik. Was für ihn die Folge hatte, daß er nicht nur die Nächte, sondern auch die Tage im Keller verbringen mußte. Und während des Tages kamen immer wieder Leute hinunter – seine Besorgnis war nur zu verständlich.

Ich erklärte Ben, daß der Bezirk zwar Ersatzschwestern angeheuert, sich aber nicht um Wartungspersonal gekümmert hatte. Allmählich stapelte sich der Müll, und die Böden wurden immer unansehnlicher. Wir hätten beschlossen, die Sache selbst in die Hand zu nehmen. Ich sei in den Keller gekommen, um ihn zu fragen, wo er seine Putzmittel aufbewahrte, und mir seine Arbeitsanweisung zu holen.

Ben schien das nicht zu beruhigen, doch er sagte mir, was ich wissen mußte. »Seien Sie vorsichtig, Sir«, sagte er schließlich.

Bens Fürsorglichkeit rührte mich. »Machen Sie sich keine Gedanken, mir passiert schon nichts«, sagte ich mit einem Lächeln.

»Hoffentlich, Sir«, antwortete Ben. »Aber eigentlich habe ich an meine Schrubber und Eimer gedacht, Sir.«

»Ich passe schon auf, Ben«, sagte ich und nickte.

Die ersten Tage machten richtig Spaß. Ich hatte das Gefühl, das man bekommt, wenn man sich in einer schwierigen Situation befindet und sie gut bewältigt. Es war fast so etwas wie ein Abenteuer.

Dr. Charles, Dr. Ashwin und ich fanden bald zu einer neuen Routine. Tagsüber lief alles ziemlich genauso wie immer; schließlich waren wir immer noch Ärzte, die ihre Arbeit zu verrichten hatten. Aber wenn die Schwestern und Pfleger von der Tagesschicht nach Hause gingen, begann unser zweites Tagwerk.

Meine erste Aufgabe war es, Flur und Aufenthaltsraum zu wischen. Anfangs hatte ich noch Probleme mit Bens Eimer und Schrubber, aber schon bald konnte ich recht gut damit umgehen. Ich wischte und putzte, als hätte ich nie etwas anderes getan.

Während ich den Boden saubermachte, kümmerte sich Dr. Charles um den Abfall. Er füllte den Inhalt der kleinen Eimer in große Plastiksäcke und trug diese zum Müllplatz hinter dem Haus, außerdem übernahm er das Staubwischen. Anita und unsere einzige Ersatzschwester Emma Fernandez, eine zerbrechliche kleine Filipina, die höchstens zehn Worte Englisch sprach, kümmerten sich um die Mahlzeiten und die Medikamente der Patienten. Am Schluß putzten wir alle zusammen Bäder und Toiletten.

Die Reaktion der Patienten war bemerkenswert. Zuerst amüsierten sie sich noch, standen in kleinen Gruppen vor dem Aufenthaltsraum und kicherten, wenn ich den Boden wischte. Sobald ich dann fertig war, deutete immer jemand auf einen Fleck und sagte: »Da haben Sie was übersehen.« Wenn wir eine Toilette saubermachten, schaute jeder Patient mindestens drei- oder viermal herein, um sich zu vergewissern, ob wir dort wirklich das taten, was er vermutete.

Dann geschah etwas Entscheidendes. »Kann ich Ihnen helfen?« fragte Mae Peterson und nahm einen Lappen aus meinem Eimer. Ich war gerade mit dem Boden ihrer Toilette fertig geworden. »Spiegel sind furchtbar. Ich weiß das. Schließlich habe ich schon genug davon geputzt.« Als sie das Putzmittel auf den Spiegel über ihrem Waschbecken spritzte, wurde mir bewußt, daß sie das erstemal seit einer Woche von ihrem Bett aufgestanden war.

»Wo haben Sie denn die ganzen Spiegel geputzt?« fragte ich und wischte einen Winkel des Bodens, den ich vergessen hatte.

Mae lächelte traurig. »Das ist eine lange Geschichte«, sagte sie.

»Ich habe die ganze Nacht Zeit«, antwortete ich.

Und damit begann ein Gespräch, nicht zwischen Psychiater und Patient, sondern zwischen zwei Menschen, die zusammen eine Arbeit tun. Im nachhinein betrachtet, war das meine erste wirklich therapeutische Erfahrung. Das galt auch für Mae.

Mae hatte so viele Fenster und Spiegel geputzt, weil sie sich als junge Frau – mittlerweile war sie sechsundfünfzig – in einen aufstrebenden Anwalt verliebt hatte. Sie heirateten, und nachdem er in seiner Kanzlei zum Partner avanciert war, zog das Paar in das exklusive Palos-Verdes-Viertel. Und in ihrem Haus hatte es offenbar zahlreiche Fenster und Spiegel gegeben, die geputzt werden mußten.

»Haben Sie Kinder?« fragte ich, und Maes Gesicht hellte sich auf. Sie führte mich in ihr Zimmer und holte aus der Schublade ihres Nachtkästchens einen abgegriffenen Schnappschuß von zwei grinsenden Jungen im Teenageralter mit ein bißchen zu kurzen Haaren und ein bißchen zu großen Ohren. Aus einem im Hintergrund abgestellten Auto schloß ich, daß das Foto wohl Mitte der siebziger Jahre aufgenommen worden war.

»Nette Kinder«, sagte ich und hielt das Foto ins Licht, um es besser sehen zu können. »Was machen sie jetzt?«

Wieder lächelte Mae. »Bob, der ältere von den beiden, ist Pilot bei der Navy«, antwortete sie stolz. »Und Mike ist Buchhalter. Sie leben irgendwo im Osten der Staaten.«

Der letzte Satz erschütterte mich. Ich hatte so ähnliche Sätze während meiner Arbeit im County General schon zu oft gehört. Früher einmal hatte es ein glückliches junges Paar gegeben mit zwei strammen Söhnen, und dieses Paar hatte ein Polaroidfoto gemacht von diesen Söhnen vor einem wunderbaren Haus. Heute zeigte Mae Peterson mir die alten Bilder von Leuten, die »irgendwo im Osten der Staaten« lebten, während wir zusammen Maes Toilette im County General, der Endstation ihrer Reise, saubermachten.

Wie gesagt, diese und ähnliche Geschichten hörte ich mit beklemmender Regelmäßigkeit. Unsere Patienten waren nicht als Penner, Streuner, Obdachlose zur Welt gekommen. Viele von ihnen hatten einmal ein ganz normales Leben geführt. Sie hatten ein Haus gehabt, Steuern gezahlt, geheiratet. Sie hatten Kinder und Eltern. Und irgendwann einmal hatten sie, genau wie wir, Hoffnungen und Pläne für die Zukunft.

Aber irgendwie wurden diese Hoffnungen und Pläne vereitelt. Diese Menschen bekamen eine Geisteskrankheit, und in unserer Gesellschaft bedeutet das soviel wie in früheren die Lepra.

Mae Peterson war, wie die meisten unserer Patienten, ein Beispiel der sogenannten »Abdrifttheorie«. Als man in den vierziger und fünfziger Jahren endlich beschloß, sich mit Geisteskrankheiten zu beschäftigen, stellte man voller Überraschung fest, daß in den Ghettos viel mehr kranke Menschen lebten als in den mittelständischen Vororten. Und es stellte sich die Frage: Führte die Armut zu Geisteskrankheiten, oder »drifteten« die Betroffenen einfach ab? Die »Abdrifttheorie«, nach der Armut und sozialer Abstieg Folge, nicht Ursache der Krankheit sind, setzte sich durch.

Mae Peterson war tatsächlich abgedriftet, und sie war kein Einzelfall. Viele unserer zerlumpten Patienten mit urinfleckiger Kleidung hatten Universitätsabschlüsse. Manche von ihnen hatten früher in Anzug und Krawatte für Firmen gearbeitet, deren Namen jeder kennt, waren Börsenmakler und Bankiers gewesen. Sie waren vorbeigehastet an den auf der Straße herumlungernden Leuten, zu denen sie selbst einmal gehören sollten. Maes Form der seelischen Lepra war die Depression. Die Krankheit habe sich zum erstenmal bemerkbar gemacht, als sie Ende Dreißig war. »Da hat sich ein schwarzes Loch vor mir aufgetan«, sagte sie, »und ich bin hineingefallen.«

Ich bezweifle, daß viele von uns wissen, was es bedeutet, wirklich unter Depressionen zu leiden. Nicht einfach niedergeschlagen oder traurig zu sein, sondern deprimiert. Die Verzweiflung zu kennen. Keinerlei Hoffnung zu haben. Zu glauben, daß man völlig wertlos ist und deshalb all die Qualen auch verdient hat, die man erleidet.

»Mein Mann hat es mit mir ausgehalten, solange er konnte«, sagte Mae, als sie sich auf die Bettkante setzte und ich mich gegen das Fensterbrett stützte. »Er war kein schlechter Mensch. Aber wer will schon eine Frau, die die Hälfte des Jahres weinend im Bett verbringt?«

Bei der Scheidung wurde das Haus Maes Mann zugesprochen, das war der Beginn ihres Abstiegs. Ihre Kinder besuchten schon bald das College und zogen weg. »Ich war ziemlich schlecht beisammen und besuchte sie deshalb nicht sehr oft«, sagte sie mit trauriger Stimme, »dann haben wir uns einfach irgendwie aus den Augen verloren.« Damals versuchte Mae zum erstenmal, Selbstmord zu begehen, und schlitzte sich die Pulsadern auf.

»Meine Schwester nahm mich bei sich auf, als ich wieder aus dem Krankenhaus kam«, erzählte Mae. »Aber sie mußte sich um ihre Familie kümmern und arbeitete. Etwa ein Jahr lang ging alles gut. Dann wurde ich wieder krank.«

Nach einem weiteren Krankenhausaufenthalt mietete Mae selbst eine Wohnung. Sie versuchte es mit einer Arbeitsstelle, schaffte es jedoch nicht, sie zu behalten. Sie wurde entlassen. Die Unterhaltszahlungen wurden eingestellt. Sie beantragte Sozialhilfe, zog in ein Pflegeheim. Wieder schnitt sie sich die Pulsadern auf. Und damit landete sie im County General.

Ich werde jetzt die Depression so erklären, wie ich sie allen Patienten erkläre, die darunter leiden, und wie ich sie auch Mae Peterson in jener Nacht erklärte.

»Depression ist kein moralischer Makel. Sie haben keine Kontrolle darüber. Sie können nicht sagen: Wenn ich nur stärker und besser gewesen wäre, wäre das nicht passiert. Es ist nicht Ihre Schuld. Sie werden nicht bestraft, und Sie verdienen diese Krankheit auch nicht. Die Depression ist eine biochemische Erkrankung des Gehirns, genauso wie Diabetes eine biochemische Erkrankung des Körpers ist. Und genauso, wie man Diabetes mit Insulin behandelt, ist auch für Depression medizinische Versorgung nötig. Ich kann nichts garantieren, aber ich glaube an Ihre Besserung und möchte, daß auch Sie daran glauben. Und daran, daß diese Besserung dauerhaft sein wird.«

Mae Peterson und ich putzten an diesem Abend die Toilette nicht mehr fertig, sondern redeten miteinander. Als ich ging, war es schon fast zehn Uhr. Und Mae brachte so etwas wie ein Lächeln zustande. Dieses Erlebnis war wie eine Offenbarung für mich.

III

Das einzige, was durch den Streik nicht durcheinander gebracht wurde, war das System der Nachtdienste. Der Reiz der neuen Erfahrung, die ganze Nacht durchzuarbeiten, war schnell verflogen, und bald empfanden wir die Bereitschaftsdienste nur noch als zusätzliche Last. Doch wir hatten keine Wahl – die Arbeit mußte erledigt werden. Als ich eines Abends Ende Dezember in die Psychiatrische Notaufnahme ging, war ich nicht in allerbester Laune.

Als ich Dr. Jones und Dr. Philips, die beiden Ärzte, die

Dr. Ashwin und ich ablösen sollten, sah, hätte ich eigentlich wissen müssen, daß sich meine Laune nicht wesentlich bessern würde. Sie saßen beide mit leicht glasigem Blick zusammengesunken auf ihren Stühlen. Sie sahen aus, als hätte man ihnen mit einem Knüppel über den Kopf geschlagen. Erst beim Anblick der Ablösung wurden sie ein wenig munterer. Dr. Jones grinste fast schon bösartig.

»Willkommen«, sagte er und setzte sich aufrecht hin. »Kann ich Ihnen etwas anbieten? Kaffee? Tee? Blausäure?«

»Ist es so schlimm?« fragte ich, und mir sank der Mut. Dr. Jones deutete auf die zweiseitige Liste von Patienten in seiner Hand. »Zweiunddreißig schwere Fälle«, sagte er, immer noch mit diesem teuflischen Grinsen.

»Das ist doch unmöglich«, platzte Dr. Ashwin heraus. »Wir haben nur zwölf Betten.«

»Aber wir sind sehr einfallsreich in dieser Station«, meinte Dr. Phillips und deutete hinaus in den großen Aufenthaltsraum, wo überall Feldbetten standen. »Wir haben uns an das Arsenal der Nationalgarde gewandt«, fügte Phillips hinzu, »die Leute da waren uns gern behilflich.«

Ich hatte bisher geglaubt, daß wir auf Station Drei wegen des Streiks unter besonderem Streß standen, aber plötzlich wurde mir klar, daß unsere Lage wahrscheinlich noch harmlos war im Vergleich zu der von Phillips und Jones in der Psychiatrischen Notaufnahme. Dort sah es aus wie in einem Flüchtlingslager.

Wir brauchten fast eine Stunde, nur um die Namensliste durchzugehen, und nachdem wir uns eine Weile über Diagnosen, Behandlungsmethoden, rechtliche Voraussetzungen, körperliche Erkrankungen, Allergien und ähnliches unterhalten hatten, schien alles im Chaos zu versinken.

Jones und Phillips wirkten euphorisch, als sie sich endlich anschickten, die Klinik zu verlassen. Aber ihre Begeisterung legte sich wieder, als Dr. Ashwin sie mit folgenden Worten verabschiedete: »Na dann, bis morgen früh.«

Dr. Ashwin und ich blieben allein mit den Kranken. »Ich habe das Gefühl, daß ich Fieber bekomme«, sagte Anita und fühlte mit der Hand ihre Stirn. »Könnten Sie hier unten ein bißchen Ordnung schaffen, während ich mich hinlege? Ich löse Sie dann so gegen Mitternacht ab.« Das war das letztemal für eine ganze Weile, daß wir etwas zu lachen hatten.

Ich wußte, daß unsere Stimmung etwas mit dem herannahenden Weihnachtsfest zu tun hatte. Schließlich war ich schon seit Tagen nicht mehr zu Hause gewesen, und vom Krankenhausessen hatte ich auch genug. Außerdem wußte ich, daß ich mir wieder eine Nacht um die Ohren schlagen würde. Viele Faktoren spielten zusammen.

Dr. Ashwin und ich teilten uns die Arbeit, so gut wir konnten. Sie blieb unten, um sich um unsere Patienten zu kümmern, während ich nach oben in den Aufnahmebereich ging. Es trug nicht eben zur Besserung meiner Laune bei, als ich sah, wie überfüllt das Wartezimmer war.

Eine Weile ging alles den Umständen entsprechend gut. Aufgrund meiner sechsmonatigen Nachtschichterfahrung fiel es mir inzwischen leichter, die Obdachlosen auszumachen, die nur einen Schlafplatz suchten.

Von älteren Kollegen hatte ich ein paar Tips bekommen. Zum Beispiel sah ich nun immer sofort nach, ob jemand Kleidung oder einen Koffer versteckte, oder ich fragte ohne Umschweife: »Suchen Sie einen Platz zum Übernachten?« Die wirklich Geisteskranken hatten keine Schwierigkeiten, diese Frage zu beantworten. Sie sagten einfach nein und gaben mir den Namen ihres Pflegeheims. Die anderen schwiegen erst einmal ein paar Sekunden bestürzt, und damit war das Problem erledigt.

Dennoch, ich konnte mich nicht anfreunden mit meiner Rolle als Rausschmeißer für Obdachlose, und es war mir nie wohl dabei, sie wieder hinaus in die Nacht schicken zu müssen. Nach dem fünften hatte ich alles andere als gute Laune. Es fehlte nur noch der sprichwörtliche Tropfen, der das Faß zum Überlaufen brachte.

Ich hatte mich gerade zusammen mit einem neuen Patienten an meinen Schreibtisch gesetzt, als die Tür aufflog und zwei Polizisten einen Mann in Handschellen hereinführten. »Ich bin Jesus«, murmelte der Mann. »Tötet mich, ich bin Jesus.«

Mir sank der Mut, als ich das Gesicht des Mannes sah, denn ich kannte Slick Eddie James nur zu gut. Ich kannte auch die Geschichte, die die Polizisten mir erzählen würden. Ich wußte, daß sie ihn in meine Obhut geben würden, und das bedeutete, daß ich noch ein weiteres Feldbett aufstellen mußte. Und außerdem dachte ich an den nutzlosen Papierkrieg, der auf mich zukam.

Slick Eddie James war ein Dieb. Er stahl keine großen Dinge, nur hin und wieder Kleinigkeiten wie Autobatterien, Radkappen, Brieftaschen oder ähnliches. »Ich muß die Diebstahlsmasche weitermachen«, hatte er mir während seines letzten Aufenthalts im County General erklärt.

Eddie hatte sich ein perfektes System zurechtgelegt. Er wußte, daß er bei seiner Art der Beschäftigung hin und wieder mit Verhaftung zu rechnen hatte. Er wußte auch, daß die Polizei nicht allzuviel von kleinen Gaunern wie ihm hielt. Und er wußte, daß es eine auch für ihn akzeptable Methode gab, den Polizisten die Arbeit zu erleichtern.

»Wir haben ihn dabei erwischt, wie er die Motorhaube eines Wagens aufgebrochen hat«, erzählte mir ein Beamter. »Auf dem Weg ins Revier hat er plötzlich mit dieser verrückten Jesusgeschichte angefangen, da habe ich mir gedacht, es ist besser, Sie kümmern sich um ihn.«

Ich sah Eddie an, ich sah die beiden Polizisten an, ich sah hinaus in das überfüllte Wartezimmer. Dann fing ich einfach an zu brüllen. Ich schrie Slick Eddie an, ich schrie die Polizisten an, ja ich schrie sogar die arme Frau an der Aufnahme an, die doch nur die Formulare ausfüllte. Ich ließ alle wissen, was ich von dem Obdachlosenproblem und der Bezirksverwaltung und von den Leuten hielt, die das System ausnutzten. Ich erklärte, wie wenig ich mich mit Kriminellen und Drogensüchtigen anfreunden konnte, die unbedingt in die Klinik wollten, während die Gerichte die wirklich Kranken immer wieder auf die Straße schickten. Ich glaube, ich erwähnte auch etwas von meiner Frau und meinen Kindern. Und ich sagte, daß ich hundemüde sei.

Nachdem ich mich zu all dem lang genug ausgelassen hatte, schwieg ich. Ich war vor Erregung ganz rot geworden im Gesicht, und meine Hände zitterten. Als ich mich umsah, merkte ich, daß alle Leute im Wartezimmer mich anstarrten: die Sicherheitskräfte, die beiden Polizisten und die Dame an der Aufnahme. Slick Eddie schenkte mir ein Lächeln.

Ich kam mir vor wie ein Idiot. »Tut mir leid«, sagte ich, als ich wieder bei Sinnen war, »ich weiß nicht, was über mich gekommen ist.«

Ich erwartete, daß die anderen nun ihrerseits ihren Zorn an mir auslassen würden, und das hätte ich auch verdient. Aber merkwürdigerweise kamen alle mit meinem Ausbruch gut zurecht. Die Sekretärin wandte sich wieder ihrem Computer zu. Die Polizisten begannen, die Formulare auszufüllen. Und alle Leute im Wartezimmer setzten sich wieder.

Einer der Sicherheitsbeamten, der meine Verwirrung bemerkte, nahm mich beiseite und sagte: »Machen Sie sich mal keine Gedanken, Doc. Das passiert hier jedem mal. Wir haben uns eigentlich alle schon ein bißchen gewundert, daß es bei Ihnen so lang gedauert hat.«

Ich konnte nur noch den Kopf schütteln.

»Soll ich den Patienten jetzt nach unten bringen?« fügte der Beamte hinzu.

Leben mit den Vergessenen

I

Ich möchte ausdrücklich erwähnen, daß meine Frau und meine Kinder den Streik und seine Folgen ziemlich gut aufnahmen. Sie taten ihr Bestes, auch wenn sie verständlicherweise nicht gerade erfreut waren. »Du weißt, daß deine Eltern am Weihnachtsabend kommen«, sagte meine Frau, als ich endlich wieder einmal eine Nacht zu Hause verbrachte. Dr. Charles, Dr. Ashwin und ich waren zu der Überzeugung gekommen, daß uns allen abwechselnd ein solcher freier Abend zustand. Meine Frau legte Handtücher zusammen, die sie gerade aus dem Wäschetrockner geholt hatte. Sie sah mich nicht an.

»Ja, ich weiß«, antwortete ich mit müder Stimme. Mir war klar: Sie wußte genau, daß ich den Besuch nicht vergessen hatte. Schweigend fuhr sie mit dem Zusammenlegen der Handtücher fort.

Mein jüngster Sohn war direkter: »Was hast du bloß für einen blöden Job?« fragte er, als ich zum erstenmal seit langem wieder unser Haus betrat. Diese Frage hatte ich mir auch schon gestellt.

Am nächsten Morgen herrschte bereits offen feindselige Stimmung. »Macht's gut«, sagte ich und erhob mich vom Frühstückstisch. »Viel Spaß in der Schule.«

Alle drei Kinder sahen mich mit kaum verhohlener Verachtung an. »Wir haben Ferien, Dad«, sagte meine Tochter.

»Du weißt schon, wegen Weihnachten«, fügte mein Ältester hinzu.

»Dem Familienfest«, meinte der Jüngste.

Meine Frau fing mich an der Tür ab. »Das, was du tust, ist wichtig«, sagte sie und nahm meine Hand. »Es fällt ihnen nur schwer, das zu verstehen. Und mir fällt es manchmal auch schwer.«

Ich war mir meiner eigenen Gefühle ebenfalls nicht mehr so sicher, versuchte aber, mit fröhlicher Miene Abschied zu nehmen. »Haltet noch ein bißchen aus«, sagte ich, »allzu lange kann die Sache nicht mehr dauern.« Dann gab ich ihr einen Kuß und ging.

Erst in der Klinik schlug ich die Zeitung auf, die ich mitgenommen hatte, und las: »Bezirk bricht Verhandlungen mit Schwestern ab.« Es war der einundzwanzigste Dezember.

II

Seit ich selbst im County General wohnte, hatte sich meine Einstellung gegenüber Station Drei ein wenig verändert. Diese Veränderung hing mit den Nächten zusammen.

Früher hatte ich unsere Station als halbwegs ordentliche psychiatrische Einrichtung betrachtet. Wenn ich am Morgen meine Arbeit begann, hatte ich gute Laune. Das Personal war nett, die Frühbesprechungen waren immer ausgesprochen anregend. Und abgesehen von Ricky Myers machten mir auch alle meine Patienten Freude. Ich fühlte mich sicher. Aber damals war ich abends immer nach Hause gefahren.

Die Nächte in der Station veränderten die Lage jedoch. Mir wurde immer klarer, warum meine Patienten diesen Ort so schnell wie möglich wieder verlassen wollten.

Das erste Problem war wahrscheinlich die Tür, diese riesige Metalltür. Wenn sie zuschlug, klang das wie im Gefängnis. Aber viel schlimmer war, daß sie immer verschlossen blieb. Lag man nachts im Bett und hörte ihr lautes Knallen, stellten sich einem die Haare auf.

Selbst ich konnte mich diesem klaustrophobischen Gefühl nicht entziehen, und ich trug doch einen Schlüsselbund in der Hosentasche. Welche Empfindungen mochten da die Patienten haben?

Meine zweite Angst saß etwas tiefer und war sehr viel irrationaler: Obwohl ich Schlüssel hatte und am County General angestellt war, würde ich vielleicht doch nie wieder hier herauskommen, weil irgend etwas schiefging. Noch heute fällt es mir schwer, diese Furcht offen auszusprechen, aber sie half mir zu verstehen, warum schon die geringsten Verzögerungen bei der Entlassung von Patienten diese so nervös machen. Der Grund ist die Unsicherheit.

Meine dritte Angst hatte realere Ursachen: Wenn man in das gleiche Gebäude eingeschlossen ist wie Ricky Myers, ist eine gewisse Furcht wohl angebracht. Minnie Osbourne faßte dieses Gefühl am besten zusammen. Zu Beginn unserer Gespräche schien sie eines Tages merkwürdig beunruhigt. »Das Böse wohnt in diesem Haus«, sagte sie mit zusammengekniffenen Augen. »Wenn ich draußen in der Station bin, fühle ich das genauso stark, wie ich Ihre Anwesenheit hier spüre.«

Ich wußte nicht, was ich antworten sollte. »Ich bin mir ziemlich sicher ...«, fing ich schließlich an, aber sie fiel mir ins Wort.

»Glauben Sie mir«, sagte Minnie mit fester Stimme. »Ihnen steht etwas Schlimmes bevor.«

Ich brachte das Schlimme, von dem sie redete, sofort mit Ricky Myers in Verbindung.

Auch die Dunkelheit hatte etwas mit meinen Unbehagen zu tun. Schon unter normalen Umständen handelt es sich dabei um ein verwirrendes Phänomen, und Verwirrung ist nicht unbedingt etwas, was den Bedürfnissen von Geisteskranken entgegenkommt. In der Nacht gerät die Welt immer ein wenig aus den Fugen. Menschen schreien, man hört Schritte und Gelächter, ferne Geräusche, die sich nicht so genau einordnen lassen. Es ist ein Wunder, daß überhaupt jemand schlafen kann. Ich jedenfalls hatte in all den Nächten immer ein Auge offen.

III

Um während des Streiks das Chaos unter Kontrolle zu bringen, hatte die Klinikleitung beschlossen, nur noch wirkliche Notfälle aufzunehmen. Für Dr. Charles, Dr. Ashwin und mich war das ein Segen, denn so wurde uns etwas beschieden, was wir sonst auf Station Drei kaum kannten: gleichbleibende Patientenzahlen. Das hieß, wir hatten Gelegenheit, unsere Patienten besser kennenzulernen, und ich konnte tatsächlich einigen von ihnen ein Stück näherkommen. Jedenfalls glaubte ich das damals. Zu diesen Leuten gehörte Glen Charles. Wir unterhielten uns oft. Das, was ich aus diesen Gesprächen lernte, erklärt vieles von dem, das später geschah. Der zweite Mensch, den ich besser kennenlernte, war Ricky Myers.

Wie gesagt, die Patienten brauchten eine Weile, bis sie sich daran gewöhnt hatten, daß wir nachts in der Station blieben. Wahrscheinlich konnten sie sich keinen rechten Reim darauf machen. Wir hatten Probleme, Kontakt herzustellen.

Doch schließlich brach Pat Sajak mit seiner Fernsehsendung »Wheel of Fortune« das Eis. Die Patienten liebten diese Sendung, und alle saßen gebannt vor dem Apparat, wenn die Kandidaten maßlos hohe Preise für nutzlose »Geschenke« boten. Sogar Mr. Aziz hörte eine Weile auf, nervös herumzulaufen und zu singen, wenn die Sendung anfing.

Ich selbst konnte nichts mit dieser Sendung anfangen, beugte mich aber dem Willen der Mehrheit. Sie wurde zu einer festen Einrichtung während des Abendessens, schließlich gab es im County General abgesehen vom Fernseher nicht allzu viele Möglichkeiten der Unterhaltung. Eines Abends ging es um eine besonders schwierige Preisfrage; weder die Kandidaten noch die Zuschauer vor dem Fernseher des County General wußten die Antwort, doch alle hatten einen Riesenspaß.

Plötzlich hörten wir eine Stimme hinter uns. »Dies über alles: Sei dir selber treu«, sagte jemand.

»Natürlich«, rief Dr. Charles sofort.

Wir wandten uns um. Die Stimme gehörte Ricky Myers. Zweifelsohne bemerkte er unsere Überraschung. »Shakespeare hat das geschrieben«, sagte er nur, »Polo-

149

nius gibt Laertes diesen Ratschlag.« Damit wandte er sich zum Gehen. »Ich bin nicht dumm«, sagte er noch und verschwand.

Dieses Erlebnis erzeugte ein merkwürdiges Gefühl in mir: Ich war verwirrt, auch ein bißchen zornig, und schämte mich. Im Verlauf der sechs Monate, die ich Myers nun schon behandelte, war dies der erste auch nur halbwegs menschliche Kontakt, den wir zueinander gehabt hatten.

Besonders sein letzter Satz beschäftigte mich: »Ich bin nicht dumm.« Plötzlich wurde mir klar, daß ich nicht einmal wußte, ob Myers dumm war oder nicht. Abgesehen von der Liste seiner Verbrechen wußte ich nichts über ihn.

Wollte ich mehr über ihn erfahren? Verdienen Ungeheuer eine Therapie? Welche unbewußten Ängste weckte Myers in mir, die mein Verhalten zu ihm bestimmten? Ich hatte den Eindruck, daß Dr. Charles ganz ähnliche Gedanken beschäftigten. »Ich bin froh, daß er Ihr Patient ist«, sagte er, als wir uns wieder dem Abendessen zuwandten.

IV

Zum Glück verlief die Nacht relativ ruhig. Nachdem die Patienten zu Bett gegangen waren, hatten Dr. Charles und ich Gelegenheit, uns zusammenzusetzen. Unser Gespräch öffnete mir die Augen. Es ist immer eine merkwürdige Erfahrung, wenn man seine Idole näher kennenlernt.

Das Gespräch begann ganz beiläufig. Wir waren allein

im Gemeinschaftsraum und starrten beide abwesend auf den Fernseher. Schließlich erhob sich Dr. Charles.

»Macht es Ihnen etwas aus, wenn ich den Ton abschalte?« fragte er, als er die Hand nach dem Knopf ausstreckte. »Ich habe es satt, dieses Gefasel den ganzen Tag.«

Die Ruhe war die reinste Erholung. Ich holte mir den Rest einer Zeitung von einem Tisch und begann zu lesen.

»Spielen Sie Gin Rummy?« fragte Dr. Charles.

»Nicht sonderlich gut«, antwortete ich. »Aber es macht mir nichts aus, wenn ich ein paar Spiele verliere.«

Also spielten wir Gin Rummy, und ich verlor mehr als nur ein paar Spiele. Dr. Charles machte keinen einzigen Fehler. Natürlich ergab sich während des Mischens und Austeilens ein Gespräch.

»Ich habe gehört, daß Sie der Footballstar an Ihrer Schule waren«, sagte ich nach dem ersten Spiel.

»Tja, das mag schon sein«, antwortete Dr. Charles mit einem sonderbaren Lächeln und wurde einen Augenblick ganz schweigsam. »Ich habe schon lange nicht mehr an die High-School-Zeit zurückgedacht«, sagte er dann langsam und ohne mich anzusehen. »Ich habe dieses Spiel gehaßt«, fügte er hinzu.

Ich weiß noch, wie erstaunt ich über diese Bemerkung war. Es schien so viel mehr dahinter zu stecken.

Wir sprachen bis spät in die Nacht miteinander, noch lange nachdem wir die Karten weggeräumt hatten. Wir sprachen über zwei völlig verschiedene Kindheiten. Ich erzählte ihm von meiner Jugend in Utah, im Schatten der Wasatch-Berge. Er erzählte mir vom Ghetto. Ich sagte, am lebhaftesten erinnere ich mich daran, daß meine Mannschaft die städtischen Baseballmeisterschaften gewonnen habe, als ich zehn war. Glen sagte, er sei im Alter von vierzehn Jahren angeschossen worden. Wir sprachen über unsere Väter und darüber, wie wichtig es war, ihnen zu gefallen. Aber unser Tonfall unterschied sich. Als Dr. Charles sagte, »Der Mann liebte Football«, hatte ich das Gefühl, daß er eigentlich damit meinte: »Ich konnte ihm nichts recht machen, so sehr ich mich auch anstrengte.«

Ich erzählte von meinen Jahren an einer eher provinziellen kalifornischen Hochschule. Glen Charles sagte, er sei der einzige Farbige im ganzen Schlafsaal gewesen. Wir unterhielten uns über Noten und unsere ersten Rendezvous. Ich sagte, ich hätte mich hauptsächlich deshalb für die Ausbildung zum Mediziner entschieden, weil ich nicht nach Vietnam wollte. Dr. Charles meinte, die Alternative, nicht Medizin zu studieren, habe sich für ihn nie ergeben.

Ich erzählte, wie schwer mir das Medizinstudium gefallen war, wieviel Zeit ich über den Büchern zugebracht hatte, daß meine Leistungen immer eher mittelmäßig gewesen waren. Dann erfuhr ich, wie lange man lernen muß, um zur Spitze zu gehören.

Ich erzählte Glen ein bißchen von meiner Frau und meinen Kindern. »Irgendwann muß ich mir dafür auch Zeit nehmen«, sagte er und wandte sich einem anderen Thema zu.

Das letzte Thema, über das wir uns unterhielten, war der Erfolg. Und ich lernte etwas, das ich bis dahin noch nicht gewußt hatte: den Unterschied zwischen dem Wunsch, etwas zu erreichen, und dem Zwang, es erreichen zu müssen.

V

Vor meiner Zeit auf Station Drei war mir nicht klar gewesen, wie hart Schwestern arbeiten müssen. Vermutlich war ich zu beschäftigt gewesen, als daß es mir aufgefallen wäre. Als ich mich der Psychiatrie zuwandte, änderte sich meine Einstellung zunächst einmal nicht wesentlich.

Als Arzt ist man daran gewöhnt, gewisse Aufgaben zu delegieren – das Ausfüllen eines Formulars, Blutabnahmen, Röntgenaufnahmen. Doch schon bald sollte ich die Erledigung dieser Aufgaben nicht mehr als selbstverständlich erachten.

Und diese Lektion verdankte ich Mr. Aziz, dem Teppichhändler, der sich so plötzlich in einen Freund der Menschheit verwandelt hatte.

Mr. Aziz war manisch-depressiv. In *The American Psychiatric Association: Diagnostic and Statistical Manual of Mental Disorders* (dritte, überarbeitete Auflage), kurz DSM-III-R, einem Standardwerk der Psychiatrie, ist diese Krankheit unter der Überschrift »Gemütsstörungen« zu finden.

Manisch-depressive Menschen leiden unter extremen Gemütsschwankungen, die sich häufig in vorhersehbaren Abständen und Mustern wiederholen. Die beiden Pole sind die Manie und die Depression. Es handelt sich um eine »rhythmische Krankheit«, die in ihrer Regelmäßigkeit dem Wechsel der Gezeiten oder der Jahreszeiten ähnelt.

Bei Mr. Aziz hatte der Krankheitsverlauf mit einer manischen Phase begonnen. Manisch zu sein bedeutet nicht, daß man sich wohl fühlt oder glücklich ist. Es bedeutet, mehr als gewöhnlich aktiv zu sein. Die Manie beginnt mit einem Zustand der Euphorie, in dem die Gedanken sich scheinbar überschlagen. Es bedeutet, daß man möglicherweise eine ganze Woche lang nicht schläft oder fünfzig Kilometer weit geht, nur um eine Schachtel Zigaretten zu holen.

Wie Mr. Aziz schon bald feststellen mußte, kann diese Krankheit einen Menschen in den Ruin treiben. Während einer manischen Phase kaufen sich ganz normale Durchschnittsmenschen plötzlich sechs Autos, fliegen rund um die Welt oder versuchen es mit Gruppensex. Sie verschulden sich bis über beide Ohren oder fangen Raufereien in Lokalen an. Wenn sich alles wieder ein wenig beruhigt, meist als Folge einer medikamentösen Behandlung, bekommt der Betreffende plötzlich die Rechnung präsentiert. Die Kreditkartengesellschaft fragt an, wie man beabsichtige, die 200 000 Dollar Unterdeckung des Kontos auszugleichen. Wenn dann die depressive Phase folgt, besteht natürlich akute Selbstmordgefahr.

Üblicherweise wird Manisch-Depressiven Lithium verabreicht. Lithium ist, genau wie Natrium, ein natürliches Element. Anders als Natrium jedoch besitzt es die Fähigkeit, Gemütsschwankungen auszugleichen.

Leider jedoch bringt die Behandlung mit Lithium auch Probleme mit sich: Eine zu geringe Dosierung bewirkt nichts, eine zu hohe kann zum Tod führen. Folglich muß man für jeden Patienten einen sicheren Mittelweg finden. Dies verlangt regelmäßige Bluttests zur Kontrolle der Dosierung. Aber man muß die Patienten von der Notwendigkeit der Blutabnahme überzeugen.

Eben dies ist gar nicht so leicht bei jemandem, der sich

für allmächtig hält. Mr. Aziz zum Beispiel war davon überzeugt, daß sein immenser Reichtum ihm Gesundheit kaufen könnte. Deshalb wollte er nichts mit dem Personal von Station Drei, den »Bauern«, wie er uns nannte, zu tun haben.

Es war immer wieder eine schier unlösbare Aufgabe, ihm Blut abzunehmen. Wir versuchten es mit Betteln, gutem Zureden und kleinen Belohnungen, hatten damit aber nie Erfolg. Das Unternehmen endete stets in einer wilden Jagd die Flure entlang, einem Handgemenge und schließlich der Zwangsjacke. Dr. Charles und ich waren hinterher immer verschwitzt und wütend. Dann aber dachten wir an unsere zierlichen Schwestern, die das bisher für uns erledigt hatten, und an die zahlreichen Blutabnahmen, um die wir sie schon gebeten hatten.

»Wie zum Teufel machen die das bloß?« fragte ich voller Erstaunen und Bewunderung.

Dr. Charles schüttelte den Kopf. »Ich glaube, sie denken sich die Werte einfach aus und schreiben sie in die Krankenblätter«, sagte er.

»Wer will überhaupt diese ganzen verdammten Bluttests?« fragte ich, als wir uns in den Aufenthaltsraum setzten, um wieder zu Atem zu kommen.

Dr. Charles lächelte nur.

Zeit der Einsamkeit

I

Es gelang mir, den Weihnachtsabend zu Hause bei meiner Familie zu verbringen, so daß die Stimmung dort wenigstens nicht zum Überkochen kam. Nach anfänglichen Streitereien verlief der Abend halbwegs spannungsfrei. Wir öffneten die Geschenke (Überraschung: Das Familienoberhaupt bekam eine Krawatte), aßen Austernstew, setzten uns nebeneinander aufs Sofa, legten die Füße auf den Beistelltisch und sahen uns die nachkolorierte Fassung von »It's a Wonderful Life« im Fernsehen an. Der Abend wurde jedoch ein wenig durch das Wissen beeinträchtigt, daß ich nach dem Truthahnessen am folgenden Mittag nicht mehr dasein würde.

Und ich war nicht allzu guter Laune, als ich meinen Dienst auf Station Drei wieder antrat. Ich hoffte, daß mich irgendein positives Ereignis ein wenig aufmuntern würde. Doch nichts geschah.

Ich wußte nicht, wie das Weihnachtsfest in der Station aussehen würde, aber ich stellte mir vor, daß Besucher kommen und ein paar Geschenke mitbringen würden, daß wir Lieder singen und zusammen lachen, eben all die Dinge tun würden, die man normalerweise an Weihnachten tut. Doch dann meldete sich mein Realismus zu Wort.

Ich hatte nämlich vergessen, daß sich um unsere Kranken im Regelfalle niemand kümmerte. Das galt nicht nur an Weihnachten, sondern das ganze Jahr über. Und ich sah, daß in der Weihnachtszeit dies sogar die verwirrtesten unter den Patienten spürten. Ich konnte ihre Verzweiflung nur ahnen.

An Weihnachten kamen die Patienten nicht einmal zum Essen aus ihren Zimmern. In den Fluren hallte es wie in einer Gruft. Es fanden sich keine Besucher ein. Nicht einmal das Telefon klingelte. Nichts. Dieser Tag wurde zum längsten meines Lebens. Dr. Charles und ich sprachen kaum miteinander, Anita Ashwin hatte ihren freien Tag. Aus dem Fernsehapparat dröhnte unablässig die Stimme des Footballreporters. Es versteht sich von selbst, daß niemand sang oder lachte.

Am Nachmittag schien sich die Stimmung vorübergehend zu bessern. Ich hörte Schritte draußen auf dem Flur, war aber zu niedergeschlagen, um mich umzudrehen.

»Welche Mannschaft mögen Sie, die von Texas oder die von Oklahoma?« fragte eine Stimme hinter mir.

Ich brauchte mich nicht mehr umzudrehen; ich wußte, es war Ricky Myers' Stimme.

Sonderbarerweise bekam ich zum erstenmal in seiner Gegenwart keine Gänsehaut. Ich weiß nicht so genau, was ich empfand, aber jedenfalls war es keine Angst.

»Die von Oklahoma«, murmelte ich.

Auch Myers selbst sah anders aus. Das bedrohliche Glitzern in seinen Augen und sein mißtrauischer Blick sowie seine wachsame Haltung waren verschwunden.

Zum erstenmal sah Ricky Myers nicht wie der wahnsinnige Massenmörder aus, zu dem er geworden war, sondern wie der dritte Sohn eines Automechanikers aus Salem, Oregon, der er einst gewesen war.

»Sie sind wohl ein Fan von den Sooners, was?« fragte Ricky, der immer noch vor mir stand. Ausnahmsweise schien er einmal derjenige zu sein, der sich unbehaglich fühlte. Ich deutete auf den Stuhl neben mir, und Myers setzte sich.

»Sie mögen Football?« fragte ich nach langem Schweigen.

Myers schüttelte den Kopf merkwürdig ruckartig. »Ich habe mich als Kind ein bißchen für Sport interessiert«, sagte er, »aber dann … Nein, später dann nicht mehr.«

Wir saßen schweigend lange Zeit nebeneinander. Ich tat so, als folgte ich dem Spielverlauf im Fernsehen, merkte aber, daß ich ständig mit dem Fuß auf und ab wippte. Schließlich faßte Myers sich ein Herz.

»Sie können mich ruhig fragen, wenn Sie wollen«, sagte er mit tonloser Stimme, den Blick starr nach vorne gerichtet.

»Was kann ich Sie fragen?« stotterte ich. Plötzlich war ich so verkrampft, daß ich mich kaum noch bewegen konnte.

Myers schwieg einen Augenblick. »Sie können mich fragen, warum ich es getan habe«, sagte er schließlich. »Warum ich diese ganzen Leute getötet habe.«

Ich kann eigentlich nicht guten Gewissens behaupten, daß Ricky Myers und ich an jenem Weihnachtsfeiertag ein richtiges Gespräch führten, dazu war ich viel zu nervös. Ganz ähnlich wie Myers selbst übrigens. Er hatte sich schon so lange nicht mehr mit jemandem unterhalten, der nicht gegen seinen eigenen Schreck und seine Haßgefühle ankämpfen mußte, daß er wahrscheinlich vergessen hatte, wie man mit Menschen redet. Und ich hatte es schließlich auch mit dem ersten Massenmörder in meinem Leben zu tun.

Myers hatte eine Reihe von sonderbaren Ticks, und auch sein Tonfall war gewöhnungsbedürftig. Seine Hände zuckten, wenn er sie bewegte. Doch ich hätte auf einen Dritten wohl kaum einen besseren Eindruck gemacht. Wir bewegten uns beide auf unbekanntem Terrain.

Die Grundstruktur unseres Gesprächs sah folgendermaßen aus: Ich stellte Fragen, und Myers beantwortete sie. Er hatte zum erstenmal im Alter von fünfzehn Jahren Stimmen gehört. Ein Jahr später wurde er das erstemal in eine Klinik eingewiesen. Seine Mutter hatte er bereits in jungen Jahren verloren. Sein Vater war Automechaniker. Er hatte einen Onkel, der an Schizophrenie litt. In der Schule schlug er sich recht gut. »Englisch mochte ich immer gern«, sagte Myers mit der Andeutung eines Lächelns.

»Und wie stand's mit Mädchen?« fragte ich.

Dies war der merkwürdigste Augenblick unseres »Gesprächs«. Ich glaubte, Traurigkeit in Myers' Gesicht zu entdecken. »Ich habe mal eine Frau gehabt«, sagte er und schwieg dann einen Moment. »Und ein Kind. Einen Jungen.«

»Gratuliere«, sagte ich, weil mir nichts Besseres einfiel. Myers erwiderte nichts.

Das Gespräch währte nur kurze Zeit, denn bald schon wurden wir beide von unserer Befangenheit übermannt. Wir fanden Ausreden, um die Unterhaltung abzubrechen, und Myers zog sich in sein Zimmer zurück.

Ich brauchte eine Weile, um mich zu sammeln; ich wußte nicht so recht, was ich von dem Erlebnis halten sollte. Eines wußte ich jedoch mit Sicherheit: Myers hörte keine Stimmen mehr. Das hatte er mir zweimal gesagt. Er hatte lange genug die richtige Dosis des Medikaments erhalten, und die Stimmen hatten ihn immer seltener gequält. Genau diese Stimmen hatten ihn dazu gebracht, andere Menschen zu töten.

Da kam mir ein verstörender Gedanke: Tat mir dieser Mann etwa leid? War ich stolz darauf, daß es mir gelungen war, die Stimmen zu vertreiben? Glaubte ich, ich hätte ihn geheilt? Ich hatte das Gefühl, als hätte mir jemand eine schallende Ohrfeige gegeben, als mir klar wurde, daß Myers seine Entlassung aus der letzten Anstalt genau so zuwege gebracht hatte. Damals waren zwei junge Mädchen noch am Leben gewesen. Der Gedanke, in dieselbe Falle zu schliddern, verursachte mir Übelkeit. Zum erstenmal seit Jahren wußte ich, wie man sich fühlt, wenn man einen Drink braucht.

II

Kurz nach zehn Uhr abends, nachdem ich zu Hause angerufen und mich über alle weihnachtlichen Neuigkeiten dort informiert hatte, nach einem weiteren Kampf mit Mr. Aziz um die Blutabnahme, als endlich alles still war und nur noch Dr. Charles und ich uns im Aufenthaltsraum befanden, sah ich Mae Peterson über den Flur auf mich zukommen. Sie trug ein Päckchen in der Hand, das sie sorgfältig in Zeitungspapier eingewickelt hatte. Sie hatte sich gekämmt und lächelte mich an.

»Fröhliche Weihnachten«, sagte sie und reichte mir das Geschenk.

Ich war so gerührt, daß ich kein Wort über die Lippen brachte, also packte ich das Geschenk aus. Es handelte sich um ein abgewetztes Schmuckkästchen.

»Ich verstehe nicht ganz«, sagte ich schließlich.

»Machen Sie es auf«, sagte Mae mit leiser Stimme.

Vorsichtig öffnete ich den Deckel und fand eine Herrentaschenuhr in dem Kästchen. Sie war offenbar schon ziemlich alt und hatte schon viele Jahre Dienst getan. Die Zeiger standen auf halb drei. In dem dicken, angelaufenen Glas befand sich ein kleiner Sprung.

»Sie hat meinem Vater gehört«, sagte Mae, als ich die alte Uhr aus dem Kästchen nahm. »Er arbeitete bei der Eisenbahn.«

»Aber Mae …«, fing ich an und schwieg dann. Ich hatte sagen wollen, daß ich dieses Geschenk nicht annehmen könne, daß ich gerührt sei über diese Geste, daß diese Uhr jemandem aus ihrer Familie zustehe. Aber ich sagte nichts davon. Ich hielt die Uhr einfach nur in der Hand, denn in Maes Blick entdeckte ich so etwas wie stille Freude.

»Aber ich habe nichts für Sie«, sagte ich, und wieder lächelte Mae.

»Was Sie mir gegeben haben, ist mehr wert als die Uhr eines Schaffners«, sagte sie, und nun fiel mir die Nacht wieder ein, in der wir uns in ihrem Zimmer stundenlang unterhalten hatten.

»Fröhliche Weihnachten, Mae Peterson«, sagte ich und umarmte sie.

»Fröhliche Weihnachten, Dr. Seager«, sagte Mae und umarmte mich ebenfalls.

Am nächsten Morgen waren Dr. Charles und ich die ersten. Wir rückten unsere Stühle zu unserer Besprechung zurecht. Wir setzten uns nicht, ließen uns eher darauffallen.

»Wenn wir Neujahr auch noch hier verbringen müssen«, sagte Dr. Charles, legte die Arme auf den Tisch und stützte die Stirn auf seinen Handrücken, »wird Sie Ihre Frau wahrscheinlich lynchen.«

»Neujahr«, seufzte ich, »dann bin ich selbst reif.«

Doch ganz plötzlich war alles vorüber. Dr. Lamb, der Psychologe, stürzte herein. »Die Schwestern kommen wieder«, sagte er und breitete die Morgenzeitung vor uns aus.

Zuerst dachte ich noch, er mache einen Scherz, aber so dumme Scherze treibt niemand. Schließlich befanden Dr. Charles und ich uns in einer verzweifelten Lage, und Glen als Exfootballspieler hatte nicht zu unterschätzende Körperkräfte. Dann sah ich das Foto. In Lebensgröße und von einem Ohr zum anderen grinsend waren da unsere gute Miss Givens und Hadley. Sie gaben einander die Hand. »Weihnachten führt zur Verständigung«, lautete die Schlagzeile. »Heute Abstimmung über geänderte Vereinbarung.«

Ich zeigte Dr. Charles das Foto. »Gott sei Dank«, sagte er und stützte den Kopf wieder auf die Arme. Schon nach einer Minute schlief er tief und fest.

IV

Als ich am nächsten Morgen Station Drei betrat, hörte ich bereits Miss Givens »Medikamentenausgabe!« durch die halboffene Tür des Stationszimmers rufen. Das klang so süß in meinen Ohren.

Und als ich die Patienten betrachtete, hatte ich das Gefühl, daß sie genauso glücklich über Miss Givens' Rückkehr waren wie ich. Statt sich widerwillig zur Medikamentenausgabe aufzustellen, drängten sie sich in Trauben um die Tür. Man konnte fast den Eindruck bekommen, daß sie dort Geld geschenkt bekämen.

»Mein Gott, wie bin ich froh, daß Sie wieder da sind«, sagte ich, als ich den Raum betrat.

Miss Givens hatte gerade dem letzten Patienten Medikamente und Saftpäckchen ausgehändigt. »Wer ist für dieses Durcheinander hier verantwortlich?« fragte sie, ohne den Kopf zu wenden. »Meine Unterlagen sind in einem so chaotischen Zustand, daß ich überhaupt nichts mehr finden kann.« Sie marschierte an mir vorbei. »Keine Aufzeichnungen über die Patienten, keine Laborberichte.« Sie suchte auf ihrem Schreibtisch herum. »Und der Aufenthaltsraum. Haben Sie schon mal einen Blick in den Aufenthaltsraum geworfen? War etwa der Zirkus hier während meiner Abwesenheit?«

Schon im Flur fragte sie: »Wo steckt Ben Smith? Der soll zusehen, daß er seinen faulen Hintern bewegt ...« Den Rest hörte ich nicht mehr, weil Miss Givens im Aufenthaltsraum verschwand.

Ich sah Andy Loar, einen von Dr. Ashwins Patienten, auf dem Flur stehen, einen kleinen Farbigen um die Sechzig, nun schon seit Monaten Patient in Station Drei.

Auch er hatte mitbekommen, was Miss Givens gesagt hatte. »Prima, daß sie wieder da ist«, sagte er mit einem breiten Lächeln.

»Ja, finde ich auch«, stimmte ich ihm zu.

Alles in allem ging es erstaunlich rasch, bis auf Station alles wieder beim alten war. Auch Ben Smith trat am ersten Morgen nach dem Streik seinen Dienst in gewohnt freundlicher und fleißiger Art wieder an. Ich dankte ihm dafür, daß ich seine Sachen hatte verwenden dürfen. »Die Böden haben noch nie so gut ausgesehen«, sagte er, aber ich kannte seine Höflichkeit. Ich sah ihn später mehrfach kopfschüttelnd von einem Raum zum nächsten gehen.

Miss Larkin schaute kurz vorbei, um ihre Sachen abzuholen. Sie sah frisch aus und lächelte und wirkte wie jemand, dem man eine schwere Last von den Schultern genommen hatte. »Es war mir ein Vergnügen, mit Ihnen zusammenzuarbeiten, Dr. Seager«, sagte sie und gab mir die Hand. »Ich würde gern noch mit Miss Givens sprechen, und dann gehe ich.«

»Ich glaube, das ist keine allzu gute Idee«, sagte ich und dirigierte die Frau zum Ausgang. »Sie hat schrecklich viel zu tun, und der Streik hat uns alle viel Kraft gekostet.« Ich hatte Angst, daß Miss Givens ihr eine Ohrfeige geben könnte.

»Na schön«, erwiderte Miss Larkin mit fröhlicher Miene, als wir an der Tür ankamen. »Kämpfen Sie weiter für die gute Sache.«

»Danke, das werden wir«, antwortete ich und schob Miss Larkin fast auf den Flur hinaus. Als ich hörte, daß Miss Givens sich näherte, öffnete ich schnell die Tür und drückte sie wieder zu.

»Wer war denn das?« fragte Miss Givens, die nun neben mir stand. Miss Larkin hastete den Flur hinunter wie jemand, der vor einem Brand davonlief.

»Das war Miss Larkin«, sagte ich und stellte mich zwischen Miss Givens und die Tür.

»Die haben Sie aber schnell abgefertigt, was?« sagte Miss Givens mit einem Blick über meine Schulter. »Haben wohl Angst gehabt, ich könnte grob werden.« Ich lächelte lediglich. »Sie lernen dazu«, sagte Miss Givens und ging wieder an ihre Arbeit.

V

Ich brauchte fast eine Woche, um mein Schlafdefizit auszugleichen und wieder zu einer Art persönlicher Routine zu finden. Noch mehr Zeit jedoch war nötig, bis ich meine Erlebnisse und Gefühle analysiert und mir bewußt gemacht hatte, was ich dazugelernt hatte.

Es war ein gutes Gefühl, ein sehr gutes Gefühl sogar. Ich glaubte nicht, etwas Besonderes geleistet zu haben, aber ich wußte, ich hatte Erfahrungen gemacht, die ich unter normalen Umständen nicht hätte machen können. Und ohne diese Tage wäre ich mit Sicherheit nicht nur ein ärmerer Mensch, sondern auch ein schlechterer Arzt.

Viele bekannte Schriftsteller sind Ärzte gewesen, so zum Beispiel Sir Arthur Conan Doyle oder Somerset Maugham. Ein neuerer Autor, den ich besonders schätze, ist Lewis Thomas. Durch sein Werk zieht sich ein roter Faden: der Dualismus der Medizin, die zweifache Ausrichtung des Arztes als Techniker – er entfernt Blinddärme und sieht sich Röntgenaufnahmen an – und als Heilender, als Freund, als Vertrauter. Diese Dualität hat immer schon existiert, aber erst mein zweiwöchiger Aufenthalt in Station Drei brachte mich dazu, intensiver darüber nachzudenken.

Meiner Ansicht nach lautet die Hauptfrage: Was macht Menschen gesund? Und warum bleiben in unserem Zeitalter der technischen Wunder so viele Menschen krank? Ich habe einmal gelesen, daß zwei Drittel der Menschen, die unter Depressionen leiden, nie behandelt werden. Woran kann das liegen?

Ich bin zu dem Schluß gekommen, daß das hauptsächlich die Schuld der Ärzte ist, und ich nehme mich selbst da nicht aus. Irgendwann einmal haben wir angesichts der modernen Technik den Blick für das Wesentliche verloren. Wir gingen davon aus, das richtige Medikament reiche aus zur Bekämpfung einer bestimmten Krankheit; eine korrekte Diagnose, mit wissenschaftlichen Mitteln erstellt, führe folgerichtig zur angemessenen Behandlung und zur Heilung. Wir haben uns geirrt.

Ich habe jungen Ärzten in der Notaufnahme früher immer folgendes gesagt: »Wenn Sie sich nach Laboranalysen, Röntgenaufnahmen und Gesprächen mit Ihren Kollegen Ihrer Diagnose noch immer nicht sicher sind, sprechen Sie doch mal mit dem Patienten.« Ich bin dieses Bonmot gerne losgeworden. Und ich habe herzlich darüber gelacht.

Anton Mesmer, ein österreichischer Arzt aus dem achtzehnten Jahrhundert, gilt allgemein als Vater der Hypnose. Er glaubte, daß der therapeutische Nutzen des Trancezustandes von einem »animalischen Magnetismus« herstamme, von einem unsichtbaren Fluidum, das zwischen Hypnotiseur und Patient ausgetauscht werde. Er nannte diesen Vorgang »Mesmerismus«. Ich bin mir gar nicht sicher, ob er nicht doch recht hatte.

Die Beziehung des Arztes zu seinen Patienten liefert die wichtigsten Grundlagen für den Erfolg. Natürlich werden manche Patienten trotz ärztlicher Fehler gesund oder kränkeln trotz intensivster Bemühungen weiter dahin. Aber, wie mit Mesmer zu sagen wäre, wenn Arzt und Patient in einem Austausch stehen, ist der erste Schritt zur Besserung schon getan.

Es war fast so etwas wie eine Offenbarung für mich, als ich entdeckte, daß ein Zugehen auf die Menschen allein schon therapeutisch wirken kann, wie sehr es hilft, sich mit den Menschen zu unterhalten und sich um sie zu kümmern, wie wichtig Berührungen, Zuhören und Verständnis sind. Kurz: Ich lernte, daß Maschinen keinen adäquaten Ersatz für die Zeit darstellen, die ein Mensch einem anderen Menschen widmet, daß der Arzt selbst etwas geben muß, um positive Ergebnisse zu erzielen. Alle Medikamente dieser Welt hätten Mae Peterson nicht so viel geholfen wie das Gespräch, das wir miteinander führten. Sie wußte das, und jetzt weiß ich es auch.

Was uns wieder zu der Frage des Dualismus zurückführt. Wie sehr wäre doch den Patienten geholfen, wenn es den Ärzten gelänge, die beiden Seiten, die Technik und das Menschliche, miteinander zu verbinden.

Heutzutage ist die gesamte Psychiatrie biologisch und anatomisch orientiert, und das hat auch seine Richtigkeit. Die meisten Geisteskrankheiten lassen sich als pathologische Erscheinung des Reizleitungssystems oder gewisser Stoffwechselprozesse darstellen. Bei manchen

Krankheiten hat man sogar schon das verursachende Gen ausgemacht. Es würde mich deshalb nicht allzusehr überraschen, wenn man in nicht allzu ferner Zukunft ein Empathiezentrum irgendwo tief im Inneren des Gehirns entdecken würde. Dabei würde es sich vermutlich um eine winzige Zellgruppe handeln, die ein ganz bestimmtes Sekret absondert. Sie würde uns endlich die Antwort auf die Frage geben, was die Menschen gesund macht. Aber, und da liegt der Haken, dieses Empathiezentrum kann nur wirksam werden, wenn es durch animalischen Magnetismus aktiviert wird.

Kesha

I

Ein neues Jahr begann. Nach meinen Erfahrungen während des Streiks sah ich nicht nur unsere Station, sondern auch meine Patienten mit neuem Blick. Ich versuchte, mich stärker ihren alltäglichen Problemen zu widmen und ein offeneres Ohr für die Schwierigkeiten zu haben, die sich durch den Aufenthalt im County General ergaben. Ich fragte nun weniger nach Stimmen oder sonderbaren Vorstellungen, dafür eher nach dem Essen. Ich wisse, sagte ich ihnen, wie unheimlich die Station während der Nacht sei. Auch ob ihr Zimmer sauber genug sei und ob sie sich gut behandelt fühlten, wollte ich wissen. Und ganz gleich, wie bizarr oder verwirrt die Antworten auch ausfielen – ich hörte zu.

Bei Maxwell Jones, einem englischen Psychiater, fand ich eine genaue Darstellung meiner Gefühle während jener ersten Wochen im neuen Jahr. Ein Krieg führt nicht nur zu körperlichen, sondern auch zu seelischen Verletzungen. Nach dem Zweiten Weltkrieg mußte Jones sich mit den katastrophalen psychischen Folgen des Kampfs gegen das Deutsche Reich befassen. Es gab in England viele Patienten und nicht genug ausgebildetes Personal. Dr. Jones' Lösung dieses Problems beein-

171

flußte die Behandlung von psychisch Kranken in den folgenden Jahren nachhaltig. Er rief die sogenannte therapeutische Gemeinschaft ins Leben, das heißt, er bezog die Umgebung der Kranken in die Behandlung mit ein. Da es so wenige ausgebildete Ärzte und Schwestern gab, beteiligte Jones alle am therapeutischen Prozeß: Sozialarbeiter, Hausmeister, Angestellte und schließlich auch die Patienten selbst. Er hatte eine völlig demokratische Auffassung von diesem System, was zum Abbau von Hierarchien führte. Alle Entscheidungen wurden gemeinsam diskutiert und getroffen. Er war der Meinung, daß ein solcher Weg Selbständigkeit im Denken und Handeln der Patienten förderte, was ja das Ziel der Behandlung von psychisch Kranken ist.

Ich sah Station Drei jetzt ganz ähnlich wie Dr. Jones, nämlich als wirkliche Gemeinschaft, in der alle auf das gleiche Ziel zuarbeiteten. Dieses Gefühl begleitete mich wochenlang. Dann verschwand es wieder, als die Drei sich sozusagen in den Madison Square Garden verwandelte.

II

Kesha Turner sah ich zum erstenmal eines Nachts im Januar, als ich Bereitschaft hatte. Die Polizei hatte sie bei uns abgeliefert. Sie war in einer Donutsbude in der Gegend aufgegriffen worden, wo sie, offenbar wegen des Wechselgeldes, für Unruhe gesorgt hatte. So etwas berichteten jedenfalls die Polizisten. Ich hatte jedoch das Gefühl, daß mehr dahintersteckte.

»Die Verdächtige Kesha Turner wurde am oben genannten Lokal beobachtet«, stand im Protokoll, »die Verdächtige war nur teilweise bekleidet. Im Lokal herrschte heilloses Durcheinander. Die Bedienung hatte Nasenbluten. Als wir die Verdächtige ansprachen, schrie sie: ›Gott hat das getan! Gott hat das getan!‹«

Zufällig begegnete mir der Polizist an jenem Abend noch einmal, so daß ich Gelegenheit hatte, ihn näher zu befragen. Es hatte sich folgendes ereignet: Kesha hatte die Donutsbude kurz nach elf betreten. Sie war stark erregt und marschierte im Lokal auf und ab wie ein Tiger im Käfig. Irgendwie gelang es ihr, etwas zu bestellen und auch so lange zu warten, bis man ihr das Gewünschte brachte. Als die Bedienung jedoch fünf Cents zuwenig zurückgab, ging Kesha in die Luft. Sie fing an herumzubrüllen und mit Donuts zu werfen. Sie riß sich die Bluse vom Leib und versetzte der Bedienung einen Schlag auf die Nase. Als die Polizisten endlich kamen, herrschte völliges Chaos bei J and B Donuts.

Das Erlebnis der Offenbarung, von dem ich schon erzählt habe, wirkte noch nach, und an jenem Abend befand ich mich in ziemlich guter Verfassung. Ich war überzeugt, daß die Psychiatrie wirklich meine Sache war. Und meine Euphorie wollte ich auskosten. Ich war bereit für jede neue Erfahrung und wild entschlossen, mit Kesha Turner selbst zu sprechen, bevor ich Entscheidungen traf. Ich wollte der Sache auf den Grund gehen.

»Soll ich sie nach unten bringen?« fragte mich einer der Sicherheitsbeamten.

»Nein. Ich würde gerne zuerst mit ihr sprechen«, sagte ich.

»Soll ich mit Ihnen da hineingehen?« fragte der Sicherheitsbeamte weiter, »ich habe den Eindruck, daß sie ziemlich aggressiv ist.«

»Ich glaube, ich schaffe das schon. Aber danke für das Angebot«, sagte ich, folgte Kesha in das kleine Besprechungszimmer und schloß die Tür hinter mir.

So mußte ich die Erfahrung machen, daß das Konzept der therapeutischen Gemeinschaft in Notsituationen nicht anwendbar ist. »Ich bin Dr. Seager«, sagte ich und bot Miss Turner einen Stuhl an. »Wie kann ich Ihnen helfen ...« Weiter kam ich nicht; sie hatte mir einen Schlag ins Gesicht versetzt.

Als Blut auf mein Hemd zu tropfen begann, verließ ich schleunigst das Zimmer. Der Sicherheitsbeamte wartete bereits mit einer Packung Papiertaschentücher auf mich. »Wenn man erst mal eins auf die Nase gekriegt hat, wird man vorsichtiger«, sagte er und reichte mir die Taschentücher.

III

Kesha Turner litt unter dem Borderline-Syndrom, also nicht unter einer ausgeprägten Schizophrenie oder einer manisch-depressiven Symptomatik, aber trotzdem sind die Borderline-Kranken stark gefährdet. Ihre Krankheit zeigt sich in Persönlichkeitsstörungen, deren Charakterisierung nicht uninteressant ist. Menschen, die darunter leiden, reagieren auf Belastungen meist auf die gleiche vorhersehbare Weise. Ihnen steht nicht, wie »normalen« Menschen, eine Vielfalt möglicher Reaktionen zur Verfügung.

Schon die Urväter unserer Disziplin, die zwischen vier

verschiedenen Temperamenten unterschieden, waren der Meinung, daß manche Menschen pathologische Züge haben. Das bereits erwähnte Standardwerk der modernen Psychiatrie beschreibt drei Gruppen. Die erste ist die Gruppe der »Sonderlinge« oder Exzentriker. Sie zeigen kein pathologisches, aber ein immer wieder sonderbares Verhalten; sie neigen zum Rückzug von ihrer Umwelt.

Davon unterscheidet man die pathologisch Extrovertierten; Menschen, die unter Borderline-Syndromen leiden, gehören zu dieser Gruppe. Sie sind über Gebühr auf sich selbst fixiert, kennen weder Gewissen noch Einfühlungsvermögen. Sie können unangenehm intrigant oder extravagant sein. Im Regelfall sind sie eher labil und gehen ihrer Umwelt nur auf die Nerven.

Die letzte Gruppe sind die extrem Introvertierten. Sie sind unentschlossen, machen sich leicht abhängig von anderen und sind übermäßig passiv; Mauerblümchen, die wir nie bemerken.

Freud hat einmal gesagt, geistige Gesundheit sei gleichbedeutend mit der Fähigkeit, zu lieben und zu arbeiten. Menschen mit Persönlichkeitsstörungen haben im allgemeinen Schwierigkeiten in beiden Bereichen. Sie kommen mit niemandem zurecht. Für Borderline-Patienten trifft das in besonderem Maß zu. Die Betroffenen fühlen sich nur wohl, wenn sich um sie herum alles in Aufruhr befindet. Sie sind aufbrausend und ausgesprochen impulsiv, neigen zur Selbstzerstörung. Besonders häufig kommt es in dieser Gruppe zu Drogenmißbrauch, rücksichtslosem Fahrverhalten, Selbstmorddrohungen und Selbstverstümmelung. Sie fühlen sich nicht ausgefüllt, leiden unter quälender innerer Leere. Sie sind kaum fähig, feste Beziehungen aufrechtzuerhalten. Oft überschreiten sie, genau wie Kesha Turner, die Grenze zur wirklichen Psychose. Borderline-Patienten in eine geschlossene Abteilung einzuweisen ist ungefähr so, als wollte man einen Zyklon in einer Flasche einschließen.

IV

Ich saß gerade mit Glen Charles und Dr. Ashwin in der Kantine des Hauptgebäudes beim Mittagessen, als eine Durchsage über die Lautsprecheranlage kam. »Dr. Blue, Station Drei, Psychiatrie. Dr. Blue, Station Drei, Psychiatrie« – der Geheimkode, mit dem Sicherheitskräfte alarmiert wurden. Im allgemeinen war dann eine Schlägerei im Gange.

Dr. Charles, Dr. Ashwin und ich sprangen auf und riefen wie aus einem Munde: »Kesha Turner.«

Kesha war mittlerweile schon fast eine Woche auf der Station. Ich hatte ihr gegen ihre psychotischen Symptome Haldol verordnet und zur Beruhigung Klonopin, ein langfristig wirksames Valiummedikament. Das Haldol zeigte Wirkung, sie sprach fast nicht mehr über Gott. Aber das Klonopin hatte keinerlei Wirkung auf sie. Auch nach einer Woche war sie kein bißchen ruhiger geworden.

Als wir zum Gebäude der Psychiatrie hasteten, überholte uns eine Gruppe von fünf Sicherheitskräften mit gezückten Schlagstöcken. Wir liefen die Treppe hinauf, statt auf den Aufzug zu warten. Als wir die Station erreichten, war bis auf das Geschrei alles vorbei. Im Flur drängten sich schwer atmende Sicherheitskräfte und erschreckte Patienten. Außer Miss Givens, die sich wie

176

üblich mitten ins Getümmel gestürzt hatte, hatten sich Schwestern und Ärzte ins Stationszimmer zurückgezogen.

»Kesha?« fragte ich, als ich Miss Givens in der Menge entdeckte.

»Wer sonst?« murmelte Miss Givens. Sie war noch ein wenig außer Atem.

»Wie oft haben wir sie am Bett festbinden müssen?« fragte ich.

»Wie viele Tage ist sie hier?« fragte Miss Givens zurück.

»Sechs.«

»Dann waren es sechs Male.«

Miss Givens sah mich nun ungefähr so an wie damals an jenem ersten Morgen im Juli. Ich deutete ihren Blick folgendermaßen: Einem richtigen Arzt wäre das nicht passiert.

»Vielleicht sollte ich das Medikament wechseln«, sagte ich schwach.

Miss Givens antwortete nicht, aber ich hatte das Gefühl, daß ich richtig lag mit meinem Vorschlag.

»Mit wem hat sie sich diesmal in die Haare gekriegt?« fragte ich nach.

Miss Givens atmete inzwischen schon fast wieder normal. »Mit Les O'Connor«, antwortete sie, während die Sicherheitsbeamten die Station verließen, »sie arbeitet sich langsam, aber sicher durch die ganze Liste der Leute hier.«

Kesha Turner hatte es sich inzwischen mit fast allen Patienten, Pflegern und Schwestern verscherzt. Offenbar wählte sie sich jeden Tag ein neues Opfer und brach einen Streit vom Zaun.

177

Les O'Connor war ein grobschlächtiger, rothaariger Ire, der im Vietnamkrieg gekämpft hatte und die Schrecken des Krieges einfach nicht vergessen konnte. Er war in den vergangenen Jahren immer wieder einmal im County General gewesen und hatte nicht eben viel Geduld. Daß Kesha Turner und er eines Tages aneinandergeraten würden, war vorherzusehen.

Und wie es im Aufenthaltsraum aussah, mußte es eine heftige Begegnung gewesen sein. Les O'Connor war ein kräftiger Mann, und auch Kesha Turner war nicht eben zierlich. Nun konnte ich mir vorstellen, wie es in der Donutsbude ausgesehen haben mußte.

Stühle, Bücher und Spiele waren durcheinandergeworfen, ein Tisch umgestürzt. Jetzt wußte ich auch, warum der Fernseher oben an der Wand fest angebracht war.

»Ist jemand verletzt?« fragte ich Miss Givens, die mir in den Raum gefolgt war.

»Das Übliche«, antwortete sie und sah mit traurigem Blick im Raum umher, »viel Sachschaden, wenig Verletzungen.«

Mir war schon aufgefallen, daß die gewalttätigen Patienten ihre Wut eher an den Einrichtungsgegenständen ausließen als aneinander. Trotzdem war klar, daß ich Kesha Turner ruhigstellen mußte, bevor sie an Ricky Myers geriet.

V

Auch von Kesha Turner habe ich einiges gelernt, manches über ihre Krankheit, und noch viel mehr über mich selbst. Ich lernte, warum es Jahre dauert, bis man sich als Psychiater sicher fühlt, und warum es so wichtig ist, auch die eigenen Empfindlichkeiten zu kennen.

Kesha stellte mich auf eine harte Probe, es war ein dauerndes Auf und Ab. Fast hätte ich mich in dieser Zeit auch noch mit Miss Givens zerstritten. Kesha Turner kehrte das Unterste zuoberst in mir.

Wie üblich begann alles ganz harmlos. Zwei Tage nach der Auseinandersetzung mit Les O'Connor – ich hatte Keshas Klonopindosis verdoppelt und das Haldol ganz gestrichen – schien ich Kesha endlich unter Kontrolle zu haben. Jedenfalls hatte ich keine Bedenken mehr, ihr am Schreibtisch gegenüber zu sitzen. Obwohl ich sicherheitshalber die Tür offen ließ.

»War ich das?« fragte Kesha und deutete auf die grünen und blauen Flecken auf meinem Nasenrücken. Ich nickte.

»Tut mir schrecklich leid«, sagte sie, offenbar aufrichtig. »Können Sie mir verzeihen?«

Sie war wie ausgewechselt. Während der vergangenen Woche hatte ich kein auch nur halbwegs höfliches Wort von Kesha Turner gehört, und jetzt war sie richtig nett.

»Schon in Ordnung«, sagte ich schließlich, »ich glaube nicht, daß Sie wußten, was Sie taten.«

»Es freut mich, daß Sie die Sache so sehen«, sagte Kesha. »Ich würde Sie als Arzt nur ungern verlieren. Sie sind der beste, den ich je gehabt habe.«

Jetzt war ich wirklich verwirrt, denn ich hatte sie lediglich mit Medikamenten vollgepumpt und sie festbinden lassen. Seit der Nacht, in der sie mir den Schlag auf die Nase versetzt hatte, hatten wir kein Wort miteinander gewechselt, ohne daß sie festgebunden war.

»Ich habe doch gar nichts ...«, sagte ich, bevor Kesha mir ins Wort fiel.

»Seien Sie doch nicht so bescheiden«, meinte sie mit süßer Stimme, »alle Patienten sagen, Sie sind der beste Arzt hier. Die erklären mir die ganze Zeit, was für ein Glück ich habe.« Sie gab sich jetzt fast schon kokett.

Und ich ließ mich einwickeln von ihr. »Das ist sehr schmeichelhaft«, antwortete ich, und ich dachte schon wieder an die therapeutische Gemeinschaft. »Ich tue mein Bestes.«

In der nächsten Stunde unseres Gesprächs war Kesha Turner charmant, intelligent und machte mir Komplimente. Ich konnte mich an keine angenehmere Sitzung mit einem Patienten erinnern.

Als wir die Sitzung beenden wollten, bat mich Kesha noch um einen kleinen Gefallen. »Würden Sie wohl mit Miss Givens sprechen«, sagte sie lächelnd, »ich würde während der Zigarettenpausen gern hinaus in den Innenhof. Dieser Qualm bringt mich noch um.«

»Aber sicher«, sagte ich. Die Bitte schien mir leicht zu erfüllen.

Ich brachte Keshas Anliegen bei der nächsten Frühbesprechung zur Sprache. »Ich glaube, wir haben Kesha Turner endlich im Griff«, sagte ich voller Stolz. »Wir haben gestern eine sehr produktive Stunde in meinem Büro verbracht. Sie hat eine Bitte geäußert.« Eigentlich hätte ich an diesem Punkt abbrechen sollen, aber ich war nicht aufmerksam genug, um die Körpersprache der Anwesenden zu lesen. Ich sah nicht, wie sich Miss Givens' Schultern verkrampften, und redete munter weiter. »Sie sagt, daß sie der Zigarettenqualm während der Rauchpausen störe. Sie hat gefragt, ob sie während dieser Zeit vielleicht hinaus in den Innenhof dürfte? Glauben Sie, daß das möglich wäre?« fragte ich.

Miss Givens sagte einen Augenblick lang nichts. Inzwischen weiß ich, daß sie sich beherrschen mußte, nicht aufzuspringen und mir an die Kehle zu gehen. »Nein, das wäre nicht möglich«, antwortete sie langsam. »Ich habe weder die nötigen Hilfskräfte noch die Zeit, Miss Turner hinauszugeleiten, nur weil der Rauch sie stört. Außerdem«, fügte sie hinzu, »ist das hier auf Station nicht üblich.«

Da ich noch nie allzuviel von Vorschriften gehalten hatte, unterstellte ich Miss Givens Unbeweglichkeit. »Wahrscheinlich«, sagte ich, ein wenig verärgert, »können wir uns schon irgendwie einigen.«

»Jetzt wurde Miss Givens' Ton feindselig. Sie sagte nur: »Nein, Dr. Seager.«

Dies war eine völlig neue Erfahrung. Einen Augenblick lang starrten wir einander an. Maxwell Jones kontra Vorschriften und Regeln. Ich spürte, wie wütend ich wurde. Miss Givens ging es vermutlich genauso. Zum Glück entschärfte Dr. Ashwin die Situation. »Ich rede nach der Besprechung noch einmal mit Ihnen«, sagte sie leise zu mir, und die Spannung ließ nach.

»Menschen mit Borderline-Symptomen spielen andere Menschen gegeneinander aus«, erklärte sie mir in ihrem Büro, »sie teilen alle Welt in Gut und Böse und spielen dann die beiden Seiten gegeneinander aus.«

»Im Moment bin ich wohl der Gute«, sagte ich, als ich mich an Keshas Schmeicheleien vom Vortag erinnerte.

»Genau«, sagte Dr. Ashwin mit sanfter Stimme, »und Miss Givens ist die Böse. Kesha Turner ist hochintelligent, sie weiß genau, welche Hebel sie betätigen muß. Hier geht es gar nicht ums Rauchen. Sie wollte nur das Konfrontationspotential ausloten«, sagte sie und sah mir dabei in die Augen, »und wenn ich an vorhin denke, sie ist auf dem richtigen Weg.«

Es war mir unangenehm, daß ich Kesha so leicht ins Netz gegangen war. Aber ganz erklärte das meine Empfindungen noch nicht. Ich fühlte mich irgendwie entblößt; wieso konnten Dr. Ashwin und Kesha Turner mich so leicht durchschauen? Wie sollte ich jemals ein guter Psychiater werden, wenn ich mich so leicht täuschen ließ?

Doch wie immer kam Dr. Ashwin mir schnell zu Hilfe. »Machen Sie sich keine Gedanken«, sagte sie, »wir sind alle schon einmal auf so etwas hereingefallen. Ich weiß, das schmerzt. Aber nur so erkennen wir diese Mechanismen bei anderen.«

Ich entspannte mich, und das war allein Anita Ashwins Verdienst. »Ich muß Ihnen allerdings noch eine Warnung mit auf den Weg geben«, fügte sie abschließend hinzu. »Es handelt sich hier um einen zweiseitigen Mechanismus. Schon bald werden Sie und Miss Givens in Keshas Einschätzung Ihre Rollen vertauschen. Wenn Kesha merkt, daß sie bei Ihnen nicht weiterkommt, werden Sie ganz schnell der Buhmann. Aber machen Sie sich keine Sorgen«, fügte sie mit einem Lächeln hinzu, »Sie werden damit fertig werden.«

Doch Dr. Ashwin täuschte sich. Nicht, daß ihre Analyse und ihre Vorhersage falsch waren, denn es kam, wie sie vorausgesagt hatte. Doch sie täuschte sich, wenn sie wirklich der Meinung war, daß ich der Situation gewachsen sein würde.

Sonderbare Bettgenossen

I

Les O'Connor war mir sofort sympathisch. Er litt an einer posttraumatischen Störung. Solche Störungen sind nichts Neues, während des Ersten Weltkriegs nannte man so etwas »Granatschock«, nach dem Zweiten »Kriegsneurose«. Doch erst, als immer mehr Vietnamveteranen Probleme hatten, sich wieder in die Gesellschaft einzufügen, untersuchte man das Phänomen genauer.

Aufgrund all der Bücher und Filme, die inzwischen über Vietnam erschienen sind, haben die meisten Leute eine gewisse Ahnung von posttraumatischen Störungen. Sie sind die Folge extremen Stresses, der sich bis zur Bedrohung des eigenen Lebens steigern konnte. Im allgemeinen kommt es nur im Krieg oder bei Naturkatastrophen zu solchen Ausnahmesituationen.

Die psychische Verletzung kann so groß sein, daß den Betroffenen gewisse Geräusche, optische Reize, Gerüche oder Gefühle noch monate- oder jahrelang Probleme bereiten, weil sie Erinnerungen wecken. Deshalb kommt es zu übertriebenen Schreckreaktionen. Meist gehen solche Menschen Situationen aus dem Weg, die unliebsame Erinnerungen wecken könnten; sie haben meist keinen großen Appetit, schlafen schlecht und sind depressionsgefährdet. Wenn posttraumatische Störungen nicht behandelt werden, können sie zu einer echten Einschränkung des Lebens führen.

Ich kann das auch aus eigener Erfahrung sagen. Ich möchte nicht behaupten, daß neun Jahre in der Notaufnahme sich auch nur annähernd mit einem Krieg vergleichen lassen – schließlich stand mein Leben niemals auf dem Spiel. Aber es ging um das Leben vieler anderer Menschen, Tag für Tag, Woche für Woche, Monat für Monat, Jahr für Jahr. Vielleicht ist der Kampf des Mediziners um Leben und Tod nichts, verglichen mit den Kampfhandlungen während einer Schlacht, aber der Streß ist wohl ähnlich groß. Jedenfalls empfand ich das so.

Der Werdegang eines Arztes in der Notaufnahme verläuft nach dem immer gleichen Muster. Im allgemeinen fühlen sich besonders junge Ärzte voller Tatkraft von dieser Sparte angezogen, Ärzte, die sich durch die Routine der Verwaltung oder in anderen Abteilungen eingeschränkt fühlen. Hier passiert etwas, alles ist in Bewegung. Während der Ausbildungszeit ist dies der erste Ort, an dem ein junger Arzt das Gefühl hat, wirklich gebraucht zu werden. Deshalb scheint die Notaufnahme dem Anfänger besonders attraktiv.

Im Lauf der Zeit jedoch spürt man den Preis. Ständige Bewegung verlangt auch schnelle Entscheidungen. Und Entscheidungsdruck führt unweigerlich einmal zu falschen Entscheidungen. Sie werden sich wiederholen; das ist fast ein statistisches Gesetz, über das man sich nicht hinwegsetzen kann.

Schon bald macht einem das zu schaffen. »Ich habe mich einmal getäuscht«, sagt man sich, »was ist, wenn ich mich wieder täusche? Jetzt geht's ums Ganze.« Wenn man sich über diese Zweifel nicht hinwegsetzt, ist man verloren. Lösen kann man das Problem nicht. Deshalb sieht man in der Notaufnahme auch so wenig ältere Ärzte.

Das schlimmste aber sind die Kinderunfälle. Man wird den Blick nicht mehr los, mit dem die Familie einem entgegensieht, sobald man jenes kleine abgelegene Wartezimmer betritt. Man gewöhnt sich nie an die Aufgabe, einem jungen Paar den Tod seines Kindes mitteilen zu müssen. Das fünfzigste Mal ist es nicht leichter als das erste Mal. Auch der Tod älterer Menschen ist schmerzlich, schließlich ist jeder Patient jemandes Vater, Mutter, Bruder oder Schwester.

Als eines Abends Anfang Juli dieser ältere Gentleman starb, wußte ich, daß ich nicht weitermachen konnte. Er hatte sich zu Hause über Atemnot beklagt, daraufhin rief seine Frau, mit der er fünfzig Jahre lang verheiratet gewesen war, den Notarzt. Die Sanitäter holten ihn ab und brachten ihn zu mir. Wir taten, was wir konnten, aber der Mann starb. Als ich die Nachricht der Ehefrau bringen mußte, wußte ich: Das nicht noch einmal. Sie sah mich mit schreckgeweiteten Augen an. Muß ich mir diese furchtbaren Worte wirklich anhören? fragten diese Augen. Und irgend etwas in mir sagte einfach: Nein. Genug war genug.

Ich öffnete den Mund, aber es kam kein Ton heraus. Tränen traten mir in die Augen. Plötzlich klopfte mein Herz wie wild. Ich hatte Angst, in Ohnmacht zu fallen. Vielleicht tat ich es sogar. Ich kann mich nicht mehr erinnern. Ich weiß nur noch, daß ich dann in dem kleinen Zimmer saß und weinte wie ein kleines Kind.

Doch irgendwie gelang es mir, mich zusammenzureißen und meine Schicht zu Ende zu führen. An jenem Abend rief ich von zu Hause aus im Krankenhaus an und sagte, ich könne am nächsten Morgen nicht zur Arbeit kommen. Nie mehr.

Ich hätte es wissen müssen; aber nachträglich ist es leicht, so etwas zu sagen. Zuerst plagten mich Alpträume. Jede Nacht wachte ich schweißgebadet auf. Dann bekam ich einen Tic im Nacken. Meine Hände zitterten. Ich hatte Angst, wenn das Telefon klingelte. Der Anblick eines Krankenhauses oder die Sirene eines Notarztwagens führten zu Atembeschwerden.

Als mir Les O'Connor von seinen Träumen und bedrohlichen Bildern erzählte, wußte ich, wovon er sprach. Auch als er mir seine Phobien erklärte, verstand ich, was er meinte. Wir kamen uns nahe, denn wir kannten beide diese Gefühle.

Mit einer Ausnahme. Was Frauen anbelangte, hatten wir deutlich unterschiedliche Vorlieben. Nur wenige Tage nach seiner heftigen Auseinandersetzung mit Kesha Turner machte sich Les O'Connor an sie heran.

Sex ist ein Thema, über das man in einer psychiatrischen Abteilung nur selten spricht, aber das bedeutet nicht, daß es ihn dort nicht gibt. Schließlich herrscht keine Geschlechtertrennung, und die Patienten verbringen oft Monate miteinander. So entstehen zwangsläufig Beziehungen. Und Beziehungen führen zu Sex.

Das Thema Sex unter Patienten wird nur selten angeschnitten, weil dem Personal dabei alles andere als wohl ist. Das Verhältnis von Personal und Patienten in der Station ist dem von Eltern und Kindern vergleichbar. Man sagt den Patienten, wann sie essen und schlafen müssen, was sie anziehen dürfen, welche Medikamente sie zu nehmen haben und so weiter. Sex bringt diese prekäre Balance ins Wanken. Das ist fast so, als käme man nach Hause und überraschte seine Tochter mit ihrem Freund im Bett.

Wahrscheinlich wäre alles nicht so schlimm gewesen, wenn sie sich unauffälliger verhalten hätten. Doch Kesha Turner und Les O'Connor machten keinen Hehl aus ihrem Verhältnis. Sie hielten Händchen und streichelten sich vor aller Augen. Und wir mußten ihn immer wieder nachts aus ihrem Zimmer scheuchen. Immerhin führte das zu lebhaften Diskussionen während unserer Frühbesprechungen.

»Meine Schwestern machen die Affäre von Kesha Turner und Les O'Connor nicht mehr lange mit«, sagte Miss Givens. Dann bemerkte ich plötzlich, daß sie mich anstarrte. Ich schrak zusammen, denn ich hatte nicht richtig zugehört.

»Wie bitte?« fragte ich und setzte mich aufrecht. Jetzt sahen alle zu mir her.

»Was wollen Sie wegen Kesha Turner und Les O'Connor unternehmen?« wiederholte sie, »die beiden benehmen sich wie rollige Katzen.«

Jetzt kam ich wirklich ins Schwitzen; und ich geriet ein wenig aus der Fassung, weil das ein Thema war, das Miss Givens und ich meiner Meinung nach auch unter vier Augen hätten besprechen können. »Was soll ich denn tun?« fragte ich.

»Ich hätte gern, daß Sie der Affäre ein Ende bereiten«, sagte Miss Givens mit strenger Miene. »Die anderen Patienten sind schon ganz wild, und die beiden machen auch das Personal verrückt.«

Glen Charles sagte grinsend: »Ich glaube, Sie müssen wieder auf Station übernachten, Steve, und ein bißchen auf das Mädchen aufpassen.« Alle außer Miss Givens kicherten.

»Sie müssen gar nicht herumalbern«, sagte Miss Givens, und inzwischen klang ihre Stimme nicht mehr streng, sondern eher wütend, »schließlich ist dieser O'Connor Ihr Patient. Können Sie ihn denn nicht in seine Schranken weisen?« fragte sie mit vorwurfsvoller Miene. Damit hatte Dr. Charles seine Stichworte.

»*Dieser* O'Connor, *in seine Schranken verweisen*«, sagte er und sah Miss Givens an, »wir sprechen hier über zwei erwachsene Menschen. Was geht es uns an, wenn sie miteinander schlafen? Schließlich gehört Sex zum Leben, Miss Givens.«

»Aber nicht auf meiner Station«, fauchte Miss Givens.

Dann sagte Dr. Charles etwas, das er wohl besser nicht gesagt hätte. »Haben wir etwa einen wunden Punkt berührt?« fragte er mit ruhiger Stimme.

Miss Givens' Augen funkelten wild. Sie wirbelte herum, als wolle sie sich auf ihn stürzen. Zum Glück ging Dr. Singh dazwischen.

»Ich glaube, wir sollten uns alle wieder beruhigen«, sagte er besänftigend.

Als Miss Givens sich wieder unter Kontrolle hatte, lehnte sie sich auf ihrem Stuhl zurück.

»Ich werde mit Mr. O'Connor sprechen«, sagte Dr. Charles, »und Dr. Seager mit Kesha. Wir werden sehen, was wir tun können.«

»Danke.« Ansonsten sagte Miss Givens bis zum Ende der Besprechung nichts mehr.

Ich bat Kesha Turner tatsächlich zu mir ins Büro, und

Dr. Charles sprach mit Les O'Connor. Ich habe keine Ahnung, wie ihr Gespräch verlief, aber so schlimm wie meines kann es nicht gewesen sein.

II

»Wir müssen über etwas sprechen«, sagte ich, als Kesha mir gegenüber Platz nahm.

»Wenn es um mich und Les geht – darüber will ich nicht sprechen«, sagte sie mit jener Feindseligkeit in der Stimme, die ich schon eine ganze Weile nicht mehr gehört hatte.

»Ich glaube trotzdem, daß wir darüber sprechen sollten«, sagte ich, so ruhig und vernünftig es ging. »Miss Givens sagt, daß ...«

»Ich habe keine Probleme mit Miss Givens«, sagte Kesha wütend, »Ihr Ärzte seid das Problem hier ...«

»Aber ...«

»Ich schlucke eure Medikamente«, Kesha kam jetzt richtig in Fahrt, »ich sitze Tag für Tag hier drin und höre mir eure Scheiße an. Ich esse den furchtbaren Krankenhausfraß. Ich mache alles, was Sie und diese beiden anderen Narren mir sagen. Aber mein Privatleben ist meine eigene Angelegenheit, und es würde mich freuen, wenn Sie sich da raushielten.«

Inzwischen war ich auch ein wenig erregt. »Hören Sie zu, Kesha«, sagte ich, »wir sind hier in einem Krankenhaus, und in Krankenhäusern gibt es Regeln, wie überall sonst auch. Vielleicht gefällt uns das nicht, aber wir müssen uns daran halten. Und Sex zwischen Patienten ist einfach nicht erlaubt.«

»Patienten!« fauchte Kesha mich an. »Das sind wir also für Sie? Nur ein Haufen Patienten? Ich will Ihnen eines sagen, hochehrwürdiger Dr. Seager: Wir sind Menschen, keine Patienten. Sie gehen jeden Abend zu Ihrer süßen Frau und Ihren süßen Kindern heim in Ihr süßes Haus, aber wir können das nicht. Wissen Sie überhaupt, was es bedeutet, hier Patient zu sein?«

»Ich weiß mehr darüber, als Sie denken«, knurrte ich. Keshas Zorn riß mich mit.

»Das glaube ich Ihnen sofort«, sagte sie mit abfälliger Miene. »Sie haben jede Nacht Ihr Vergnügen, aber Sie ertragen den Gedanken nicht, daß ich, eine Patientin, das gleiche tun könnte wie Sie.« Kesha legte besondere Betonung auf das Wort »Patientin«.

»Um mein Leben geht es hier nicht«, sagte ich. Ich war mir sicher, daß man meine Stimme noch draußen auf dem Flur hören konnte. »Hier geht es darum, daß Sie und Les O'Connor auf Station Drei miteinander schlafen. Das ist gegen die Regeln, und Sie hören damit auf, verstanden?«

Kesha musterte mich einen Augenblick. Ich hatte ein rotes Gesicht, und meine Fäuste waren geballt. Sie hatte gewonnen, und das wußte sie auch.

»Ja, Dr. Seager, ich verstehe«, sagte sie übertrieben dramatisch. Dann stand sie auf, um das Zimmer zu verlassen. »Ihre Frau tut mir leid«, setzte sie hinzu, als sie hinausging. »Sie müssen eine ganz schöne Niete im Bett sein.«

Nachdem Kesha das Zimmer verlassen hatte, wischte ich mir den Schweiß von der Stirn. Ich atmete ein paarmal tief durch und stützte den Kopf auf den Schreibtisch. Ich verstand nichts mehr.

Es gibt einen Unterschied zwischen Therapie und Beratung. Deshalb halten die meisten Leute Psychiater auch für ausweichend, denn diese beantworten jede Frage mit einer Gegenfrage, aber das ist ihre Aufgabe.

Bei Beratern ist das etwas anderes. Wenn Sie nicht weiter wissen, dann fragen Sie um Rat. Das spendet Trost und hilft. Aber das ist keine Therapie.

Therapie soll dem Patienten durch sorgfältig gewählte Fragen und Deutungen die Fähigkeit geben, seine Probleme selbständig zu lösen. Die Patienten sollen unabhängig werden, selbst zu Einsicht und Entwicklung finden. Mein Tutor vermittelte mir einen Eindruck, wie das vor sich gehen kann. Sofort nach dem mißglückten Gespräch mit Kesha Turner suchte ich ihn in seinem Büro auf.

Dr. Jefferson spielte mit den Knöpfen seiner Weste, als ich mich auf den gepolsterten Stuhl neben seinem großen Mahagonischreibtisch setzte, er lehnte sich zurück und lächelte.

»Ich habe Schwierigkeiten mit einer meiner Patientinnen«, sagte ich, ebenfalls lächelnd, als ich merkte, daß Dr. Jefferson nicht als erster sprechen würde.

»Ich verstehe«, sagte Dr. Jefferson.

»Dann sagte ich: »Nein, das stimmt so nicht. Eigentlich habe ich Schwierigkeiten mit meiner Reaktion auf eine meiner Patientinnen. Sie leidet an einem Borderline-Syndrom, und sie treibt mich noch zum Wahnsinn. Ich komme mit meinen Gefühlen ihr gegenüber nicht zurecht.«

Dr. Jefferson, ein stattlicher kahlköpfiger Schwarzer Mitte fünfzig, nickte. »Welche Gefühle haben Sie denn?« fragte er.

Ich schwieg einen Augenblick.

»Ich hasse sie«, sagte ich schließlich und war verblüfft über meine eigene Antwort. Schließlich sollen Ärzte ihre Patienten nicht hassen. »Nein, ich hasse sie nicht«, stotterte ich, »ich meine, eigentlich darf ich sie nicht hassen, aber trotzdem tue ich es wahrscheinlich.« Ich spürte, wie sich meine Anspannung allmählich löste.

»Was meinen Sie denn mit Haß?« fragte Dr. Jefferson.

»Ich will damit sagen, daß sie mich zornig und hilflos macht«, antwortete ich. Inzwischen fiel mir das Reden ein wenig leichter. »Sie ist intrigant, unberechenbar, aufdringlich und aggressiv. Ich schaffe es einfach nicht, eine Beziehung zu ihr herzustellen. Ich kann sie nicht verstehen, folglich kann ich ihr auch nicht helfen. Und ich weiß auch gar nicht, ob ich ihr helfen möchte.« Ich lächelte nervös. »Ich brauche Ihren Rat. Ich habe die Dinge nicht mehr im Griff.«

»Ist es Ihnen denn so wichtig, daß Sie immer alles im Griff haben?« fragte Dr. Jefferson.

Ich dachte eine ganze Weile nach. »Vermutlich schon«, antwortete ich dann, »ich glaube, das ist für jeden wichtig. Jeder Mensch möchte doch die Situation im Griff haben, das Gefühl haben, daß er sie beherrscht.«

Als ich den letzten Satz gesagt hatte, ging mir ein Licht auf. »Eigentlich geht es gar nicht darum, Situationen zu beherrschen, nicht wahr?« fragte ich, »es geht um Sicherheit und Kompetenz. Und diese Frau macht mich unsicher, als wüßte ich nicht, was ich tue. Und das behagt mir nicht.«

»Und was fangen Sie an mit diesen Gefühlen?« fragte Dr. Jefferson. »Worauf richten sie sich?«

Das war eine leichte Frage. »Ich bürde alles wieder Kesha Turner auf«, sagte ich leise. »Sie gibt mir das Gefühl der Unsicherheit, und deswegen hasse ich sie.«

»Sind Sie zufrieden mit dieser Antwort?« fragte Dr. Jefferson.

Die Anspannung war völlig von mir abgefallen, und ich fühlte mich tatsächlich gut. »Ja, Sir«, sagte ich, »ja, ich bin damit zufrieden.«

»Dann ist sie wahrscheinlich richtig«, schloß Dr. Jefferson.

Der Rest der Stunde verlief ganz ähnlich. Ich sprach über einige meiner anderen Patienten und meine Gefühle ihnen gegenüber. Ich erzählte ihm, wie ich mich als Psychiater in der Ausbildung fühlte und wie ich meine Arbeit für den Bezirk, genauer gesagt für das County General, empfand.

Ich sagte Dr. Jefferson, daß ich stolz war auf das, was Dr. Charles und ich während des Streiks geleistet hatten und wie nahe ich mich meinen Patienten während dieser Zeit gefühlt hatte.

Ich erklärte ihm meine zwiespältigen Gefühle hinsichtlich der noch recht zerbrechlichen Beziehung zu Ricky Myers. Im Grunde genommen tat ich nichts anderes, als mir eine schwere Last von der Seele zu reden, und während der ganzen Stunde bewegte Dr. Jefferson seine Hände nicht ein einziges Mal.

Nach dieser Sitzung fühlte ich mich viel besser, denn meine Gefühle waren mir ein Stück verständlicher geworden. Ich sah nun auch, wie ich weiter vorgehen würde. Und das schönste war, daß ich den Eindruck hatte, ich sei auf dem richtigen Weg. Ich hatte das Gefühl, mich passabel zu schlagen.

Ich war bereit, mir meine neuen Einsichten zunutze zu machen und eine stärkere, hoffentlich therapeutischere Beziehung zu Kesha Turner aufzubauen. Ich war entschlossen, die Probleme von jetzt an anders anzupakken. Aber Kesha machte mir einen Strich durch die Rechnung.

IV

Das Blut machte mir kein Kopfzerbrechen. Ich hatte lange genug in der Notaufnahme gearbeitet, um zu wissen, daß die Tropfen auf dem Boden immer schlimmer aussehen als die eigentliche Verletzung. Auch Miss Givens schien sich nicht allzu viele Gedanken zu machen. Ich glaube, ihre Hauptsorge war, wie man den Boden wieder sauber bekommen würde. Doch alle anderen waren ziemlich bestürzt, als Kesha Turner sich an jenem Nachmittag im Aufenthaltsraum die Pulsadern aufgeschnitten hatte.

Die Menschen riefen und liefen durcheinander wie aufgescheuchte Hühner. Sollten sie fortlaufen oder Hilfe holen? Die einzige, die Ruhe bewahrte, war Kesha Turner selbst. Sie hatte ein kleines Stück Metall in der einen Hand; vom anderen Handgelenk tropfte das Blut. Sie zeigte keinerlei Gemütsregung, wirkte vielmehr erleichtert, fast schon gelassen.

Ich ging zu Kesha ins Zimmer, gleich nachdem sie in der Notaufnahme versorgt worden war. Mit dreizehn Stichen mußte sie genäht werden. Sie sah mir ein wenig

194

ängstlich entgegen, als ich das Zimmer betrat. Ich weiß nicht, welche Reaktion sie von mir erwartete, jedenfalls wird sie sich diesmal getäuscht haben.

»Das muß ganz schön weh tun«, sagte ich, lehnte mich gegen Keshas Nachtkästchen und deutete auf ihr Handgelenk. Sie saß auf der Bettkante.

»Wissen Sie, das ist alles nur Ihre Schuld«, fauchte Kesha mich an, »Sie und diese anderen Scheißer hier sind schuld.«

»Ich kann verstehen, daß Sie das so sehen, Kesha«, sagte ich, »und vielleicht haben Sie sogar recht.« Ich wandte mich schnell einem anderen Thema zu. »Sie müssen sich wirklich verletzt fühlen, wenn Sie so etwas tun«, sagte ich, und das meinte ich auch.

Kesha Turner sah mich voller Erstaunen an. Sie hatte mir eine Falle gestellt, und ich war nicht hineingegangen. »Ich war wütend auf Sie und das Personal«, sagte sie, »ich war wütend auf alle.«

»Und Sie haben diese Wut an sich selbst ausgelassen?« fragte ich.

Nun sank sie in sich zusammen und begann zu weinen. Ich hatte nicht das Gefühl, daß sie mich manipuliert hatte. Ich war auch nicht wütend. Zum erstenmal hatte ich Mitleid mit Kesha. Und zum erstenmal bekam ich einen wohl unverstellten Einblick in die Ängste, die sie quälten.

Danach kamen wir besser miteinander zurecht. Sie veränderte sich nicht allzusehr, aber ich tat es. Ich entschuldigte mich bei Miss Givens, und dann setzte sich das gesamte Personal zusammen, um eine Strategie auszuarbeiten. Endlich handelten wir gemeinsam. Wir setzten Grenzen und sorgten dafür, daß sie eingehalten wurden. Wir machten keine Ausnahmen und ergriffen nicht Partei. Wir setzten uns immer sofort mit Problemen auseinander und sahen zu, daß niemand einen Keil in unsere Gruppe treiben konnte.

Kesha hielt die Beziehung zu Les O'Connor während ihres ganzen Aufenthaltes aufrecht. Die beiden waren unzertrennlich. Als sie schließlich entlassen wurde, bat auch er, der sich aus freien Stücken in der Klinik aufhielt, um seine Entlassung.

Ich habe schon erwähnt, daß Menschen, die unter einem Borderline-Syndrom leiden, Probleme haben mit Beziehungen, die sie zwar aufnehmen, aber nur schwer länger aufrechterhalten können. Sehr viel später habe ich Les O'Connor auf einem Markt in der Gegend wieder getroffen. »Sind Sie noch mit Kesha Turner zusammen?« habe ich gefragt.

»Das ist doch wohl nicht Ihr Ernst«, sagte O'Connor mit einem gequälten Lächeln, »die Frau ist doch verrückt.«

Verborgenes Leid

I

Nach zwei Monaten der Zusammenarbeit mit Glen Charles konnte ich guten Gewissens sagen, daß seine Vorschußlorbeeren berechtigt gewesen waren. Der Mann war einfach brillant. Seiner und Dr. Singhs gründlichen Analyse eines jeden Falles – unter den Aspekten Psychodynamik*, Erbanlagen, soziale Verhältnisse, Medikation – konnte man nur gebannt folgen. Vermutlich begann ich, Glen als Vorbild zu sehen. Ich konnte mich nicht erinnern, daß irgendein Mann jemals mehr Eindruck auf mich gemacht hatte. Deshalb lag die Schuld auch zu gleichen Teilen bei mir und bei ihm. Dr. Charles' strahlendes Licht war so hell, daß ich davon geblendet wurde.

Es war mir vergönnt, an einer Glanzstunde von Glen Charles und unserer Profession teilzuhaben. Das war Anfang Februar. Dr. Charles wurde oft auch ins Hauptgebäude gerufen, wo man in den medizinischen oder chirurgischen Abteilungen seinen Rat suchte. Natürlich gab es auch noch andere Psychiater, aber Neuigkeiten

---

* Erklärungsversuch für psychische Phänomene als Folge der dynamischen Beziehungen der einzelnen Persönlichkeitsanteile eines Menschen (Ich, Es, Über-Ich).

verbreiten sich schnell im County General, und normalerweise wurde ausdrücklich Glen verlangt. Und als Assistent auf seiner Station mußte ich mit.

Diese Stunden waren faszinierend. Es gibt die unterschiedlichsten Gründe, warum andere Ärzte einen Psychiater hinzuziehen, aber nach einer Weile fiel mir eine Gemeinsamkeit auf: Im allgemeinen rufen Ärzte einen Psychiater, um Defizite in ihrer eigenen Persönlichkeit auszugleichen.

Man bat uns, den Patienten zu eröffnen, daß sie an Krebs litten und bald sterben würden. Wir sollten sie auf eine Amputation oder einen chirurgischen Eingriff vorbereiten. Wir waren Boten all der schlechten Nachrichten, mit denen diese armen Ärzte selbst nicht zurechtkamen. Allmählich begann ich mir die Frage zu stellen, wie wohl die Beziehung zwischen Arzt und Patient aussehen wird, wenn besagter Arzt zu Diagnose und Behandlung einen völlig Fremden hinzuziehen muß.

Auch etwas anderes wurde mir sehr bald klar: Manche Ärzte, besonders die älteren unter ihnen, halten nicht viel von Psychiatern. Und in gewisser Hinsicht konnte ich das verstehen. Früher war die Psychiatrie so etwas wie das Stiefkind der Medizin gewesen. Warum sollte sich jemand (ein »richtiger« Arzt, war wohl gemeint) durch ein Medizinstudium quälen, nur um dann den ganzen Tag mit Reden zu verbringen? Psychiater wurde doch nur der, der zu anderem das Zeug nicht hatte.

Inzwischen hat sich die Situation jedoch grundlegend geändert. An die Stelle von Freuds Couch sind Szintigraphie* und Stoffwechseltests getreten; ein guter Psychia-

* Diagnostik mit Hilfe radioaktiv markierter Stoffe.

ter weiß heute genausoviel über den Körper des Patienten wie jeder andere Arzt. Dies wurde mir klar, als Dr. Charles einem dringenden Ruf in die chirurgische Intensivstation folgte.

Unter Fachärzten sind die Chirurgen den Psychiatern gegenüber am reserviertesten. Die großen Redner kontra die großen Macher. Chirurgen sagen das nicht offen, aber ich glaube, daß sie uns für Schwächlinge halten. Auch im folgenden Fall war das nicht anders. Der Patient Juan Gonzalez war eingewiesen worden, weil er unter Magenschmerzen litt und sich ständig übergeben mußte. Im Verlauf seiner Behandlung hatten sich seine Beschwerden verschlimmert. Er bekam hohes Fieber und delirierte. Seine Muskeln verspannten sich. Eine Ultraschallaufnahme seines Unterleibes zeigte nichts. Als sein Blutdruck zu schwanken begann, wurde die Situation kritisch. Es blieb kein anderer Ausweg, als zu operieren. Juan Gonzalez war vierundfünfzig Jahre alt, und wenn nicht bald etwas geschah, würde er vermutlich seinen fünfundfünfzigsten Geburtstag nicht mehr erleben.

Genau an diesem Punkt der Entwicklung wurden wir hinzugezogen. Die Chirurgen wollten, daß wir der vor Angst schon völlig hysterischen Familie die Sachlage erklärten. Dr. Weber, der leitende Chirurg, bat uns zu betonen, daß Mr. Gonzalez in Lebensgefahr schwebte.

Mit einem Lächeln erklärte sich Dr. Charles einverstanden. Es war klinikintern von großer Bedeutung für uns, gute Beziehungen zu den anderen Abteilungen zu unterhalten. Die Kollegen von dort kamen ohnehin nur sehr ungern in die psychiatrischen Stationen, wenn wir sie brauchten, und Verstimmungen konnten diese Reserviertheit nur noch stärken. Also erklärte Glen Charles der Familie Gonzalez die Situation. Dann schlossen wir uns wieder den Chirurgen an. Sie standen am Bett des Patienten.

»Macht es Ihnen etwas aus, wenn ich einen Blick auf das Krankenblatt werfe?« fragte Dr. Charles und handelte sich einen irritierten Blick des chirurgischen Assistenzarztes ein.

»Glauben Sie, daß die Ursache ein tiefgehender neurotischer Konflikt sein könnte?« fragte Dr. Weber lachend.

Glen Charles lächelte ebenfalls. »Man kann nie wissen«, sagte er, nahm das Krankenblatt vom Bett und ging die Aufzeichnungen durch.

Das Chirurgenteam war in eine Diskussion über Erkrankungen des Unterleibes vertieft, hin und wieder deuteten die Ärzte auf Mr. Gonzalez, als sei er eine Puppe zur Demonstration. Währenddessen las Dr. Charles das Krankenblatt aufmerksam durch.

»Wie lange bekommt er schon Compazine?« fragte Glen schließlich, nachdem er auch die Liste der verabreichten Medikamente durchgegangen war.

»Was?« fragte Dr. Weber. Er schien ein bißchen verärgert darüber, daß wir uns immer noch in seiner Station herumtrieben. Ich hatte das Gefühl, er wollte eigentlich sagen: Sie haben Ihre Aufgabe erledigt, und jetzt verschwinden Sie hier.

»Wie lange bekommt Mr. Gonzalez schon Compazine?« beharrte Glen.

»Seit einer Woche. Warum?« fragte Weber. Jetzt war er tatsächlich verärgert.

»Ich glaube, Ihr Patient leidet unter NMS«, sagte Dr. Charles.

»Was soll das heißen: NMS?« fragte Weber mit Verachtung in der Stimme.

»Neuroleptic Malignant Syndrome«, erwiderte Glen ruhig. Bis vor kurzem hatte man nur im Kleingedruckten der Lehrbücher etwas über diese Krankheit nachlesen können. »NMS ist eine selten auftretende Abwehrreaktion gegen Neuroleptika, die wir noch nicht erklären können«, sagte Dr. Charles. »Und Compazine gehört genauso zu den Neuroleptika wie Thorazine. Hohes Fieber, Delirium, Muskelverspannung, stark schwankender Blutdruck – das paßt alles.«

Nun wurde Dr. Weber fast aggressiv. »Danke für Ihre Belehrung, Dr. Charles«, sagte er mit einem Blick auf Glens Namensschild. »Wenn die Herren uns jetzt bitte entschuldigen würden, wir haben wirklich zu tun.«

Einen Moment blitzte in Glens Augen der Kampfgeist des alten Footballspielers auf. »Nachdem Sie ihn aufgeschnitten und nichts gefunden haben«, sagte Glen Charles und legte das Krankenblatt bedächtig aufs Bett zurück, »und bevor Mr. Gonzalez stirbt, sollten Sie mich noch einmal rufen, damit wir uns über NMS unterhalten können.«

»Chirurgen sind Schweine«, sagte Dr. Charles auf dem Weg zurück zur Station Drei. Dabei sah er auf seine Uhr. »Es ist jetzt elf«, meinte er. »Zwei Stunden brauchen sie für die Operation, zwei Stunden, um sich den Kopf zu kratzen. So gegen vier werden sie anrufen.«

Der Anruf erreichte uns um halb fünf. Und diesmal herrschte eine völlig andere Atmosphäre am Bett von Mr. Gonzalez.

Dr. Weber war anwesend, doch sein blasiertes Aussehen hatte sich in Blässe verwandelt. Sein Chef Dr. Horowitz, ein kleiner, rundlicher Mann um die Fünfzig, war ebenfalls am Krankenbett, daneben standen drei weitere Assistenten. Offenbar war ihnen allen nicht sehr wohl in ihrer Haut.

Glen Charles bewies sein Format. Er hätte nun auftrumpfen können, doch das tat er nicht. Vielmehr wandte er sich dem anstehenden Problem ganz sachlich zu.

»NMS ist eine Reaktion auf das Dopaminblockerpotential von Neuroleptika«, fing er an. »Sie haben übersehen, daß das Compazine, das sie dem Mann gegen Übelkeit gegeben haben, zur Gruppe der Neuroleptika gehört.« Einen kleinen Seitenhieb konnte er sich doch nicht verkneifen.

In den folgenden fünfzehn Minuten hielt Dr. Charles einen Vortrag über Ursachen, Diagnose und Behandlung von NMS. Dann erklärte er detailliert die Verwendung von Dantrolen, einem Mittel zur Muskelentspannung, und Bromocriptin zur Dopaminstützung. Einen kombinierten Einsatz beider Medikamente hielt er im vorliegenden Fall für den sinnvollsten Weg. Am Schluß faßte er noch einmal alles zusammen. »Es ist noch nicht zu spät; ich glaube, wir haben noch eine gute Chance, Mr. Gonzalez zu retten.« Der zweite Seitenhieb.

Dr. Horowitz und auch Dr. Weber dankten Dr. Charles, nicht ganz ohne Groll, versteht sich. Dr. Weber wußte, was auf dem Spiel stand, und als Glen und ich den Flur hinuntergingen, wurde uns klar, warum dem leitenden Chirurgen die Angelegenheit so unangenehm gewesen war. Wir hörten Dr. Horowitz bis zum Aufzug. Zwar verstanden wir nicht jedes Wort, aber der Grundtenor wurde sehr deutlich. »Und das von einem verdammten Psychiater!« brüllte er immer wieder.

II

Mr. Gonzalez erholte sich langsam. Wir besuchten ihn jeden Morgen – ohne Dr. Weber jemals zu begegnen. Bereits nach einer Woche war Mr. Gonzalez wieder auf den Beinen und konnte sprechen. »Ich brauche keinen Psychiater«, sagte er, als Dr. Charles und ich eines Morgens das Zimmer betraten, »ich bin nicht verrückt.«

»Wir sind da, falls Sie uns brauchen«, sagte Dr. Charles höflich, und damit verließen wir den Raum. »Ob er wohl je erfahren wird, was wirklich passiert ist?« fragte ich, als wir die chirurgische Abteilung hinter uns ließen.

Dr. Charles lächelte nur. Es war auch eine ziemlich dumme Frage gewesen.

Die Ironie des Schicksals wollte es, daß am Tag des Erfolgs von Dr. Charles die andere Geschichte passierte. Wie so oft hatte ich das Gefühl, daß irgendwo jemand an den Hebeln sitzt und dafür sorgt, daß alles schön ausgeglichen bleibt.

Millie Jensen war eine mittelgroße Farbige mit glatter, ebenholzfarbener Haut. Sie war vierzig, sah jedoch aus wie fünfzig und stammte aus einer angesehenen Familie in Atlanta. Es hieß, ihr Vater sei Richter gewesen.

Genau wie Mae Peterson war auch Millie Jensen ein Opfer der Abdrift. Und genau wie Mae waren auch bei Millie wiederkehrende starke Depressionen der Anlaß für die Einweisung ins County General gewesen.

Millie war eine Patientin von Dr. Charles, weshalb ich sie nie näher kennenlernte. Ich verfolgte ihre Fortschritte jedoch anhand der Berichte in den Frühbesprechungen, und eines Tages warf ich auch einen Blick auf die Liste der ihr verabreichten Medikamente.

Antidepressiva sind ausgesprochen wirksam. Wie sie jedoch wirken, darüber wissen wir wenig. Normalerweise sprechen siebzig Prozent auch stark depressiver Patienten schon nach drei bis vier Wochen auf die Behandlung an. Es handelt sich um wahre Wundermittel, doch haben sie auch ihre Tücken. Aufnahme und Verteilung des Mittels im Körper sind nicht immer vorhersehbar, und die Nebenwirkungen können schwerwiegend sein. Um sie einzusetzen, braucht man Erfahrung; Glen Charles hatte Erfahrung. Im Verlauf der beiden vergangenen Monate habe ich ihn jedes der etwa ein Dutzend Medikamente dieser Gruppe ausführlich erläutern hören. Besonders aufmerksam war ich seinen Erklärungen über einen Nachteil gefolgt, den wohl alle diese Mittel gemeinsam hatten; er schnitt dies Problem immer wieder an. Antidepressiva sind kardiotoxisch, das heißt, in hohen Dosierungen sind sie Gift für das Herz; sie können zu einer Störung der Reizleitung führen und somit zum Tod.

Dr. Charles verordnete Millie Nortriptylin, ein sehr bewährtes Medikament, das jedoch zwei besondere Eigenschaften hat: Erstens ist die normale Dosis niedriger als bei den meisten Antidepressiva. Bei anderen sind etwa zwei- bis dreihundert Milligramm nötig, um die optimale Wirkung zu erzielen, bei Nortriptylin nur etwa die Hälfte, also hundertfünfzig Milligramm. Zweitens hat dieses Mittel ein sogenanntes therapeutisches Fenster. Das bedeutet, daß man die beste Wirkung bei Blutwerten mit einer geringen Bandbreite erzielt; das Mittel ist weder unterhalb noch oberhalb dieser Werte wirksam.

Ich hatte so große Achtung vor Glen Charles' Fähigkeiten, daß ich nicht glaubte, was ich in den Krankenblättern las. Ich mußte mich getäuscht haben, nicht Dr. Charles. Selbst als ich meiner Frau am Abend davon erzählte, war ich mir noch nicht so sicher. »Der Mann ist nicht Gott«, sagte sie, »wenn er einen Fehler gemacht hat, dann solltest du mit jemandem darüber reden.« Noch immer zögerte ich. Ich wollte mich noch einmal selbst vergewissern. Diese Entscheidung kostete einen Menschen beinahe das Leben. Und dieser Mensch war nicht Millie Jensen.

»Mein Gott«, stöhnte ich, und die Mappe fiel mir aus der Hand, ein Dutzend Blätter flatterte auf den Boden. Ich war etwas früher zur Arbeit erschienen, so daß ich mit Miss Givens allein im Stationszimmer war.

»Was ist denn los?« fragte sie und wandte sich mir zu.

»Hat Millie Jensen schon ihre morgendliche Ration Nortriptylin bekommen?« fragte ich. Panik schwang in meiner Stimme.

»Natürlich«, antwortete Miss Givens mit einem Blick auf die Uhr an der Wand, »das wissen Sie doch.« Dann stand sie auf. »Warum?« fragte sie. »Was ist passiert?«

Ich suchte auf dem Boden herum, bis ich die grüne Medikamentenanweisung fand. »Sehen Sie sich das an«, sagte ich und reichte Miss Givens das Blatt Papier.

»O nein«, sagte sie nur leise.

Da stand Schwarz auf Weiß, was ich schon am Vortag gesehen, aber nicht geglaubt hatte. Auf der Anweisung war zu lesen: »Nortriptylin 150 mg b. i. d.«; das heißt zweimal täglich. Richtig hätte es heißen müssen: »Nortriptylin 150 mg q. d.«, also einmal täglich. Die Anweisung war mit Dr. Glen Charles unterzeichnet. Millie Jen sen hatte die doppelte Dosis des Medikamentes erhalten.

Miss Givens und ich hasteten sofort zum Telefon. Sie gab Anweisung, alles für ein EKG vorzubereiten, ich verständigte das Labor, daß sofort ein Bluttest durchgeführt werden müsse, und die Notaufnahme.

Schließlich eilten wir ins Zimmer von Millie Jensen. Beide stießen wir einen Seufzer der Erleichterung aus, als wir sahen, daß sie ganz friedlich auf dem Bett lag. Nachdem ich mich für unseren Fehler entschuldigt hatte, machte Miss Givens Millie transportfertig.

Zum Glück waren Röntgenpersonal und Labor sofort bereit und erledigten alles in Windeseile. Als Millie sich jedoch aufrichtete, um sich in ihren Rollstuhl zu setzen, sank sie ohnmächtig aufs Bett zurück. »Holen Sie ein Rollbett«, rief ich einem Pfleger zu, »beeilen Sie sich.« Ich warf einen Blick auf Millies EKG. Es stand schlecht um sie. Das Herz schlug kaum noch.

»Rasch«, sagte ich zu Miss Givens, als das Rollbett kam, »vielleicht kommt es zum Herzstillstand.«

Zum Glück war das nicht der Fall. Millie, zwei Pfleger und Miss Givens verließen den Raum ohne weitere Zwischenfälle. Zwei Minuten später trafen Dr. Charles und Dr. Singh in der Station ein. Sie traten gemeinsam durch die Tür und lachten beide.

Dann sah mich Dr. Charles mit den Ergebnissen des EKG in der Hand in der Tür zu Millie Jensens Zimmer stehen. »Was ist passiert?« fragte er mit leiser Stimme.

Millie Jensen erholte sich schnell wieder. Sie verbrachte ein paar Tage in der medizinischen Intensivstation, wo man ständig Pulsschlag und Blutdruck kontrollierte. Sie überwand die Krise und wurde auf Station Drei zurückgebracht.

Es schien, daß auch Glen Charles recht gut mit der Sache umging. Solche Fehler, die lebensbedrohlich sind, haben manchmal merkwürdige Wirkungen auf die Ärzte. Manche erlangen ihr Selbstbewußtsein nie mehr wieder. Doch Glen Charles war Glen Charles. Etwas anderes hätte ich auch nicht erwartet.

Er übernahm die Verantwortung für den Vorfall, sogar noch, nachdem Miss Givens und ich uns mehrfach für unsere Unaufmerksamkeit entschuldigt hatten. Er sprach auch offen mit Millie Jensen. Dr. Singh verlor während der Frühbesprechung nicht viele Worte über die Angelegenheit. »Zum Glück ist kein irreparabler Schaden entstanden«, sagte er. »Jeder macht einmal einen Fehler, schließlich sind wir alle nur Menschen.« Und damit schien der Fall vorerst erledigt.

Wer nachts Bereitschaft hatte, mußte hin und wieder auch in die Notaufnahme des eigentlichen Krankenhauses. Ich drückte mich um diese Aufgabe, so gut ich konnte, weil für mich einfach zu viele Erinnerungen damit verbunden waren – die Geister der Vergangenheit.

Wenn wir in die Notaufnahme gerufen wurden, ging es meist um Selbstmordversuche. Dabei hatten wir es besonders häufig mit aufgeschnittenen Pulsadern und Überdosen von Schlaftabletten zu tun – den verbreitesten Methoden, die aber nur selten zum Tod führen.

Diese Versuche werden als pseudosuizidale Handlungen mit Appellcharakter bezeichnet, was bedeutet, daß die Betreffenden damit hauptsächlich die Aufmerksamkeit ihrer Mitmenschen erregen wollen. So etwas kommt sehr oft bei Teenagern vor, die Liebeskummer haben.

In der Psychiatrie jedoch lernt man, jeden Selbstmordversuch ernst zu nehmen, egal, auf welchem Weg er geplant war. Denn wenn jemand bereit ist, sich die Pulsadern aufzuschneiden, um die Aufmerksamkeit seiner Mitmenschen zu erregen, muß er Probleme haben.

Selbstmordversuche gehören zu den tragischen psychiatrischen Problemen. 1985 töteten sich 28 500 US-Amerikaner selbst. Die Zahl der Selbstmordversuche ist vermutlich zehnmal so hoch. Selbstmord liegt an achter Stelle der Todesursachen in den Vereinigten Staaten. Genau wie bei jeder anderen Krankheit gibt es auf der ganzen Welt unterschiedliche Risikofaktoren und Verteilungsmuster. Merkwürdigerweise existiert so etwas wie ein »Selbstmordgürtel«, der von den skandinavischen Ländern über Deutschland nach Osteuropa verläuft. Die Zahl der Selbstmorde ist in diesen Ländern doppelt so hoch wie in den Vereinigten Staaten. Es bringen sich mehr Männer als Frauen um, auch wenn Frauen insgesamt häufiger Selbstmordversuche unternehmen. Die Mehrzahl der Selbstmorde geschieht im Alter zwischen vierzehn und vierundvierzig. Der Anteil junger Leute, besonders der Farbigen in den Städten, und der Menschen über achtzig wächst rapide.

Der Soziologe Emile Durkheim beschäftigte sich im neunzehnten Jahrhundert ausführlich mit dem Phänomen des Selbstmordes. Er brachte die Tat mit der Entfremdung des Menschen von seinem gesellschaftlichen

Umfeld in Verbindung. Freud sagte, es handle sich dabei eigentlich um Zorn auf andere, den man gegen sich
selbst richte. Menninger bezeichnete den Selbstmord als
»Mord mit umgekehrten Vorzeichen«: Bevor man sich
selbst umbringt, müsse man das verdrängte Bedürfnis
haben, einen anderen Menschen zu töten. Und wenn die
Ereignisse der folgenden Tage etwas zu bedeuten hatten,
war wohl etwas Wahres an diesen Theorien.

Ein Gewitter braut sich zusammen

I

Es war nicht die Patientin, um die ich mich in dieser Nacht in der Notaufnahme kümmern mußte, es war nicht das Chaos, das dort ausbrach, es waren auch nicht die Schüsse, an die ich mich am nächsten Morgen am deutlichsten erinnerte. Mittlerweile hatte ich mich daran gewöhnt, das Außergewöhnliche für das Normale zu halten im County General. Was mich auch am nächsten Tag noch beschäftigte, war eine beiläufige, scheinbar harmlose Beobachtung; etwas, das ich zunächst schnell wieder vergaß.

Auf meinem Weg in die Notaufnahme war ich am Archiv vorbeigekommen. Die Tür stand offen, das Licht brannte. Ich streckte den Kopf hinein. Glen Charles saß an einem kleinen, mit Krankenblättern bedeckten Tisch. Er hatte die Blätter aus den Akten im Archiv herausgezogen. Er lächelte, als er mich sah. »Ich muß noch ein paar Sachen diktieren«, sagte er.

Ich sah auf die Uhr. Es war schon fast zehn. »Gehen Sie lieber heim und schlafen ein bißchen«, sagte ich und lächelte ebenfalls, »bis morgen früh dann.«

Es war merkwürdig, daß Dr. Charles noch immer im Archiv saß, als ich eine Stunde später wieder vorbeikam. Der Stapel von Krankenblättern vor ihm war noch höher geworden. Seine Miene sagte mir, daß er nicht gestört werden wollte. Also ließ ich ihn in Ruhe. Das war ein Fehler.

II

Allein schon der Anblick der Notaufnahme im Hauptgebäude verursachte mir eine Gänsehaut. Die vielen nervösen Menschen, die draußen warteten, auf und ab liefen und rauchten, bereiteten mir Unbehagen. All diese Menschen draußen hatten Angehörige und Freunde drinnen. Menschen, die an Infusionsflaschen und piepsende Maschinen angeschlossen waren. Es war das gewohnte Bild.

Ich zögerte einen Augenblick, bevor ich die Straße überquerte. Plötzlich war alles wieder da. Als ich das große Schild mit der Aufschrift »Emergency« sah, atmete ich heftiger, und mein Herzschlag beschleunigte sich. Dann schwand diese Beunruhigung. Sie verschwand, weil mir bewußt wurde, daß nicht ich die Verantwortung trug in der Notaufnahme. Ich mußte nicht mit all diesen wartenden Menschen sprechen. Ich war nicht derjenige, der ihnen die schlechte Nachricht bringen mußte. Ich war hier nur wegen einer einzigen Patientin; man wollte lediglich meinen Rat. So konnte ich die Straße überqueren und durch die große Schwingtür treten.

Die Notaufnahme am Freitagabend war fast so wie ein Gemälde von Dali, so surreal ging es dort zu. Fast erwartete man, daß gleich Rod Serling auftauchte. Die beste Beschreibung, die mir einfällt, ist die eines Bienenstocks; Dutzende von Menschen schrien durcheinander, Frauen jammerten auf spanisch und weinten, unablässig klingelten Telefone, wurden Rollbetten mit hin und herschwingenden Transfusionsflaschen hin und her geschoben, Blut tropfte auf den Boden. Immer neue Patienten kamen herein.

In diesem Durcheinander entdeckte ich einen geplagten jungen Arzt, der genauso aussah, wie ich mich früher immer gefühlt hatte. »Ich bin Dr. Seager aus der Psychiatrie«, sagte ich, »ich soll mir eine von Ihren Patientinnen anschauen.«

»Ihr Krankenblatt muß hier irgendwo sein«, sagte er und suchte in einem Haufen Akten auf dem Tisch herum. Dann nahm er ein kurzes Telefongespräch entgegen und machte sich erneut auf die Suche. »Da ist es ja«, sagte er schließlich. Er sah mich an und seufzte. »Sie sind von der Psychiatrischen, was«, jammerte er, »das muß ja das Paradies sein da drüben.«

»Schauen Sie doch einfach mal bei uns vorbei«, sagte ich mit einem Grinsen. »Wir schüren gerade den Ofen für das heiße Bad.« Ich hatte erwartet, daß der junge Arzt lachen würde, aber das tat er nicht. Er starrte mich einfach nur an.

Ich fand die Patientin Talitha Harper schließlich auf einem Rollbett an der Wand. In allen Fluren und Ecken standen solche Rollbetten, weil die normalen Betten belegt waren. Talitha Harper war vierunddreißig Jahre alt und hatte sich die Pulsadern mit einer Rasierklinge aufgeschnitten. Neben der frischen Naht befanden sich vier identische Narben, nebeneinander wie Eisenbahnschienen.

Ich sah, daß ihre Beine mit Lederriemen festgebunden

213

waren. Nachdem ich mich vorgestellt hatte, fragte ich sie, warum das so war.

»Ich weiß es nicht«, sagte sie mit leiser Stimme, »wahrscheinlich haben die Angst, daß ich abhaue.«

Ich wußte, daß dies in der Notaufnahme kein unübliches Verfahren war. Bei so vielen Patienten und so wenig Personal geht es vorrangig um Zweckdienlichkeit des Verfahrens. »Leiden Sie unter Depressionen?« fragte ich.

Sofort traten der jungen Frau Tränen in die Augen. Depressionen sind ein merkwürdiges Leiden. Die Betroffenen wissen nur selten, daß sie darunter leiden. Bis man sie darauf anspricht. Und wenn man das tut, fließen Tränen.

Ich ließ Talitha Harper einfach reden. Sie erzählte mir eine Geschichte, die man im Ghetto tagtäglich hören kann. Sie hat ihren Vater nie gekannt. Die High-School mußte sie vorzeitig verlassen. Als Kind war sie sexuell mißbraucht worden. Mit siebzehn war sie schwanger, mit dreißig hatte sie fünf Kinder und dazu noch einen alkoholabhängigen Freund, der sie verprügelte. Man hatte ihr angedroht, sie aus der Wohnung zu werfen. Daraufhin schnitt sie sich die Pulsadern auf.

Ich spürte Mitleid mit Talitha Harper und war beeindruckt von ihrer Stärke. Mit ihrer Vorgeschichte hätte ich mich längst erschossen. Wir sprachen gerade über ihre Aufnahme, als die Türen zur Notaufnahme plötzlich wie durch eine Explosion aufgestoßen wurden.

Alle Anwesenden erstarrten, als drei zornige junge Farbige und hinter ihnen vier ebenso zornige junge Polizisten hereinstürmten. Die Blues waren hinter den Reds her, vielleicht auch umgekehrt. Ganz gleich, es standen Probleme ins Haus.

Der menschliche Überlebenswille, das wußte ich, ist ein starker Instinkt. Bis zu jener Nacht jedoch war mir nicht klar gewesen, wie stark er ist. Im Verlauf der nächste paar Minuten lernte ich eine ganze Menge über den Mut. Ich fand heraus, daß ich keinen hatte. Genau wie die anderen.

Als der vorderste Polizist den zuhinterst laufenden jungen Mann an der Schulter packte, überschlugen sich die Ereignisse. Fäuste flogen, Menschen schrien und rollten auf dem Boden herum. Stühle und Rollbetten stießen zusammen wie bei einem Unfall auf der Autobahn. Die Schlacht tobte vom einen Ende der Notaufnahme zum anderen und wieder zurück.

So klang es jedenfalls. Gesehen habe ich nichts. Sofort nach Ausbruch der Gewalttätigkeiten hatte ich mich in einen kleinen Verbandsraum zurückgezogen.

Ich blieb keineswegs allein dort, nach und nach schlüpften drei Schwestern, eine Sekretärin, zwei Pfleger und ein weiterer Arzt in den Raum. Schon bei den ersten Schwierigkeiten hatte die gesamte Mannschaft der Notaufnahme das sinkende Schiff verlassen.

Später schämten wir uns natürlich alle ein wenig, daß wir die Patienten, insbesondere Talitha Harper, die an ihrem Bett festgeschnallt war, alleingelassen hatten. Aber zur Zeit der Ereignisse haben wir etwas völlig anderes empfunden, nur Furcht und Schrecken. Schließlich wußte jeder, was geschehen würde, wenn Gangster und Polizisten aneinandergerieten. Und genau das geschah auch: Wir hörten kurz hintereinander drei Schüsse, dann Schreie und völlig Stille. Mein Herz klopfte wie wild.

»Wir haben einen Verletzten hier«, rief schließlich einer, der sich anhörte wie ein Polizist. Ein Angehöriger des Notaufnahmepersonals öffnete vorsichtig die Tür des kleinen Raumes und hastete hinaus. Ich folgte als letzter.

Ich erinnere mich an zwei Dinge, die sich in den nächsten Minuten ereigneten. Ich weiß noch, wie sehr mich die Routine des Ärzteteams beeindruckte. Der Verletzte war im Handumdrehen versorgt. Das Team legte sofort Infusionen und veranlaßte Röntgenaufnahmen. Noch bevor ich mich wieder gefangen hatte, war der Mann schon auf dem Weg in den OP.

Außerdem erinnerte ich mich noch an Talitha Harpers große Augen, mit denen sie mich anstarrte. Wie die eines Hasen im Scheinwerferkegel eines Autos.

Ich erwiderte ihren Blick lange Zeit. »Bringen Sie mich hier raus«, sagte Talitha schließlich. Ich sah ihr verbundenes Handgelenk, dachte an die Beschreibung, die sie mir von ihrem Leben gegeben hatte, schaute mich kurz in der verwüsteten Notaufnahme um und erwiderte dann wieder ihren Blick. Sie wollte noch vor mehr Dingen fliehen als nur vor dem County General.

III

Es war merkwürdig. Ich wußte eine ganze Menge von Glen Charles, kannte ihn selbst aber überhaupt nicht. Und den anderen ging es ebenso. Ich wußte, daß er früher Football gespielt hatte. Daß er seinen Abschluß an einer der Ivy-League-Universitäten gemacht hatte. Daß er ein großartiger Arzt war. Aber ich wußte nicht, wo er wohnte. Ob er eine Freundin hatte. Kleinigkeiten des täglichen Lebens. Und schließlich stellte sich heraus, daß die Dinge, die ich nicht über ihn wußte, viel wichtiger waren als die, die ich wußte.

Nachdem ich ihn in jener Nacht hatte im Archiv sitzen sehen, wunderte ich mich. Als ich ihn in der nächsten Nacht wieder dort entdeckte, kam ich ins Grübeln. Und nach der dritten Nacht wußte ich, daß etwas nicht stimmte. Aber was sollte ich tun? Jedesmal, wenn ich Glen fragte, gab er die gleiche Antwort: »Ich habe noch was zu diktieren.« Ich hatte mittlerweile lange genug am County General gearbeitet, um zu wissen, daß niemand hier so viel zu diktieren hatte.

Ich hatte letztlich keine Anhaltspunkte, an der Oberfläche war alles in Ordnung mit dem Mann. Er war bei den Besprechungen immer bestens vorbereitet und sah auch gut aus. Er kam wunderbar zurecht mit Kollegen und Patienten. Aber dies merkwürdige Gefühl blieb. Immer wieder leuchtete ein kleines Lämpchen in meinem Inneren auf, um mich zu warnen, und eine leise Stimme sagte mir, ich solle aufpassen.

Schließlich wurde diese leise Stimme so laut, daß ich sie nicht mehr ignorieren konnte. Ich machte mich auf den Weg ins Archiv. Zum Glück kannte ich die Archivarin Carla Martinez ziemlich gut.

»Ich habe gesehen, daß Dr. Charles in letzter Zeit ziemlich häufig hier ist«, sagte ich. Es war ein früher Morgen Ende Februar.

Carla, eine nette junge Hispanofrau, unterbrach die Arbeit an ihrem Computer und hob den Kopf. »Er verbringt seit einer Woche jeden Abend hier«, sagte sie. »Arbeitet er an einem bestimmten Forschungsprojekt?«

Diese Möglichkeit war mir noch gar nicht in den Sinn

gekommen. »Vielleicht«, antwortete ich und schöpfte wieder Hoffnung. »Welche Krankenblätter verlangt er denn?«

Nun war es Carla, die besorgt schaute. »Ist das wichtig?« fragte sie und sah sich mit raschem Blick um. Wir wußten beide, daß sie solche Informationen eigentlich nicht weitergeben durfte.

Ich dachte einen Augenblick nach. Wieder meldete sich diese leise Stimme zu Wort. »Ja, es ist sehr wichtig«, sagte ich schließlich.

»Er wollte die Krankenblätter von allen seinen Patienten sehen«, sagte Carla.

»Sie meinen, von allen Patienten, seit er auf Station Drei ist?« fragte ich.

»Nein. Von allen seinen Patienten«, beharrte Carla.

»In diesem Jahr?« fragte ich.

»Von *allen* Patienten.«

»Alle aus den vier Jahren, die er hier arbeitet?«

Carla nickte. »Von allen seinen Patienten«, sagte sie mit leiser Stimme.

Jetzt hatte ich ein wirklich ungutes Gefühl.

IV

»Ich könnte ziemliche Scherereien deswegen bekommen, Sir«, sagte Ben, nachdem ich mich dafür entschuldigt hatte, daß ich ihn geweckt hatte.

»Es ist wirklich wichtig, Ben«, sagte ich mit besorgter Stimme. »Sie wissen, daß ich Sie sonst nicht bitten würde.«

Ben starrte mich einen Augenblick lang an und griff

dann in die Schublade seines kleinen Nachtkästchens. »Hat Dr. Charles denn irgendwelche Probleme?« fragte er und reichte mir den Schlüssel zu Glens Büro.

»Ich hoffe nicht«, antwortete ich und ging wieder nach oben.

Es war ein merkwürdiges Gefühl, mit dem ich Bens Schlüssel in die Tür zu Dr. Charles' Büro steckte. Ich brauchte zwei Anläufe. Einerseits wollte ich Gewißheit haben, und dann auch wieder nicht. Schließlich war Glen Charles ein erwachsener Mann und konnte auf sich selbst aufpassen. Es ging mich nichts an, was er tat. Welches Recht hatte ich, in seinem Büro herumzuschnüffeln? Aber diese leise Stimme ließ mir keine Ruhe. Ich steckte den Schlüssel ein drittes Mal ins Schloß und drückte die Klinke herunter.

Ich fand rasch, was ich suchte. Zwischen den Zeitschriften und Lehrbüchern auf Glens Schreibtisch lag ein blaues spiralgebundenes Notizbuch, wie wir es alle in der High-School verwendet hatten. Ich atmete einmal tief durch und schlug es auf.

Was ich da vor mir hatte, war eine erstaunliche Leistung, die auf Zwanghaftigkeit oder auf panische Angst hindeuten konnte. Glen Charles hatte dieses Heft Seite um Seite mit seiner gleichmäßigen, exakten Handschrift gefüllt. Verzeichnet waren Namen, die Diagnose, das Datum der Einweisung sowie das der Entlassung und vor allen Dingen alle Medikamente, die er seinen Patienten jemals verordnet hatte. Dazu noch die Dosis und die Reaktion des Patienten. Es war einfach unfaßbar.

Mir war noch unwohler, als ich die letzte Seite aufschlug und dort den letzten Eintrag las: »Millie Jensen,

Nortriptylin, 150 mg b. i. d.« Der Eintrag war mit einem roten Kreis markiert.

Ich war verwirrt und erschreckt. Der Fehler, den Glen Charles bei Millie Jensen gemacht hatte, mußte ihn weit stärker berührt haben, als er zugab. Hinter seinem undurchdringlichen Gesicht brodelten gefährlich Gedanken. Aber dieses Wissen nützte mir nicht viel. »Glen, ich bin gestern abend in dein Büro eingedrungen und habe das verrückte Notizbuch gelesen« – das war nicht der richtige Weg, auf ihn zuzugehen. Ich wußte nicht, was ich tun sollte, aber ich wußte, daß ich etwas unternehmen mußte; die leise Stimme ließ mir keine Ruhe mehr.

Ich verbrachte eine schlaflose Nacht. Wieder einmal zeigte mir meine Frau einen vernünftigen Weg. »Klingt ganz so, als ob der Mann einen Freund brauchen könnte«, sagte sie am nächsten Morgen, »sprich doch einfach mal mit ihm.«

Ich wartete, bis wir nach der Frühbesprechung allein waren. »Glen«, sagte ich, als Dr. Charles sich erhob, um zu gehen, »kann ich einen Augenblick mit Ihnen sprechen?«

»Aber sicher. Worum geht's denn?« sagte er und setzte sich wieder.

»Ich habe mich gefragt«, sagte ich und kämpfte dabei gegen das Bild von »Dr. Charles« an, das ich mir zurechtgelegt hatte, »ob Sie sich nicht vielleicht mit jemandem unterhalten wollen.«

»Unterhalten?« fragte Glen ein wenig unsicher. »Sie meinen, über einen Patienten?«

»Sozusagen«, antwortete ich. »Ich habe mir gedacht, Sie würden sich vielleicht gern einmal über die Sache mit Millie Jensen unterhalten.«

Glen zögerte den Bruchteil einer Sekunde. Fast hätte er etwas gesagt, doch dann fielen die Schranken wieder herunter. »Ich weiß es zu würdigen, daß Sie fragen«, sagte er, und das klang auch aufrichtig, »aber das ist nun einmal passiert. Zum Glück hat niemand Schaden genommen. Ich habe vorher Fehler gemacht, und ich werde sicher auch in Zukunft Fehler machen.« Sein Tonfall veränderte sich ein klein wenig, als er den letzten Teil des Satzes sagte.

»Sind Sie sicher?« versuchte ich es noch einmal.

Diesmal zögerte er keinen Augenblick. »Ganz sicher«, sagte er. Dann lächelte er und wandte sich einem anderen Thema zu. »Wissen Sie, meine Zeit hier ist in ein paar Monaten zu Ende«, meinte er.

»Ich weiß«, antwortete ich, »es wird nie mehr so sein wie jetzt.«

»Danke«, sagte Glen. »Übrigens wollte ich Ihnen gern meinen Robbins/Dexter geben. Der hat mir am Anfang sehr geholfen. Vielleicht nützt er Ihnen ja auch etwas. Praktisch gehört er Ihnen ja schon fast«, fügte er mit einem Lächeln hinzu, »so oft, wie Sie die Bände ausgeliehen haben.«

Ich war verblüfft. Der Robbins/Dexter war ein dreibändiges Lehrbuch der Psychiatrie, die Bibel unseres Berufes, und kostete ein kleines Vermögen. »Das kann ich nicht annehmen, Glen«, stammelte ich, »die Bände sind zu teuer. Außerdem ...«

Glen fiel mir ins Wort. »Ich will nichts mehr davon hören«, sagte er in bestimmtem Tonfall. »Die Bände gehören Ihnen. Sie haben sie verdient. Sie sind der beste Assistenzarzt, mit dem ich je zusammengearbeitet habe.«

Ich kann gar nicht sagen, wie geschmeichelt ich mich fühlte. Wieder einmal hielt mich mein idealisiertes Bild von Dr. Charles in Bann. »Danke«, murmelte ich.

»Gut, dann ist das ausgemacht«, sagte Glen, gab mir die Hand und lächelte. Dann erhob er sich. »Ich muß los«, sagte er. »»Appointments to keep. Appointments to keep‹«, zitierte er Robert Frost.

Dieses kurze Zitat übertönte die leise Stimme in meinem Inneren. Nachdem ich zu dem Schluß gekommen war, daß meine Befürchtungen hinsichtlich Glen vermutlich doch übertrieben waren, brachte ich den Tag halbwegs ruhig hinter mich.

Als ich abends das Krankenhaus verließ, beschloß ich, den Umweg über die Strandstraße entlangzufahren. Das hatte ich in den vergangenen Wochen immer häufiger getan. Es war einer der klaren, milden Winterabende in Kalifornien, und ich fuhr mit offenem Verdeck, schaute auf den Sand, auf die fern sich kräuselnden Wellen und ließ meine Gedanken schweifen. Dann fielen mir die letzten Zeilen des Gedichts ein. Hätte Glen die Strophe vollständig zitiert, hätte er sagen müssen: »I've got appointments to keep. And miles to go before I sleep. And miles to go before I sleep.«

Ich trat auf die Bremse, wendete, so schnell ich konnte, und fuhr direkt zurück zum County General.

V

Endlich hatte ich begriffen. Glen Charles wollte mir sein geliebtes Lehrbuch nicht schenken, sondern vererben. Als ich schlitternd auf den fast leeren Parkplatz einbog,

222

war ich wütend auf mich selbst, weil ich nicht stärker in Glen gedrungen war, weil ich nicht genug getan, mich nicht genug gekümmert hatte. Ich war wütend, weil ich mich von einem idealisierten Bild hatte blenden lassen. Und zum erstenmal wurde mir klar, wie belastend es für ihn selbst gewesen sein mußte, dieses Bild die ganze Zeit aufrechtzuerhalten.

Ich rannte die Treppe hinauf, in die Station und in mein Büro. Hechelnd wie ein Hund griff ich nach dem Telefonhörer. Nach einem Augenblick der Verwirrung erst merkte ich, daß ich gar nicht wußte, welche Nummer ich wählen sollte. Ich hatte mich außerhalb des Krankenhauses nie mit Glen Charles unterhalten und kannte auch niemanden, der das getan hatte.

Die Auskunft konnte mir die Nummer von Glen Charles nicht geben. Schließlich erreichte ich Dr. Ashwin zu Hause. Doch auch sie hatte seine Nummer nicht. Aber sie spürte die Erregung in meiner Stimme. »Es geht um die Sache mit Millie Jensen, stimmt's?« fragte sie mit trauriger Stimme. »Ich habe nur gedacht, ich darf mir nicht anmaßen ...«

»Das ging mir auch so«, unterbrach ich sie. Es war jetzt keine Zeit für Erklärungen. Dr. Ashwin fragte, was sie tun könne. Ich bat sie, andere Ärzte anzurufen. Irgend jemand mußte doch Glens Nummer haben. Sie schlug vor, daß ich es bei Miss Givens versuchen solle. Ich sagte, ich würde dreißig Minuten auf Dr. Ashwins Rückruf warten.

»Sprechen Sie mit der Oberschwester«, sagte Miss Givens, ohne Fragen zu stellen. »Sie hat die Nummern aller Ärzte.« Ich hatte eigentlich erwartet, daß sie sich beklagen würde, weil ich sie spät am Abend gestört hatte, aber das tat sie nicht. »Viel Glück«, sagte sie nur, bevor sie auflegte.

In der Psychiatrie spricht man von »konkretem Denken«. Der Begriff stammt von Piaget, dem französischen Psychologen und Erziehungswissenschaftler, der die Entwicklung von Denk- und Argumentationsmustern bei Kindern erforscht hat. Eine Phase bezeichnete er als die der »konkreten Operationen«. Sie sei kennzeichnend für die Zeit, in der Kinder noch nicht abstrakt argumentieren und den Zusammenhang von Ursache und Wirkung erkennen können, sondern lediglich in der Lage sind, sich mit dem Hier und Jetzt auseinanderzusetzen.

Viele Erwachsene scheinen auf diese Phase zurückgefallen zu sein; jeder wird schon einmal mit solchen Menschen zu tun gehabt haben. Sie fühlen sich besonders wohl in der Verwaltung. Am County General war ich schon einer ganzen Anzahl dieser Menschen begegnet. Aber so ausgeprägt hatte ich das noch nie erlebt wie bei Harriet Greenwell, der leitenden Nachtschwester.

Ich erklärte ihr am Telefon in groben Zügen die Dringlichkeit meines Anliegens.

»Ich bin nicht befugt, die Privatnummern der Ärzte weiterzugeben«, sagte Miss Greenwell kurz angebunden. Ich spürte, wie mein Blut zu kochen begann.

»Es geht um Leben und Tod«, drängte ich in der Hoffnung, so etwas wie Menschlichkeit in dieser Frau zu wecken. Aber das war vergebene Liebesmüh.

»Ohne das Formular Nummer 229 mit Dr. Charles' Unterschrift«, sagte Miss Greenwell, »kann ich Ihnen nicht weiterhelfen. Es tut mir leid.«

Plötzlich übermannte mich die Wut. »Verdammt noch

mal!« brüllte ich. »Sie haben die Nummer, und ich kriege sie von Ihnen, und wenn ich persönlich komme und sie Ihnen aus der Hand reißen muß!«

Aber sie ließ sich auch durch Drohungen nicht rühren. »Wenn Sie meine Akten eigenmächtig konsultieren«, sagte sie mit ruhiger Stimme, »rufe ich die Sicherheitskräfte und lasse Sie festnehmen.«

Das meinte sie ernst. Ich knallte den Hörer so heftig auf die Gabel, daß der Apparat fast auf den Boden gefallen wäre.

Ich sah auf die Uhr auf meinem Schreibtisch. Noch mußte ich fünfzehn Minuten auf Dr. Ashwins Rückruf warten. Ich wußte nicht, was ich mit mir anfangen sollte. Ich platzte fast. Unruhig lief ich in dem Zimmer auf und ab. Ich versuchte mich zu setzen, aber das machte die Sache nur noch schlimmer. Dann explodierte ich. Ich schlug mit der Faust gegen die nächstgelegene Wand.

Da klingelte das Telefon. »Tut mir leid, ich habe kein Glück gehabt«, sagte Anita.

»Trotzdem danke«, seufzte ich und ließ mich auf meinen Stuhl fallen. Meine Hand tat höllisch weh.

225

Glen

I.

Nach einer Weile kam eine merkwürdige Ruhe über mich. Es war fast wie in der Meditation, wie ein Gefühl des Sichergebens ins Unabänderliche.

Was ich brauchte, war jemand, mit dem ich reden konnte. Ich hätte meine Frau anrufen oder mich noch einmal mit Dr. Ashwin in Verbindung setzen können. Aber es mußte jemand sein, der große Erfahrung hatte. Außerdem gab es ja einen ausgezeichneten Vorwand: Ich hatte den Schlüssel zu Glen Charles' Büro noch nicht zurückgebracht.

»Sie sehen bekümmert aus, Sir«, sagte Ben, nahm den Schlüssel und befestigte ihn wieder an seinem Schlüsselbund.

Ich setzte mich auf Bens Bett.

»Ich mache mir Sorgen um Dr. Charles«, sagte ich mit trauriger Stimme. »Die Geschichte mit Millie Jensen hat ihn wirklich aus dem Gleichgewicht gebracht. Ich glaube nicht, daß er daran gewöhnt ist, Fehler zu machen.«

Ben nickte nur. »Er ist schon ein toller Mann, dieser Glen«, sagte er, und ich stimmte ihm zu.

»Ich habe seinen Vater gekannt«, sagte Ben in sachli-

chem Tonfall, »das ist schon Jahre her. Damals vor …
Sie wissen schon.«

Ich traute meinen Ohren nicht. »Sie haben Glen Charles'
Vater gekannt?« fragte ich ungläubig.

»Ein richtiges Schwein«, sagte Ben ziemlich heftig.
»Hat seine Frau fertiggemacht. Und die Kinder so hart
rangenommen, daß er sie fast auch noch kaputtgekriegt
hätte.«

»Erzählen Sie weiter«, sagte ich, »bitte.«

»Der Junge konnte es dem Vater nie recht machen«, fuhr
Ben fort, »nichts war Sam Charles gut genug. Der Football nicht. Das Medizinstudium nicht. Einfach nichts.
Was denken Sie wohl, warum er hier ans County General gekommen ist?« fragte Ben. »Der Junge hätte überall-
hin können. Aber er wollte diesem Schwein gefallen,
das war der Grund.«

Jetzt war ich verwirrt. »Ich dachte, sie hätten in den
letzten dreißig Jahren keinen Fuß vor die Tür dieses
Krankenhauses gesetzt«, sagte ich, »woher wissen Sie
das alles?«

»Glen und ich haben stundenlang miteinander geredet«,
sagte Ben.

»Ich habe nie mehr als ein ›Hallo‹ oder ein ›Auf Wiedersehen‹ gehört bei Ihnen«, sagte ich. Aber mit einem
Schlag wurde mir alles klar. »Er weiß über Sie Bescheid,
stimmt's?« fragte ich.

»Ja, Sir«, antwortete Ben. »Ich habe ihn kurz nach dem
Tod seines Vaters mit hierher genommen …«

»Glens Vater ist tot?« fragte ich.

»Ja, vor zwei Jahren gestorben, Sir«, antwortete Ben mit
tonloser Stimme, »auf der Straße erschossen worden.
Der arme Glen hat sich verantwortlich gefühlt. Er hatte

immer schon gesagt, wenn er erst Arzt wäre, würde er dafür sorgen, daß seine Familie aus dieser Gegend wegzöge.«

Ich hatte Probleme, all diese Neuigkeiten zu verdauen.

»Das erklärt eine ganze Menge«, sagte ich schließlich.

»Glen ist sogar zurück in das Haus seines Vaters gezogen, als er angefangen hat, hier zu arbeiten«, sagte Ben.

»Wissen Sie, wo das ist?« fragte ich und sprang auf.

»Natürlich, Sir«, antwortete Ben.

Meine Lebensgeister regten sich wieder. »Warum haben Sie mir nicht gesagt, daß Sie die Adresse wissen?« fragte ich ungeduldig, als Ben die Straße auf ein Stück Papier notierte.

»Sie haben nicht danach gefragt, Sir«, sagte Ben, als ich weghastete. »Herzliche Grüße an den Jungen«, rief er mir nach.

II

Das Ghetto kann man nicht sehen. Man muß es erleben. Man braucht alle fünf Sinne, um sich zurechtzufinden. Ich war jeden Tag, den ich im County General gearbeitet hatte, mit dem Auto durch das Ghetto gekommen, aber das war es auch schon – ich bin durchgefahren. Immer auf den Hauptstraßen mit guter Beleuchtung. Also war ich nie *im* Ghetto gewesen. Hatte mich nie in die Seitenstraßen gewagt, um nach einem bestimmten Haus zu suchen, ich hatte dort auch nichts zu schaffen. Bis zu dem Abend, an dem ich mich aufmachte, Glen

Charles zu finden. Bis ich wirklich ins Herz der Dunkelheit fuhr.

Ich könnte vieles sagen über meine Gefühle und Eindrücke an jenem Abend. Ich könnte erzählen, wie entsetzt ich war, wie verängstigt, wie wütend. Aber das werde ich nicht. Nur ein Erlebnis werde ich aufschreiben.

Ich war nicht mehr weit von Glen Charles' Haus entfernt und hielt an einer roten Ampel. Auf der Kreuzung stand ein nackter Mann, offenbar verwirrt und nicht Herr seiner Sinne. Vermutlich hatte er PCP genommen. Neben mir hielt ein Wagen, der Fahrer stieg aus. Er ging hinüber zu dem nackten Mann, schlug ihn nieder und stieg wieder in seinen Wagen. Sobald der nackte Mann sich auf der Kreuzung wieder hochrappelte, stieg ein zweiter aus einem Wagen und schlug den Nackten nieder. Dann sprang die Ampel auf Grün, und wir fuhren alle davon. Ich spüre, daß diese Szene einen tieferen Sinn hat; ich weiß nur nicht, wie ich ihn fassen soll.

Nach einigen Schwierigkeiten fand ich Straße und Hausnummer, die Ben mir gegeben hatte. Das kleine, einstöckige Haus stand inmitten anderer, ganz ähnlich verwahrloster Gebäude. Auf jeden intakten Zaun kam ein kaputter mit Graffiti. Die Fenster waren mit Brettern vernagelt. Sogar das Gras war welk.

Ich lenkte den Wagen schnell an die Bordsteinkante, überprüfte noch einmal die Adresse und stieg aus. Auf dem Gehsteig überkam mich noch einmal Unentschlossenheit. Ich hatte das Gefühl, in Glens Bereich einzudringen. Ich fühlte mich fehl am Platz. Wahrscheinlich hatte ich einfach nur Angst vor dem Ort, an dem ich mich befand, und vor dem, was mich dort vielleicht erwartete. Aber dann erinnerte ich mich an das, was Ben mir gesagt hatte. Ich atmete tief durch, machte das kleine, mit einer Kette zugehakte Gartentor auf und ging zur Tür.

Das Haus war dunkel. Das einzige Geräusch war eine Sirene in der Ferne. Ich überprüfte die Adresse noch ein drittesmal und klopfte an die Tür. Das Klopfen hallte mir in den Ohren. Noch einmal klopfte ich. Immer noch nichts. Instinktiv drückte ich die Türklinke herunter. Die Tür war nicht verschlossen.

Und ich mußte noch einmal mein Zögern überwinden. Ich trat einen Schritt zurück und sah hinauf zu den Fenstern des Hauses, schaute die Straße hinunter. Plötzlich konnte ich mir Glen Charles als kleinen Jungen vorstellen, der dort Baseball spielte oder Fahrrad fuhr und lachte. Dann sah ich mir die Nachbarhäuser an und nahm Lichter in der Ferne wahr.

Ein vorbeirasendes Auto weckte mich aus meinen Träumen. Ein großes, rotes Kabriolett schoß mit laut aufgedrehter Musik am Haus vorbei und bog mit quietschenden Reifen um die Kurve. Wieder wandte ich mich der Tür zu. Glen hatte all das überlebt, dachte ich; da würde er doch jetzt nicht klein beigeben. Ich trat ein.

Im Inneren des Hauses war es pechschwarz und still wie in einer Gruft. Aber irgendwie spürte ich, daß ich nicht allein war. Die leise Stimme in meinem Kopf ließ mir einfach keine Ruhe.

Ich tastete mich voller Nervosität voran. Allmählich gewöhnte ich mich an die Finsternis und nahm ein paar verschwommene Umrisse wahr, einen Stuhl hier, einen Tisch dort. Ich hörte das Ticken einer Uhr. Dann sah ich die Treppe.

Ich tastete mich weiter und sah hinauf zum Treppenabsatz im ersten Stock. Ich wollte mich gerade bemerkbar machen, als das Haus von einem Geräusch erschüttert wurde, das ich zuerst für Donner hielt. Bis mir klar wurde, daß es ein Schuß gewesen war.

»Glen!« rief ich und hastete blind nach oben. Im ersten Stock blieb ich unvermittelt stehen. Dann hörte ich etwas anderes, zunächst noch gedämpft, dann deutlicher. Jemand weinte.

Ich streckte die Hand aus und drückte die Tür vor mir auf. Glen Charles saß, im trüben Licht, das von draußen hereindrang, als graue Silhouette wahrnehmbar, auf der Kante seines Bettes, das Gesicht in die Hände gestützt. Zu seinen Füßen lag ein Gewehr. Im Zimmer roch es ein wenig verbrannt, nach Schießpulver.

Glen wußte wohl, daß ich da war, aber keiner von uns sagte etwas oder bewegte sich. Ich konnte meinen Blick nicht von ihm abwenden. Noch heute verfolgt mich sein gequältes Schluchzen. Dann wurde ich plötzlich seltsam ruhig, ich trat ins Zimmer.

Rasch brachte ich das Gewehr außer Reichweite. Der Lauf war noch warm. Zerbrochenes Glas, vom zerschossenen Spiegel über Glens Frisierkommode, knirschte unter meinen Füßen. Offenbar hatte der Spiegel am meisten abbekommen.

Auf der Kommode, von Glas- und Holzsplittern übersät, fand ich ein ausgefranstes Papier, das ich am Fenster ins Licht hielt. Es handelte sich um die Hälfte eines alten Fotos. Ich erkannte das Gesicht. Das war Glen Charles – nur älter. Es war ein Bild seines Vaters.

Schließlich atmete Glen tief durch und wischte sich das Gesicht ab. »Ich habe es einfach nicht fertiggebracht«, stöhnte er, »nicht einmal das schaffe ich. Mein Vater läßt mir einfach keine Ruhe.«

Ich ging zu ihm hinüber und legte ihm die Hand auf die Schulter. »Ihr Vater ist tot«, sagte ich langsam, »Sie müssen ihm nicht mehr gefallen.«

Glen atmete immer noch schwer. »Dieser verdammte alte Mann ...«, sagte er, schniefte und schüttelte den Kopf. Seine Hände zitterten wie Espenlaub.

»Ben sagt, er war ein richtiges Schwein«, sagte ich, ohne zu wissen, wie Glen darauf reagieren würde.

Glen faltete die Hände. Auf seinem tränennassen Gesicht spiegelte sich ein schwaches Licht von draußen wider. Er starrte mich lange Zeit an. »Sie wissen Bescheid über Ben?« fragte er mich dann.

»Ja«, antwortete ich, »und ich glaube, daß er eine ziemlich gute Menschenkenntnis hat.«

Dann schwiegen wir beide eine Ewigkeit. Ich nahm meine Hand nicht von Glens Schulter. Endlich schien er sich ein wenig zu beruhigen. Plötzlich spürte ich, wie sein Körper erbebte, und merkte, daß er lachte. »Dem hab ich's aber gezeigt, was?« sagte Glen und nahm das zerfetzte Foto in die Hand.

»Das war wohl längst fällig, wenn Sie mich fragen«, sagte ich.

Glen sah sich das Bild genauer an. Dann herrschte wieder lange Schweigen. »Sie haben recht«, sagte er mit fester Stimme.

Ich ließ Glen noch ein bißchen Zeit, sich zu sammeln. Dann gingen wir gemeinsam die Treppe hinunter. »Sie kommen heute nacht zu uns«, sagte ich.

»Mir geht's schon wieder gut«, meinte Glen.

Zusammen mit dem Bild seines Vaters hatte dieser

Schuß auch das idealisierte Bild von Glen Charles und die damit verbundene Last zerstört. »Sie sind mein Freund«, sagte ich mit fester Stimme, »Sie kommen mit zu uns.«

Glen dachte einen Augenblick nach und reichte mir dann seine Hand. »Danke«, sagte er. »Herzlichen Dank.«

Ich nahm Glens Hand zwischen die meinen. »Herzlich willkommen unter den Menschen«, sagte ich leise.

Glen schwieg während der dreißigminütigen Fahrt. Er kurbelte das Fenster auf der Beifahrerseite herunter, machte die Augen zu und streckte den Kopf in den Fahrtwind.

»Wir sind da«, sagte ich, als wir endlich an meinem Haus ankamen.

Glen richtete sich langsam auf und sah sich um. Dann schaute er mich an und lächelte. Seite an Seite gingen wir den Weg zur Haustür hinauf.

Es war schon spät, und meine Frau und meine Kinder waren bereits im Bett. Ich wollte sie nicht stören. Am Morgen war immer noch Zeit für Erklärungen. Ich legte einen Eisbeutel auf meine inzwischen angeschwollene Hand, dann aßen Glen und ich die aufgewärmten Reste des Abendessens und sprachen miteinander bis tief in die Nacht hinein. Ich überredete ihn dazu, eine Therapie zu beginnen, jedenfalls für eine Weile. Es war, wie es so schön heißt, der Beginn einer wunderbaren Freundschaft.

Glen war in den nächsten Tagen während der Arbeit eher schweigsam. Doch niemand stellte Fragen, und deshalb gab es auch keine Antworten. Alles nahm ganz allmählich wieder seinen normalen Lauf. Wenn man bedachte, was geschehen war, konnte man nur Bewunderung hegen für diesen Mann. Womit ich wieder bei meinem anfänglichen Gefühl für Glen Charles angelangt war.

III

In jenem Winter betreute ich eine Gruppe ganz unterschiedlicher Patienten, eine recht große Gruppe. Seit Monaten schon hatte kein Bett leergestanden. Wenn im Osten der Winter hereinbricht, steigt die Zahl der Obdachlosen an der Westküste. In einem Park von Minneapolis zu übernachten wird bei Temperaturen um zehn Grad minus ungemütlich. Mittlerweile war es Ende Februar, und ein Hauch von Frühling lag in der Luft. Ich dachte über die vergangenen Monate nach.

Ich hatte mich um eine große Zahl von Menschen gekümmert, die unter Schizophrenie litten, verlorene Seelen in einem Meer aus Argwohn, Zweifeln und Verzweiflung. Ich hatte es mit Kokainsüchtigen zu tun gehabt, die die Entziehung nicht schafften, mit PCP-Abhängigen, die sich ein Auge ausgestochen hatten oder aus dem Fenster gesprungen und sich Arme oder Beine gebrochen hatten. Ich hatte mich um Alkoholiker gekümmert, die während des Entzugs unter Weinkrämpfen und ständigem Zittern litten. Da waren Manisch-Depressive gewesen. Ich hatte, so schien es mir, eine ganze Armee armer gequälter Seelen behandelt. Doch es gab auch einen Lichtblick.

Kurz nach Neujahr kam Mr. Aziz, der Teppichhändler, ein wenig zur Ruhe, so daß Gespräche möglich wurden.

235

»Was wollen Sie damit sagen: Ich habe mein ganzes Geld weggegeben?« fragte er, als ich ihm eröffnete, was er getan hatte.

»Sie haben alles Geld von Ihrem Konto abgehoben und es dann aus dem Fenster Ihres Wagens geworfen«, sagte ich, »auf dem Crenshaw Boulevard.«

Mr. Aziz sah mich mit merkwürdig hoffnungsvollem Blick an. »Das ist doch ein Scherz, oder?« fragte er und zwang sich zu einem Lächeln. »Wieder so einer von diesen amerikanischen Arztwitzen?«

Ich erklärte dem Mann, daß ich keineswegs Witze machte, woraufhin Mr. Aziz in eine Art Trance verfiel. »Zwanzig Jahre«, murmelte er immer wieder. Nach zehn Minuten ständiger Wiederholung begann ich mir Sorgen zu machen. Dann schien er sich für kurze Zeit wieder zu fangen. »Weiß meine Frau davon?« fragte er.

»Ich fürchte, ja«, antwortete ich.

»Wie hat sie es aufgenommen?« fragte Mr. Aziz und sah aus, als kennte er die Antwort bereits.

Ich erinnere mich an den Abend, als die ganze Familie Aziz im County General erschienen war. Seine Angehörigen wußten nur, daß Mr. Aziz sich in einer Psychiatrischen Klinik aufhielt, nicht aber, warum. Ich erinnerte mich daran, wie viele Kollegen nötig gewesen waren, Mrs. Aziz zu besänftigen, als sie hörte, was ihr Mann getan hatte. »Mit meinen eigenen Händen werde ich ihn erwürgen, diesen Wahnsinnigen«, hatte sie gekreischt und versucht, sich mit Zähnen und Fingernägeln einen Weg zu ihrem Mann zu bahnen.

Abdul Aziz war der einzige Patient in diesem Jahr, bei dem ich sicher sein konnte, daß er seine Medikamente nahm. Nachdem ich ihm und seiner Frau erklärt hatte, die einzige Möglichkeit, die Wiederholung eines solchen Vorfalles zu vermeiden, bestehe darin, das Lithium zu nehmen, hatte Mrs. Aziz ihren Mann lange und intensiv angesehen.

»Ich nehme es«, hatte Mr. Aziz mit nervöser Stimme gesagt, »ich esse es. Ich bade darin. Ich mache alles.« Dann warf er seiner Frau, die ihn immer noch anstarrte, einen Blick zu.

Mae Peterson war Mitte Januar entlassen worden. Sie sagte, sie fühle sich besser. Sie hatte wieder Appetit und konnte durchschlafen. Bevor sie in ihr Pflegeheim zurückkehrte, zeigte ich ihr noch einmal die Uhr, die sie mir geschenkt hatte. Ich hatte sie unter einen kleinen Glassturz auf meinem Schreibtisch gelegt. Sie lächelte lange, sagte aber nichts. Das mußte sie auch nicht.

Ich hatte hinsichtlich Ricky Myers noch immer ein ungutes Gefühl, mittlerweile jedoch aus anderen Gründen. Es lief alles zu gut. Er hatte weitere Fortschritte gemacht. Er begann, sich an gemeinschaftlichen Aktivitäten der Station zu beteiligen, und ich sah manchmal sogar, wie er andere Patienten in ein Gespräch verwickelte.

Eine Weile fühlte er sich zu Mae Peterson hingezogen, und merkwürdigerweise schien ihr das nichts auszumachen. Die beiden verbrachten ganze Abende plaudernd und fernsehend im Gemeinschaftsraum. Ricky schien es noch immer schwerzufallen, mit anderen zu sprechen, aber es war längst nicht mehr so schlimm wie früher. Mae schien ihm gutzutun, sie konnte ihm helfen, so wie ich es sicher nicht gekonnt hätte. Aber ich bekam jedesmal eine Gänsehaut, wenn ich die beiden zusammen sah. Ricky Myers schaute so verdammt normal aus. Manchmal mußte ich mich dazu zwingen, Minnie Osbournes Worte nicht zu vergessen. Der Mann, der sich da mit Mae Peterson unterhielt, war immer noch ein Vertreter des Bösen.

Unsere gemeinsamen Sitzungen führten nun sogar schon zu Resultaten, auch wenn wir uns oft wiederholten. Myers schien gern über seine Kindheit zu reden – er hatte Baseball gespielt, diese Leidenschaft teilten wir. Ich wurde nicht müde, ihn zu mahnen, seine Medikamente zu nehmen.

Alles lief gut, Ricky Myers begann tatsächlich sich einzufügen. Die Leute hörten auf, sich umzusehen, wenn er in der Nähe war. Ich hatte schon lange nicht mehr bei der Verwaltung angefragt, wann er verlegt würde. Von seinen Morden sprach eigentlich niemand mehr. Wir hörten auf, uns Gedanken zu machen; unsere Wachsamkeit ließ nach. Eines Morgens sah ich, daß Dr. Singh Myers sogar an der Schulter berührte, als sie im Flur aneinander vorbeigingen.

Es war schon merkwürdig, wie sich die Geschehnisse in der Station im Kreis zu bewegen schienen. Im einen Monat schien die Mehrheit unserer Patienten unter Schizophrenie zu leiden, dann wieder bekamen wir eine ganze Gruppe von Bipolaren oder von Depressiven. Doch nur selten erlebten wir einen merkwürdigeren Monat als den März, als drei unserer Patientinnen schwanger waren und eine glaubte, es zu sein.

Kay Lyle, Bertha Beamon und Sheena Carlysle wurden alle innerhalb einer Woche aufgenommen. Sie befanden sich im letzten Drittel der Schwangerschaft, Bob Hurley, der Mann, der sich einbildete, schwanger zu sein, stand, so wie er aussah, kurz vor der Entbindung.

Wahnvorstellungen, das habe ich schon gesagt, sind Überzeugungen, die sich vernünftiger Kontrolle entziehen. Warum oder wie sie zustande kommen, weiß niemand. Aber sie sind ausgesprochen real. Menschen entwickeln einen Gedanken und werden ihn nicht mehr los. In manchen, wenn auch nicht in allen Fällen kann das richtige Medikament diesen Zwang aufbrechen. Wahnvorstellungen beschränken sich nicht auf ein bestimmtes Krankheitsbild, sondern können bei allen Störungen auftreten. Bipolare neigen zum Größenwahn. Menschen wie Mr. Aziz halten sich plötzlich für Millionäre.

Die Wahnvorstellungen der Menschen, die unter Schizophrenie leiden, sind im allgemeinen bizarr oder paranoid. Solche Leute behaupten zum Beispiel, das CIA überwache sie oder ein ganzer Hühnerhof treibe in ihrem Magen sein Unwesen. Die Wahnvorstellungen schwer Depressiver gehen eher in die morbide Richtung. Ein Patient sprach davon, wie ihm das Gehirn verfaule.

Die Menschen glauben an ihre Wahnvorstellungen und richten ihr Leben danach aus. Ein vermeintlicher Napoleon kann sich durchaus in einen militärischen Stützpunkt einschleichen und dort die Soldaten herumkommandieren. Ein Mensch, der unter Paranoia leidet, legt unter Umständen eine Bombe, wenn ihm das CIA zu lästig wird. Jemand, der unter Depressionen leidet, könnte auf die Idee kommen, sich eine Pistole an die Schläfe zu halten, abzudrücken und die Fäulnis herausrinnen zu lassen.

Sonderbarerweise richtet sich auch der Körper oft nach der Psyche. Mr. Hurley war von der Polizei zu uns gebracht worden, nachdem er sich wiederholt zu Geburtsvorbereitungskursen angemeldet hatte. Als ich ihn das erstemal sah, war ich verblüfft. Er schaute wirklich aus, als wäre er schwanger. Er hatte vergrößerte Brüste, seine Hüfte war breiter geworden, und er hatte den für Schwangere typischen Watschelgang. Es dauerte Ewigkeiten, wenn er sich auf einen Stuhl setzen oder aufstehen wollte.

Die Verabreichung von Medikamenten während der Schwangerschaft ist immer ein heikles Thema, aber besonders wenn es sich um psychiatrische Mittel handelt. Die meisten unserer Arzneien wirken sich nachgewiesenermaßen auf den Fötus aus, und manche können bleibende Schäden verursachen. Neuroleptika wie zum Beispiel Thorazine verursachen nach der Geburt Probleme mit dem Muskeltonus. Beruhigungsmittel wie Valium können eine Gaumenspalte zur Folge haben. Die Verabreichung von Lithium kann zu Herzklappenfehlern führen. Deshalb muß man Risiken gegen den möglichen Nutzen abwägen: Was ist besser für das Kind – Medikamenten ausgesetzt zu werden oder eine verrückte Mutter zu haben? Jeder Fall ist anders gelagert, und die Entscheidung fällt nie leicht.

Bei unseren vier Schwangeren gingen wir folgendermaßen vor: Bob Hurley bekam Medikamente. Kay Lyle, eine zwanzigjährige Frau, die gerade ihren zweiten schizophrenen Schub durchlebte, bekam keine. Kays Wahnvorstellungen waren zwar seltsam, aber unserer Meinung nach nicht gefährlich. Sie glaubte, ein Vögelchen würde in ihrem Kopf leben und sich pfeifend mit ihr unterhalten, weshalb Kay mit Pfeifen antwortete. Wir hofften alle, Kays Baby würde später einmal zu würdigen wissen, was wir für es taten. Einen Monat lang ging es auf der Drei zu wie in einem Vogelbauer.

Auch Bertha Beamon, eine vierunddreißigjährige Frau, die bereits fünf Kinder hatte, bekam keine Medikamente. Bertha war schon so etwas wie ein Stammgast im County General. Sie hatte bisher nie besonders gut auf Medikamente angesprochen, also sahen wir auch keine Veranlassung, es noch einmal damit zu versuchen. Bertha hörte Stimmen, die sie aufforderten, Dusche und Herd anzuschalten. Zu Hause konnte das in einem Alptraum enden. Im Krankenhaus konnte man damit leben.

Unser Problemfall war Sheena Carlysle. Sheena, eine attraktive dreiunddreißigjährige Farbige, durchlebte gerade eine manische Phase. Sie wünschte sich sehnlichst ein Kind, nachdem sie schon zwei Fehlgeburten erlitten hatte. Jetzt war sie im achten Monat. Keine ihrer Schwangerschaften hatte so lange gedauert. Diesmal, davon war sie überzeugt, würde es klappen.

Es gibt zwei Formen der Manie, die euphorische und die gereizte. Es ist wichtig, zwischen den beiden zu unterscheiden, weil die Behandlungsmethoden differieren können. Sheena litt unter der euphorischen Form, dazu kam eine wirklich manische Betriebsamkeit. Sie war sozusagen vierundzwanzig Stunden am Tag auf den Beinen. Wenn sie so weitermachte, würde sie zusammenbrechen. Und wenn sie nicht selbst starb, dann würde es wohl das Baby treffen.

Nach langen Beratungen verordnete ich Sheena Lithium und gemischte Klonopin- und Ativan-Injektionen (es handelt sich dabei um kurzfristig wirksame Beruhigungsmittel), wenn sie drohte, völlig außer Rand und Band zu geraten.

241

Den ganzen März hielten wir den Atem an, denn wir konnten Sheena Carlysle alle gut leiden. Und wir mochten ihren Mann. Außerdem wollten wir das Baby.

Je näher der dreiundzwanzigste März, der Geburtstermin, rückte, desto euphorischer wurden auch wir. Die Mutter war unter Kontrolle, und auch dem Baby schien es gutzugehen. Alle hielten die Daumen. Es sah gut aus.

Da schlug das Schicksal zu. Wenn wir ein so wertvolles Geschenk erhielten, mußten wir auch etwas ähnlich Wertvolles verlieren. »Ich habe diese Tabletten unter Ricky Myers' Matratze gefunden«, sagte Ben Smith an dem Morgen zu mir, an dem Sheena Carlysles Wehen begannen.

Amazing Grace

I

Schizophrenie ist eine besonders schreckliche Krankheit. Ein Prozent der amerikanischen Bevölkerung leidet an ihr, ungefähr zweieinhalb Millionen Menschen, soviel wie die Bevölkerung von Idaho, Utah und Nevada zusammengenommen. Dieser Prozentsatz gilt für fast alle Länder der Welt. Keine ethnische Gruppe und kein Ort bleiben verschont.

Die Veranlagung zur Schizophrenie ist erblich. Inzwischen glaubt man zu wissen, daß die Krankheit mit der Dopaminübertragung im Gehirn zu tun hat. Dopamin gehört zu den wichtigsten Neurotransmittern des Körpers. Neurotransmitter sind Chemikalien, mit deren Hilfe die Neuronen untereinander Informationen austauschen.

Wenn der Dopaminhaushalt eines Menschen durcheinandergerät, entwickelt er die Symptome der Schizophrenie. Das Gehirn sendet dann entweder die falschen Signale aus oder empfängt sie fehlerhaft. Deshalb reagieren Menschen, die unter Schizophrenie leiden, auch so bizarr. Die Schaltfunktionen in ihrem Kopf sind völlig verwirrt. Sie hören Stimmen, wenn niemand spricht. Sie bilden sich merkwürdige Dinge ein, haben

Schwierigkeiten, einen zusammenhängenden Satz zu bilden. Sie vergessen, sich zu waschen oder zu rasieren. Das macht den alltäglichen Umgang mit anderen Menschen natürlich schwer. Die Schizophrenie ist eine Krankheit, die Angst macht.

Menschen, die unter Schizophrenie leiden, lassen sich in fünf Grundkategorien unterteilen: Es gibt den katatonen, den desorganisierten, den paranoiden, den undifferenzierten und den residualen Typus. Um die Jahrhundertwende, als wir noch einen geruhsameren, bäuerlichen Lebensstil pflegten, war die Mehrzahl der Schizophrenen kataton. Katatonie ist eine Störung der Motorik, die Menschen sind entweder überaktiv oder starr passiv, sie können wochenlang in der gleichen Stellung verharren oder sich so aufregen, daß sie an Erschöpfung sterben. Diese Form ist heute sehr selten.

Carl Williams litt unter desorganisierter Schizophrenie. Wie ich schon gesagt habe, haben diese Menschen etwas Albernes an sich. Residuale Schizophrene hingegen verfallen ganz allmählich in völlige Apathie, ohne jemals unter den Symptomen eines akuten »Nervenzusammenbruchs« zu leiden. Sie hören keine Stimmen, glauben nicht, daß sie Gott seien. Von sogenannten undifferenzierten Schizophrenien spricht man, wenn im Verlauf der Krankheit die Symptome ineinander übergehen. Ein hoher Prozentsatz der Obdachlosen leidet unter solch fließender Symptomatik.

Paranoide Schizophrenie hat eine ganz andere Erscheinungsform, möglicherweise handelt es sich sogar um eine völlig andere Krankheit. Viele paranoide Schizophrene arbeiten und haben Familien. Manche von ihnen kommen sogar ganz gut mit dem Leben zurecht, auch wenn sie unter Wahnvorstellungen leiden und hin und wieder Stimmen hören. Paranoide Schizophrene leiden unter Verfolgungswahn, die Zahl der paranoiden Schizophrenen ist mit dem Fortschritt der modernen Technik gestiegen, was meiner Meinung nach auch verständlich ist.

Die Stimmen, die diese Menschen hören, unterscheiden sich von denen anderer Schizophrener. Die Stimmen sagen ihnen, wer sie verfolgt und warum. Die Stimmen scheinen oft göttlichen oder teuflischen Ursprungs. Die Stimmen geben diesen Menschen Befehle. Zum Beispiel, daß sie sich in einem Büro verbarrikadieren sollen. Oder Waffen kaufen. Und gar nicht so selten gehorchen diese Menschen auch den Befehlen der Stimmen.

II

Ein Tag irgendwann Ende März. Die Besprechung begann wi immer um Punkt neun, denn Dr. Singh schätzte Ordnung im Denken und im Leben. Ich bewunderte den Mann inzwischen. Er hatte mir sehr, sehr vieles beigebracht. Er verlor die Ruhe nicht, überblickte jede Situation. Sein Bart war immer ordentlich gekämmt und seine Kleidung makellos gebügelt. »Haben wir neue Patienten?« fragte er, als er an diesem Morgen vor versammelter Mannschaft saß.

Es war Pech, ein unglücklicher Zufall, so etwas wie ein Blitzschlag. Warum ist ein Mensch zu einem bestimmten Zeitpunkt an einem bestimmten Ort? Der Zufall ist ein unangenehmer Partner, besonders wenn es um Le-

ben und Tod geht. Jeder von uns hätte der erste sein
können, der den Raum verließ.

Die Frühbesprechung dauerte wie üblich eineinhalb
Stunden. Zwei neue Patienten wurden vorgestellt und
die Fortschritte der alten diskutiert. Ich wurde gebeten,
die Wirkungsweise eines Antidepressivums zu erläutern, über das ich zum Glück gerade einige Artikel gelesen hatte. Dr. Ashwin erklärte auf die ihr eigene sanfte
und beredte Art die Kennzeichen der Kokainabhängig-
keit. Glen Charles stellte einen Forschungsbericht vor,
den er in einer britischen Zeitschrift gelesen hatte. Und
unser sonst so schwerfällige Psychologe Dr. Lamb erzählte tatsächlich einen Witz, einen kurzen Spruch, den
er in einer Zeitschrift gelesen hatte: »Rosen sind rot,
Veilchen sind blau, ich bin schizophren, und ich auch«,
sagte er, und alle mußten lachen, besonders Miss Givens, der der Spruch am besten zu gefallen schien.

»Ich muß zur Personalversammlung«, sagte Dr. Singh
schließlich und erhob sich. »Rufen Sie mich, wenn es
Probleme geben sollte.« Dann verließ er das Zimmer.

»Ich habe Ihnen doch gesagt, daß wir uns später unterhalten, Ricky.« Wir hörten seine Stimme vom Flur. »Sie
müssen mich jetzt entschuldigen. Ich bin in Eile.«
Wahrscheinlich blieb ihm gerade noch Zeit, sich umzudrehen.

Wir hörten das Knacken der Knochen. Keinen Schrei,
keine Geräusche, wie sie bei einem Handgemenge entstehen, nur wiederholte metallische Schläge.

Bis wir uns aufgerappelt hatten, war schon alles vorbei.
Zwei kräftige Pfleger drückten Ricky Myers auf den
Boden. Er wehrte sich nicht, denn er hatte seine Mis-
sion erfüllt. »Stirb, Satan! Stirb, Satan!« kreischte er

immer wieder. Weißer Schaum hing in seinen Mund-
winkeln.

Keiner sagte etwas. Wir waren zu entsetzt. Der Kreis
um den Verletzten wurde immer größer, als könnte
man den Schrecken bannen, wenn man sich von ihm
distanzierte.

In der Mitte dieses Ringes aus verschreckten Menschen
lag ein Klappstuhl auf den Fliesen. An der einen Kante,
die auf Dr. Singhs Kopf heruntergesaust war, befanden
sich zwei Büschel schwarzen Haares und ein breiter
Streifen gerinnenden Blutes.

Dr. Singh lag reglos neben dem Stuhl. Er hatte Arme und
Beine wie zum Schwimmen ausgebreitet. Sein Kopf war
schräg an die nahegelegene Wand gedrückt, und sein
himmelblauer Turban, der jetzt blutdurchtränkt war, lag
umgedreht neben ihm wie die Mütze eines Bettlers.

»Stirb, Satan! Stirb, Satan!« kreischte Ricky Myers immer noch.

Zum Glück hatte jemand kühlen Kopf bewahrt und Hilfe
herbeigeholt. »Roter Kode. Station Drei. Psychiatrie«,
drang es aus der Sprechanlage über unseren Köpfen.

An das, was folgte, kann ich mich nur noch sehr ver-
schwommen erinnern. Nach dem ersten Schrecken fin-
gen alle plötzlich zu schreien an. Zwei weitere Sicherheitsbeamte trafen ein, um Ricky Myers zu fesseln. Eine
der Schwestern bekam einen Wutanfall und begann,
Myers in den Rücken zu treten. Man mußte sie gewaltsam entfernen.

Ich weiß noch, daß der ganze Flur voller Menschen war.
Ich erinnere mich an Transfusionen, Medikamente und
Schreie. Und ich sehe noch die Gesichter, die durch das
kleine Fenster in der Stationstür starrten. Und Anita, die

247

an die Wand zurückwich und dort völlig reglos verharrte. Ich erinnere mich an die erregte Stimme von Miss Givens, die die Leute schreiend aufforderte, Platz zu machen. Ich weiß noch, daß Glen und ich abwechselnd Wiederbelebungsversuche unternahmen. Bis ein Arzt, den ich nicht kannte, sagte: »Hören wir auf damit. Er ist tot.« Das letzte, woran ich mich erinnere, ist mein Schwur, Ricky Myers umzubringen.

III

Es war der siebenundzwanzigste März, ein ausgesprochen warmer Frühlingstag. Der Himmel war pastellblau, nur eine einzige weiße Wolke am Horizont. Über mir zwitscherten leise zwei Vögel. Für L. A. war die Luft erstaunlich klar.

Ich saß auf einer kleinen Bank unter den Bäumen, die Arme ausgebreitet auf der hölzernen Rückenlehne, und reckte mein Gesicht der Sonne entgegen. Dr. Ashwin hatte mich hinter das alte Wartungsgebäude begleitet, sich dann jedoch ein eigenes Fleckchen gesucht. Ich sah einen kleinen, bunten Schmetterling, der herumflatterte und sich schließlich auf der Spitze meines Schuhs niederließ.

Dr. Singh war am Morgen begraben worden, und niemand hatte recht Lust zum Arbeiten. Miss Givens war einfach nach Hause gegangen. Dr. Ashwin und ich hatten uns in unseren geheimen Garten zurückgezogen. Glen Charles wachte über die Station.

In der Notaufnahme war ich oft genug mit dem Tod

248

konfrontiert worden, aber der Verlust von Dr. Singh traf mich völlig unvorbereitet. Vielleicht hatte das etwas damit zu tun, daß alles so plötzlich geschehen war, vielleicht auch mit Dr. Singhs Todesart oder seinem Mörder. Ich weiß es nicht. Ich weiß nur, wie sehr der Verlust schmerzte. Seit dem schrecklichen Ereignis vor vier Tagen hatte ich das Gefühl, als steckte ein Schwert in meiner Brust.

Ich weiß, daß es den anderen genauso ging wie mir; man konnte es allen deutlich an den Augen ablesen. Darin standen Wut und Trauer und tiefe Erschütterung.

Noch nie im Leben hatte ich jemanden so sehr gehaßt wie Ricky Myers zu diesem Zeitpunkt. Ich mußte mich mit diesen Gefühlen auseinandersetzen, bevor sie mich zerfraßen. Ich wollte ihn umbringen, ihn quälen, damit auch er Schmerz empfand, tiefen Schmerz. Ich wollte ihn in der Luft zerreißen und dann auf den Fetzen herumtrampeln.

Nachdem die Sicherheitskräfte Myers an jenem Morgen weggeschleift hatten, sah ich ihn nie mehr wieder. Es war mir egal, wohin sie ihn brachten. Es war mir egal, was mit ihm geschah.

Ich verbrachte den größten Teil des Nachmittages draußen in dem kleinen Garten. Auch Dr. Ashwin blieb dort. Ich verbrachte die Zeit mit Nachdenken über die vergangenen neun Monate, besonders über die vielen Stunden zusammen mit Dr. Singh. Ich erinnerte mich an alles, was er mir beigebracht hatte. Daran, daß er immer ein Vorbild an akademischer Integrität und Professionalität gewesen war. Ich hatte diesen Mann wirklich gemocht und geachtet. Ich dachte an seine Frau und an seine Kinder am Grab, so schockiert und apathisch hatten sie ausgesehen. Doch diesen Gedanken verdrängte ich schnell wieder, weil er mich zu sehr bedrückte.

Schließlich kam Dr. Ashwin zu mir herüber. »Wir müssen gehen«, sagte sie mit leiser Stimme, »es sind zwei neue Patienten gekommen.« Ich nickte und stand auf. Über den Spitzen der Bäume waren die oberen Stockwerke des County General zu sehen. Wir starrten einen Augenblick hinauf, faßten einander dann instinktiv bei der Hand und machten uns auf den Rückweg.

Und als sei es getrieben durch eine Kraft, der man sich nicht widersetzen konnte, begann das Leben auf Station Drei sich wieder zu regen. Die richtigen Papiere wurden ausgefüllt, das Essen wurde ausgegeben, Betten wurden gemacht und benutzt. Irgendwie gelang es uns weiterzumachen. Doch zwei Wochen lang erledigten wir unsere Pflichten wie Roboter. Montag, Mittwoch und Freitag trafen wir uns weiter zu den Besprechungen, doch selbst unter Glen Charles' Leitung verliefen die Sitzungen in lustloser, gezwungener Stimmung. Man unterhielt sich über die wichtigsten Dinge, was die Behandlung von Patienten anbelangte, mehr geschah nicht. Unsere Stimmung war gedämpft, wir sahen nur den leeren Stuhl am Kopfende des Konferenztisches. Wir waren eine Mannschaft, die ihren Kapitän verloren hatte.

An ein Bild aus dieser schrecklichen Zeit erinnere ich mich besonders lebhaft: Ich stand eines Tages auf dem Flur und sah das Krankenblatt eines Patienten durch. Es war schon spät, der Flur war leer. Nach einer Weile warf ich zufällig einen Blick auf den Boden. Auf der gelben Fliese, gleich neben meinem rechten Schuh, war ein kleiner dunkler Fleck. Ich starrte so lange darauf, bis mich der Schmerz übermannte und ich es nicht mehr aushielt. Es handelte sich um einen winzigen Fleck von Dr. Singhs Blut, den das Reinigungspersonal übersehen hatte.

Das war ein absoluter Tiefpunkt für mich. Von dem gebildeten, gutaussehenden Mann war nichts geblieben als ein Fleck auf dem Boden. Ich saß lange Zeit in meinem Büro. Weinen konnte ich nicht. Jetzt erst fiel mir auf, daß ich nur sehr wenige Menschen Dr. Singhs Tod hatte beweinen sehen. Ich hatte den Punkt, an dem man weint, überschritten, und wahrscheinlich erging es den anderen genauso. Ich wußte, daß die Wunden erst heilen mußten, bevor ich weinen konnte.

Das Leben der Patienten nahm weiterhin seinen Lauf. Bob Hurley sprach gut auf die Medikamente an. Seine Schwangerschaft schritt weniger schnell voran und war irgendwann ganz zu Ende. Er kehrte zu seiner Familie zurück. Zwei Monate später sah ich ihn Zeitungen an einem Straßenkiosk verkaufen. Als ich eine Zeitung verlangte, erkannte er mich nicht.

Kay Lyle, die noch immer vor sich hinpfiff, wurde von einem hübschen, gesunden Mädchen entbunden. Das Kind wurde von der Großmutter abgeholt, während die Mutter wieder zu uns auf Station kam. Wir verabreichten ihr Haldol, worauf sie nicht mehr so ausdauernd pfiff. Eine Woche nach Dr. Singhs Tod wurde ein Bett in Station Zwei frei, das Bertha Beamon bekam. So war nur noch Sheena Carlysle bei uns.

Ihre Geschichte ist ganz typisch für Station Drei. Ich habe schon erwähnt, daß an jenem schicksalhaften Morgen ihre Wehen einsetzten, aber dann geriet alles in Aufruhr. Nicht nur die Polizei kam, sondern auch zahllose Sicherheitskräfte und Neugierige. Als Dr. Singhs Leiche endlich weggebracht wurde, herrschte in unserer Station Betrieb wie in Grand Central Station.

Die Polizei nahm Zeugenaussagen auf, machte Fotos und suchte Beweisstücke. Die Anwesenden, die ohnmächtig geworden waren, erhielten einen Sitzplatz auf dem Flur. Die, die geweint hatten, wurden getröstet, die Zornigen beruhigt. Erst nach langer Zeit herrschte wieder Ruhe.

Genau in diesem Augenblick stieß das Baby seinen ersten Schrei aus. Ich sah Miss Givens an, Miss Givens sah Dr. Ashwin an, und Dr. Ashwin sah wieder mich an. Und alle drei rannten wir den Flur hinunter.

»Es ist ein Junge«, sagte Glen Charles, als wir endlich Sheena Carlysles Zimmer erreichten. In seinen Armen hielt er ein kleines, sich windendes Bündel, eingehüllt in ein Krankenhaushandtuch. Sheena, die glückliche Mutter, war erschöpft. Es war ein großer Augenblick. Wir standen alle regungslos da, als Glen Charles Sheena das Baby an die tränenfeuchte Wange legte, wo es zufrieden zu gurgeln anfing. Hinter uns rauschten Polizeifunkgeräte und zeichneten Beamte weiße Linien auf den Boden.

IV

Genau zwei Wochen nach Dr. Singhs Beisetzung teilte man unserer führerlosen Mannschaft mit, daß ein neuer Oberarzt kommen würde.

Punkt neun Uhr saßen wir an diesem Tag Anfang April rund um den Konferenztisch. Doch das sollte sich als das einzig Gewohnte an dieser Frühbesprechung erweisen.

Ein paar Minuten lang rutschten wir alle unruhig hin und her. »Sollte heute nicht der neue Oberarzt kommen?« fragte Dr. Ashwin und starrte auf den leeren Stuhl am Kopfende des Tisches. »Das habe ich auch gehört«, sagte ich. Es hieß, jemand von außerhalb des Krankenhauses sollte die Nachfolge von Dr. Singh antreten.

»Kennt jemand den Mann?« fragte Glen Charles, doch alle sahen ihn nur ihrerseits wieder fragend an.

Miss Givens blätterte einen Stapel Papiere durch. »Hier steht, daß er Fred Markham heißt«, sagte sie, nachdem sie einen Blick auf die Memos geworfen hatte, »sagt mir gar nichts.«

»Vielleicht kann er die Uhr nicht lesen«, sagte Dr. Lamb in herablassendem Tonfall und hielt seine eigene Uhr ans Ohr.

»Lassen Sie uns einfach anfangen«, sagte Dr. Charles schließlich. »Wenn er auftaucht, dann taucht er auf.«

Also begannen wir mit unserer Besprechung. Um neun Uhr dreißig, als wir gerade den vierten Patienten diskutierten, ging die Tür auf, und herein kam Dr. Fred Markham, ein schmaler Farbiger mit brauner Kordhose, rotem Polohemd und Slippers ohne Socken.

»Tut mir leid, Leute«, sagte er mit breitem Grinsen, als er seinen hageren, durchtrainierten Körper hereinschob, »ich bin noch nie sonderlich pünktlich gewesen.«

Dann strich er sich die Haare zurück, die er zu einem Pferdeschwanz zusammengebunden hatte, gab jedem die Hand und sprach uns mit unseren Vornamen an.

»Freut mich, Sie kennenzulernen, Steve«, sagte er, als ich an der Reihe war. »Ich bin Fred Markham.« Dann warf er einen Blick auf mein Namensschild. »Assistenzarzt, was?« fügte er hinzu. »Schreckliche Zeit.«

Die ganze nächste Stunde wußte keiner so recht, wie er sich verhalten oder was er sagen sollte. Es war alles höchst unangenehm. Jedesmal wenn wir unseren neuen Vorgesetzten mit Dr. Markham ansprachen, wurden wir umgehend berichtigt. »Fred, Mann«, sagte er, »einfach nur Fred.« Das wiederholte sich ungefähr fünfzigmal.

Und jedesmal, wenn es um einen neuen Patienten ging, stellte er merkwürdige Fragen. »Erzählen Sie mir doch was von sich«, sagte er, nachdem Dr. Ashwin uns die neuesten Daten zu Kay Lyle gegeben hatte.

»Wie bitte?« stotterte Anita.

»Erzählen Sie etwas von sich, von sich selbst«, beharrte Dr. Markham.

Dr. Ashwin warf mir einen schnellen flehenden Blick zu. Ich zuckte nur mit den Achseln und hob die Augenbrauen, denn ich war genauso verwirrt wie sie selbst.

Also faßte Dr. Ashwin ihr Leben kurz und knapp in Form eines Lebenslaufes zusammen.

»Nicht doch«, meinte Dr. Markham, als sie fertig war, »ich will Sie richtig kennenlernen. Was bringt Ihr Blut in Wallung? Was versetzt Sie in Hochstimmung? Was bringt Sie in beste Laune?«

Dr. Ashwin schaute, als wäre sie gerade einem Marsmenschen begegnet. Ich hatte den Eindruck, daß sie etwas sagen wollte, aber den Mund nicht aufbrachte. »Ich lese gern«, preßte sie schließlich schwach hervor.

»Gut, das ist doch schon mal ein Anfang«, sagte Dr. Markham mit einem offenen Lächeln, »nächster Fall.«

Jetzt stotterte Dr. Ashwin wie ein Automotor. »Aber ... aber ... aber ...«, sagte sie.

»Aber was, Anita?« fragte Dr. Markham mit aufrichtigem Interesse.

»Aber was ist mit den Medikamenten und Laborwerten?« platzte Dr. Ashwin heraus. So waren wir in den vergangenen Monaten immer vorgegangen.

»Wollen Sie sich über Medikamente und Laborwerte unterhalten?« fragte Dr. Markham.

»Ich glaube schon«, antwortete Dr. Ashwin kleinlaut, und ich mußte fast lachen. Anita war ganz offensichtlich aus der Fassung und warf mir einen wütenden Blick zu.

»Kein Problem, Anita«, sagte Dr. Markham mit ruhiger Stimme, »lachen ist gesund. Es macht Spaß. Im Leben kann man gar nicht genug lachen.«

Dr. Ashwin wußte nun gar nicht mehr, wohin sie schauen oder was sie sagen sollte. »Die Laborwerte und Medikamente von Miss Lyle«, half Dr. Markham ihr auf die Sprünge.

»Prolixin 5 mg b. i. d.«, sagte Anita mit gedämpfter, monotoner Stimme. »Blutstatus normal. Schilddrüsenwerte normal.«

»Sind Sie damit zufrieden?« fragte Dr. Markham.

»Ja, Sir«, antwortete Dr. Ashwin schließlich.

»Fred.«

»Ja, Fred.«

»Gut.«

So ging das die ganze Stunde hindurch. Dr. Markham fragte Glen, ob er singen könne.

»Ein bißchen«, antwortete Glen.

»Würden Sie uns jetzt etwas vorsingen?« fragte Dr. Markham. »Das würde ich mir wünschen.«

Ich hatte Glen Charles noch nie zuvor verlegen erlebt.

»Vielleicht nächstes Mal«, stotterte er.

»Großartig!« erwiderte Dr. Markham voller Enthusiasmus. »Da' haben wir etwas, worauf wir uns freuen können.«

Miss Givens forderte er auf, von ihren Großeltern zu erzählen. Ich mußte der Gruppe ein Rätsel stellen. Zuletzt mußten wir alle ganz still dasitzen und einfach nur atmen. »Bis später, Leute«, sagte Dr. Markham nach der Atemübung und ging.

Eine Weile herrschte Schweigen. Schließlich brach Miss Givens den Bann. »Was zum Teufel war denn das?« fragte sie.

Glen Charles lehnte sich in seinem Stuhl zurück. »Meine Damen und Herren«, sagte er, »ich glaube, das war unsere Frühbesprechung.«

Nach einer Weile merkten wir, daß Glen recht hatte. Wie die Überlebenden eines Schiffsunglücks drängten wir hinaus auf den Flur.

Dr. Markham wurde schon bald zu unserem Gesprächsthema Nummer eins. Als Dr. Charles, Dr. Ashwin und ich uns am Nachmittag in der Kantine zum Essen zusammensetzten, sprachen wir nur über ihn.

»Ich weiß nicht, wie lange ich das aushalte«, sagte Dr. Ashwin, ohne einen Bissen anzurühren. »Ich bin noch nie so ... so ..., ach ich weiß nicht was.«

Sie und ich hatten dieselbe Wellenlänge. »Ich glaube, er möchte uns etwas mitteilen«, sagte ich, »nur weiß ich nicht so genau, was.«

»Ich glaube, er will uns mitteilen, daß er ein verdammter Wahnsinniger ist«, meinte Dr. Ashwin verärgert. Ich hatte sie noch nie zuvor fluchen hören.

»Dabei seid ihr doch viel besser weggekommen als ich«, meldete sich Glen Charles mit einem Lächeln zu Wort, »ich muß nun nach Feierabend ein Lied einüben.«

Jeff Farrell, der im gleichen Ausbildungsjahr war wie Glen, gesellte sich zu uns.

»Na, wie geht's Dr. Markham?« fragte er mit verschlagenem Gesichtsausdruck. »Ein irrer Typ, was«, fügte er hinzu, als niemand von uns eine Antwort herausbrachte.

»Meiner Ansicht nach LSD-süchtig«, sagte ich schließlich.

»Glen Charles beäugte Dr. Farrell mit schiefgelegtem Kopf. »Kennen Sie den Kerl?« fragte er.

»Aber klar«, sagte Dr. Farrell und griff nach dem Salz. »Hat er schon jemanden vorsingen lassen?«

Die nächsten zwanzig Minuten lauschten wir Dr. Farrell aufmerksam. Wir waren wie die Kinder, die um ein Lagerfeuer herumsaßen und sich Gespenstergeschichten erzählen ließen. Doch nach der Erzählung ergab alles ein bißchen mehr Sinn.

Erstaunlicherweise war Dr. Markham nur fünf Jahre älter als ich. Er hatte etwas Glattes, Ätherisches an sich, das die Altersfrage in den Hintergrund treten ließ. Seine Referenzen waren tadellos. Zuerst University of Pennsylvania, dann Medizinstudium in San Francisco bis 1971. Ausbildung in Stanford. Als wir alles zusammenzählten, fehlten jedoch zwei Jahre. »Vietnam« sagte Dr. Farrell postwendend, »Luftwaffe«.

In der Geschichte der Psychiatrie hat es schon die unterschiedlichsten Schulen oder Bewegungen gegeben. Manche von ihnen haben sich durchgesetzt, andere sind wieder von der Bildfläche verschwunden, genauso schnell, wie sie entstanden waren.

Die erste und dauerhafteste Revolution war natürlich

die Psychoanalyse. Anfang unseres Jahrhunderts erschloß Sigmund Freud mit seinen genauen Beobachtungen und seiner brillanten Analysetechnik die Welt des Unbewußten.

Freuds Schlüssel zu dieser bis dahin unbekannten Welt waren die freie Assoziation (man sagt alles, was einem in einer bestimmten Situation in den Sinn kommt) und die Analyse der Übertragung, also jener merkwürdigen, unerklärten Gefühle, die der Patient auf seinen Therapeuten projiziert. Die von Freud aufgedeckten psychischen Mechanismen und die von ihm entwickelten Behandlungstechniken bilden auch heute noch die Grundlage der Therapie.

Natürlich gibt es andere Modelle zur Erklärung menschlicher Aktionen und Motivationen. Die Verhaltenstherapie beispielsweise geht davon aus, daß wir Verhaltensweisen nur aufgrund eines Systems verstärkender Belohnung oder verhindernder Bestrafung ändern. Verhaltenstheoretiker behaupten, daß wir unsere Handlungen eher an unserer Umwelt ausrichten als an unseren eigenen Bedürfnissen. Jede dieser Theorien und Therapien hat ihre Befürworter und ihre Gegner.

Es fehlt auch nicht an einigen Merkwürdigkeiten. So entwickelte beispielsweise Wilhelm Reich, einer der ersten Schüler von Freud, eine Theorie von Gesundheit und Krankheit, die sich auf »Orgon«, eine rätselhafte kosmische Energie, stützte. Als er jedoch anfing, sogenannte Orgonenergieakkumulatoren zu bauen und sie bei so unterschiedlichen Krankheiten wie Schizophrenie und Krebs einzusetzen, gebot man ihm Einhalt. Die Theorie des »Orgon« starb zusammen mit ihrem Urheber.

In der jüngeren Vergangenheit wurde oft die Gruppentherapie als Mittel zur Selbsterforschung verwendet. Es gibt drei Grundformen der Gruppentherapie: Zunächst sogenannte Support-Gruppen, in denen sich normalerweise Menschen treffen, die ihre Ideen austauschen, Dampf ablassen und sich gegenseitig aufbauen wollen. Die Zwölf-Stufen-Programme der Anonymen Alkoholiker und der Anonymen Tablettensüchtigen gehören in diese Kategorie. Dazu kommen echte Psychotherapiegruppen, bei denen das gemeinsame Ziel nicht die gegenseitige Unterstützung, sondern Einsicht in die eigene Persönlichkeit und daraus entwickelte Veränderung ist. Und in den sechziger und siebziger Jahren gab es schließlich noch eine dritte Art von Gruppen, die sogenannten Encounter-Gruppen. – An dieser Methode orientierte sich Dr. Markham.

Das Ziel der Encounter-Gruppen bestand darin, sich selbst besser kennenzulernen und sich seiner selbst bewußter zu werden, man sollte sozusagen seinen psychologischen Horizont erweitern. Es entstanden zahlreiche Zentren, an denen man nach dem Prinzip der Encounter-Gruppen vorging. Sogar mit Drogen experimentierte man. Andere erhofften wahre Begegnungen von Nacktheit, von besonders langen Sitzungen, vom Fasten und von ähnlichem. Damals feierte die Populärpsychologie und -psychiatrie fröhliche Urständ.

Im Lauf der Jahre überlebten sich die Encounter-Gruppen jedoch, weil die Erkenntnisse, die man so gewinnen konnte, im Regelfall nur zu kurzfristigen Erfolgen führten und manchmal sogar Narben hinterließen. Trotzdem darf man nicht vergessen, daß die Verfechter der Encounter-Gruppen therapeutisches Neuland erschlossen

und eine unverbrauchtere Sehweise der Therapie er-
möglichten.

»Markham hat kräftig bei den Encounter-Leuten mitge-
mischt«, erzählte Dr. Farrell. »Ich bin in meiner College-
zeit zu ein paar von seinen Sitzungen gegangen. Damals
ging's ganz schön wild zu.«

»Das wissen wir«, seufzte Dr. Ashwin.

»Haben Sie ein bißchen Geduld mit ihm«, fügte Dr. Farrell schnell hinzu, »der Mann ist nicht dumm. Sie sehen
schon noch, worauf er hinaus will.« Bislang hatte ich
Dr. Farrell durchaus als seriösen Menschen betrachtet.

V

Am nächsten Morgen versammelten wir uns, gemäß der
alten Tradition, wieder um Punkt neun Uhr im Besprechungszimmer. Diesmal jedoch drängte niemand, daß
wir anfangen sollten. Wir saßen nur alle um den Tisch
herum und warteten. Glen Charles trommelte mit den
Fingern auf den Tisch. Ich kam mir vor, als stünde uns
allen eine große und wichtige Prüfung bevor.

»Wunderbarer Morgen heute, finden Sie nicht auch?«
fragte Dr. Markham, als er um neun Uhr zwanzig ins
Zimmer schneite. »Der Morgen ist mir die liebste Zeit
des Tages.« Wir lächelten und nickten. Glens Trommeln
wurde lauter.

»Wir haben einen neuen Patienten«, meinte Dr. Ashwin,
nachdem Dr. Markham zwei Minuten lang schweigend
am Tisch gesessen hatte. Ich war dankbar, daß Anita den
Anfang machte. Es herrschte eine so starke Spannung im
Raum, daß wir alle kurz vor dem Explodieren waren.

»Einen neuen Patienten. Das ist tragisch«, sagte Dr. Markham mit trauriger Stimme. Dann schwieg er wieder.

»Wie bitte?« fragte Dr. Ashwin schließlich.

»Psychische Krankheiten sind immer tragisch«, stellte Dr. Markham fest, »besonders dann, wenn ein Mensch in die Klinik eingewiesen werden muß. Wir konnten uns über diesen wunderschönen Morgen freuen. Er konnte das nicht. Das tut mir wirklich leid.«

Ich muß zugeben, daß ich den Sachverhalt noch nie aus dieser Perspektive betrachtet hatte. Auch Glen sah nachdenklich aus.

»Da wir nun alle den Tag mit einer schlechten Nachricht haben beginnen müssen«, sagte Dr. Markham, »sollten wir diese schlechte Nachricht jetzt durch eine gute ausgleichen.« Er reichte mir quer über den Tisch die Hand. »Nehmen Sie die Hand Ihres Nachbarn«, sagte er, »und sagen Sie ihm, daß Sie ihn mögen.«

Dr. Markham ergriff meine Hand. »Guten Morgen, Steve«, sagte er. »Ich mag Sie.«

»Guten Morgen, Fred«, stotterte ich nach kurzem Zögern, »ich mag Sie auch.« Und merkwürdigerweise hatte ich tatsächlich das Gefühl, daß ich das auch so meinte.

Nachdem wir einander alle die Hände gegeben hatten, ähnelte die Besprechung tatsächlich wieder dem, was wir gewohnt waren. Wir sprachen über einige Patienten und Diagnosen und von Medikamenten. Ich wußte, da mußte noch etwas nachkommen.

Wir hatten die Hälfte der Krankenblätter durch, als Dr. Markham sich an Glen Charles wandte. »Was ist denn mit dem Lied, das Sie uns versprochen haben?« fragte er. Ich mußte die Augen schließen, sonst hätte ich die Situation nicht ertragen.

Als ich die Augen wieder öffnete, überlegte Glen Charles noch immer. Dann lächelte er. »Klar, warum nicht«, sagte er. Ich war mittlerweile davon überzeugt, daß Dr. Markham völlig verrückt war. Und nun wollte Glen Charles ihm offenbar auch noch nacheifern.

Glen begann tatsächlich zu singen. Mit tiefer Stimme sang er die erste Strophe von »Amazing Grace«. Das Merkwürdige daran war nicht, daß Glen sang, sondern meine Reaktion darauf. Plötzlich überkam mich ein starkes Gefühl, fast so wie ich es als Kind bei der Nationalhymne empfunden hatte. Oder als ich mich das erstemal verliebte. Ich konnte es nicht erklären, aber es brach über mich herein wie eine große mächtige Welle. Ich mußte blinzeln, damit ich nicht anfing zu weinen.

Ich weiß, daß die anderen genauso gerührt waren wie ich. Miss Givens mußte den Kopf abwenden und sich die Augen wischen. Sogar Dr. Lamb schien es die Kehle zuzuschnüren. Dr. Ashwin lief eine einzelne Träne die Wange herunter.

Dr. Markham ließ uns den Augenblick auskosten, bevor er etwas sagte. »Das, meine Herrschaften, versteht man unter Gefühl«, sagte er mit leiser Stimme. »Und damit beschäftigen wir Psychiater uns. Wie sollen wir jemals die Erfahrungen unserer Patienten begreifen, wenn wir nicht einmal verstehen, was wir selbst empfinden?«

»Hier«, fuhr Dr. Markham fort, »in dieser verrückten, chaotischen Welt der Gefühle leben unsere Patienten. Jeder einzelne Mensch da draußen«, sagte er und deutete dabei auf die Tür, »empfindet Schmerz oder Verzweiflung oder Hoffnungslosigkeit. Stellen Sie sich selbst folgende Frage: Wie können Sie als Ärzte in Verbindung treten mit diesen Menschen und ihren Gefühlen? Wie können Sie einen Kontakt herstellen? Wie können Sie dazu beitragen, das Leiden zu verringern? Denn wenn Ihnen das nicht gelingt«, schloß Dr. Markham fast schon flüsternd, »wird unsere Kranken kein Medikament der Welt heilen.«

Wieder einmal war ich an einem Wendepunkt angelangt.

Der Babymann

I

Noch am selben Nachmittag erlebten wir Dr. Markham in Aktion. Auf unser aller Bitten hin interviewte er Dr. Ashwins neuen Patienten. Meine Meinung über den neuen Oberarzt hatte sich von unverhohlener Verachtung zu höchster Neugierde gewandelt. Ich war selten zuvor so gespannt auf etwas gewesen.

Harrison Roosevelt war, so hätte ich ihn jedenfalls früher eingeschätzt, ein ganz normaler Fall von Schizophrenie, ein Patient, der vielleicht interessante Diskussionen über Dopaminrezeptoren entfesselte, aber nicht viel mehr. Ich hatte schon Dutzende ähnlicher Fälle behandelt. Bei manchen hatte sich der Zustand gebessert, bei anderen nicht. Die Stationen waren immer die gleichen: Stimmen, Haldol, Wohnheime. Ich hatte all diese Menschen behandelt, aber ich habe sie nicht kennengelernt, weil ich es nicht für möglich hielt, sie kennenzulernen. Ich wurde eines Besseren belehrt.

Dr. Markham schien alle Regeln der Interviewtechnik zu mißachten, die ich bis dahin gelernt hatte. Er stand von seinem Stuhl auf und lief im Zimmer auf und ab. Er sah zum Fenster hinaus. Lachte. Berührte den Patienten. Verharmloste fast alle Symptome, über die ich meine eigenen Patienten zu befragen pflegte – Stimmen, Wahn-vorstellungen und so weiter. Statt Mr. Roosevelts Ge-dächtnis nach allen Regeln der Kunst zu prüfen, fragte er, ob er ein Baseballfan sei: »Können Sie mir sagen, wer die Meisterschaft 1969 gewonnen hat?«

Man konnte über Dr. Markhams Stil denken, was man wollte – jedenfalls funktionierte er. Mr. Roosevelt, ein scheuer, verängstigter Mann, blühte vor unseren Augen auf. Irgendwie hatte Dr. Markham ein verstecktes Stück seiner Persönlichkeit entdeckt und an die Oberfläche gelockt. Er hatte eine Beziehung zu dem Mann herge-stellt. Gegen Ende des Interviews unterhielten sich die beiden, als wären sie schon seit Jahren miteinander be-freundet. Ich war zutiefst verblüfft.

Glen und Anita ging es genauso. Als Mr. Roosevelt auf-stand, um das Zimmer zu verlassen, gab er jedem von uns die Hand und bedankte sich. »Keine Ursache«, ant-worteten wir alle, aber wir waren mit den Gedanken nicht bei der Sache. Wir konnten alle den Blick nicht mehr von Dr. Markham wenden, der schweigend auf seinem Stuhl saß.

»Und?« fragte er, nachdem Mr. Roosevelt den Raum ver-lassen hatte.

»Ich singe gern wieder für Sie«, sagte Glen.

»Beethoven bringt mein Blut in Wallung«, fügte Anita Ashwin mit einem Lächeln hinzu. Ich wußte nicht, was ich sagen sollte.

»Jeder psychisch Kranke«, sagte Dr. Markham mit sanf-ter Stimme, »hat irgendwo noch einen gesunden Kern, wie klein oder versteckt er auch sein mag. Manche wis-sen vielleicht nicht einmal, daß er noch da ist. Unsere Aufgabe als Psychiater ist es, diesen Kern zu finden und zu nähren, damit er wachsen kann. Wir müssen ihn hegen wie eine Pflanze. Damit können Sie Ihren Patienten ein wirklich wertvolles Geschenk machen.«

Plötzlich schaute Dr. Ashwin ziemlich unsicher drein. »Und was ist mit den Medikamenten?« fragte sie. »Was ist mit allem, was wir bis jetzt gelernt haben?«

Ich hatte die gleichen Bedenken. Schließlich hatte ich neun Monate damit zugebracht, mir Wissen anzueignen über chemische Vorgänge im Gehirn, über Rezeptoren und Stoffwechselfragen. Wir hatten das in uns aufgesaugt, als handle es sich um die Zehn Gebote. Jetzt erschien ein hagerer Farbiger mit einem Pferdeschwanz, und wir sollten alles binnen kürzester Zeit über den Haufen werfen.

Dr. Markham lächelte. »Natürlich sind Medikamente auch wichtig«, sagte er zu unserer großen Erleichterung, »sogar lebenswichtig, und Sie sollten soviel wie möglich darüber wissen. Doch Sie sollten gleichzeitig nie vergessen, daß sie keine Patentlösung für alle psychischen Krankheiten bieten. Genausowenig, wie Insulin das Allheilmittel gegen Zuckerkrankheit ist.«

Dann schwieg Dr. Markham einen Augenblick, damit wir uns äußern konnten. Ich ahnte, daß der Mann ein hervorragender Psychiater war, aber vielleicht, dachte ich, kennt er sich mit der Behandlung von Diabetes nicht so gut aus. »Ich bin mir nicht so sicher, ob ich Ihnen folgen kann«, sagte ich zögernd.

»Wenn ein Arzt einem Mädchen in der Pubertät einfach nur Insulin verschreibt und es dann wieder nach Hause schickt«, fuhr Dr. Markham fort, »dann wird es mit Sicherheit Schwierigkeiten damit haben. Das ist bei einem Psychiater, der Thorazine verabreicht, ganz genauso.

Vielleicht wollen Sie erreichen, daß die Patientin keine Stimmen mehr hört, genauso wie man den Blutzuckerwert mit Insulin regulieren kann. Aber da spielen doch so viele andere Faktoren hinein. Welche Einstellung hat der Patient zum Beispiel dem ihm verabreichten Medikament gegenüber? Versteht er seine Krankheit als Zeichen persönlicher Schwäche oder als moralisches Versagen?« Dr. Markham strich sich mit der Hand über die Haare und fuhr fort. »Was denkt der Patient von Ihnen? Glaubt er, daß Sie ihn bestrafen? Rächt er sich, indem er sich verweigert? Welche Stellung nimmt ein psychisch Kranker in der Familie ein? Werden Dritte versuchen, Ihre Pläne zu durchkreuzen? – Sehen Sie, worauf ich hinaus möchte?« fragte er, und zum erstenmal konnte ich eine Frage von Dr. Markham mit ja beantworten.

»Medikamente beseitigen die Hindernisse auf dem Weg zur Therapie«, fuhr Dr. Markham fort, »genauso wie die Therapie ihrerseits die Hindernisse auf dem Weg zu einer erfolgreichen Verabreichung von Medikamenten beseitigt. Beides wirkt zusammen, beide lassen sich nicht voneinander trennen.« Dann lachte er. »Und ich kann Ihnen aus eigener Erfahrung sagen«, meinte er, »daß es leichter ist, sich medizinisches Wissen anzueignen als therapeutisches.«

Auch in der Psychiatrie spricht man vom »Aha-Effekt«. Das ist sozusagen der Augenblick der Offenbarung. Als Dr. Markham ausgeredet hatte, erlebte ich einen dieser Augenblicke. Plötzlich sah ich alles sehr klar. Kurz zusammengefaßt stellte sich meine Erkenntnis so dar: *Ich beschäftige mich jetzt schon fast ein Jahr mit der Psychiatrie und weiß nach wie vor überhaupt nichts darüber.*

Ich habe es schon gesagt, es war ein ständiges Auf und Ab im County General. Und kaum hatte uns Mr. Markham neue Wege gewiesen, da nahm das Schicksalsrad seinen Lauf nach unten. Das war Ende April. Die Nachtluft war warm und schwer. Sie roch nach den alten Männern, die auf Treppen herumgammelten, nach Kokain und raschelnden Dollarnoten. Sie roch nach den Abgasen aufheulender Motoren. Sie roch nach zerbrochenen Weinflaschen und alten Verpackungen aus Fast-Food-Läden. Sie roch nach einem beengten Leben, nach einem Leben, das sich ohne Erfolg abmühte.

Kein Lüftchen ging, alles war still. Am Himmel war kein Mond zu sehen. Als ich gerade vom Abendessen in der Kantine für eine lange Nacht ins Hauptgebäude zurückkehrte, fuhr ein Polizeiwagen vor. Zwei Polizisten stiegen aus und zerrten Aaron Johnston aus dem Fond.

»Laßt mich in Ruhe! Laßt mich in Ruhe!« brüllte Aaron, als die Polizisten sich abmühten, ihn in die Klinik zu schieben. Anfangs dachte ich noch, Aaron meine die Polizisten, doch sobald er drinnen war, rief er: »Sie kriechen mir die Nase hoch! Haltet sie doch auf!« Dabei schüttelte er heftig den Kopf. Die Hände waren ihm hinter dem Rücken mit Handschellen zusammengeschlossen.

Als die Polizisten die nötigen Formulare ausfüllten, rollte Aaron sich auf dem Fliesenboden zusammen. »Verjagt sie doch, bitte«, schluchzte er, und Speichel und Schweiß tropften ihm vom Gesicht. Aaron Johnston war sieben Jahre alt.

Der Junge hatte zufällig den Kokainvorrat seiner Eltern gefunden und, wie Kinder eben so sind, wollte selbst ausprobieren, was er bei ihnen gesehen hatte. Bei Kokainüberdosen sind Wahnvorstellungen, wie zum Beispiel von Käfern, die auf einem herumkrabbeln, nichts Ungewöhnliches. Aaron Johnston schrie vierundzwanzig Stunden lang ununterbrochen. Ich wünschte, ich könnte sagen, er war das einzige Kind gewesen, mit dem ich es im County General zu tun hatte, oder auch nur, daß sein Fall der schlimmste sei. Doch beides wäre gelogen.

Wenigstens war bei Aaron keine Absicht im Spiel. Alisha Carmen und Keena Washington hatten da weniger Glück. Ihnen gab man ganz bewußt Drogen. Und sie waren nicht die einzigen. Gewöhnlich gehörten die Drogen zum sexuellen Mißbrauch oder zu rituellen Handlungen.

Ich habe die beiden Mädchen Alisha und Keena erwähnt, weil sie so schwer verletzt wurden, daß eine Unterleibsoperation notwendig wurde. Es fällt nicht leicht zu beschreiben, was in einem vorgeht, wenn man ein zehnjähriges Mädchen sieht, das unter Wahnvorstellungen leidet und aus der Scheide blutet. Das Wort »Wut« bekommt in solchen Situationen eine ganz neue Dimension.

Eigentlich wollte ich einen oder zwei Fälle von Mißbrauch genau beschreiben, mußte allerdings schon nach kurzer Zeit feststellen, daß ich nicht dazu in der Lage war. Noch bin ich zu wütend dazu. Ich würde kein Ende mehr finden. Ich muß warten und es später noch einmal versuchen. So muß hier die Feststellung genügen, daß

der sexuelle Mißbrauch von Kindern weitverbreitet ist –
Väter und Töchter, Väter und Söhne, Mütter und Töchter, Mütter und Söhne, Onkel und Tanten mit Neffen
und Nichten, Brüder und Schwestern, Nachbarn mit
Nachbarn. Ich hatte früher immer gedacht, daß nur Tiere
ihre Jungen fressen. Und ich mußte außerdem noch erfahren, daß Erwachsene nicht nur sexuellen Mißbrauch
mit den Kindern treiben, sondern sie auch an Dritte verkaufen.

Ich hatte Aaron Johnston gerade in das Einzelzimmer in
der Psychiatrischen Notaufnahme gebracht, als ich zur
nächsten Patientin gerufen wurde. »Ich übernehme das
schon«, sagte Dr. Lopez, der mit mir zusammenarbeite-
te.

»Keine Chance«, antwortete ich, erhob mich und ging
zum Aufzug. Ich wollte mich von Aaron ablenken, denn
seine Schreie klangen mir immer noch in den Ohren.

Wie sich später herausstellte, hätte ich das Angebot von
Dr. Lopez besser angenommen, denn nun sollte ich es
mit Alice Meacham zu tun bekommen. Alice war eine
sogenannte Erdbeere, eine Frau, die Sex für Drogen an-
bietet. Wenn ein Mann das tut, heißt er im Slang »Him-
beere«.

Alice war eine hübsche, junge, klapperdürre Farbige.
Sie zitterte wie Espenlaub. »Ich muß runter vom Koks,
Mann«, sagte sie, als sie mir im Sprechzimmer gegen-
übersaß, »sonst geh ich drauf.« Sie rutschte unruhig auf
ihrem Stuhl hin und her. »Und ich muß meine Kinder
wiederkriegen«, fügte sie hinzu.

Mittlerweile waren Drogensüchtige für mich nichts
Neues mehr. Ich hatte ihre Geschichten schon tausendmal gehört: Festnahme, Gerichtsverhandlung, und die

Kinder kommen ins Pflegeheim. Und, was gibt's sonst noch Neues? dachte ich für mich. Unglücklicherweise gab es etwas.

»Wo sind Ihre Kinder jetzt?« fragte ich ohne Umschweife.

»Ich habe sie verkauft«, antwortete Alice.

Ich wollte meinen Ohren nicht trauen. »Was haben Sie?« fragte ich, plötzlich hellwach.

»Ich habe sie verkauft. Aber jetzt will ich sie wieder zurück«, wiederholte Alice.

»An wen haben Sie die Kinder verkauft?« fragte ich ungläubig.

»Natürlich an den Babymann«, sagte Alice.

Ich verstand nicht, was sie mir erzählte; konnte es mir einfach nicht vorstellen. Ich war immer noch bereit, nur Gutes von den Menschen zu denken. »Ich verstehe nicht«, sagte ich. »Wer ist das, der Babymann?«

Alice schaute mich ein wenig verärgert an. »Der Babymann, das ist der, der Kinder und Babys kauft«, sagte sie mit tonloser Stimme.

Ich spürte, wie es in meinem Inneren zu brodeln begann. Aber ich wollte immer noch nicht glauben, was ich hörte, fragte also noch einmal. »Ich möchte nur ganz sicher gehen«, sagte ich vorsichtig, »Sie haben also Ihre Kinder einem Mann gegeben, der Ihnen Geld dafür gezahlt hat?«

»Nein«, sagte Alice und erzeugte ein vorübergehendes Gefühl der Erleichterung in mir. »Ich habe sie gegen Kokain eingetauscht«, fuhr sie fort, und nun kochte ich fast über.

»Sie haben Ihre Kinder für Drogen verhökert?« fragte ich mit schneidender Stimme.

»Ja«, antwortete Alice Meacham, »das sage ich doch. Und jetzt brauche ich Ihre Hilfe, damit ich sie wieder zurückbekomme.«

»Was macht dieser Babymann mit den Kindern, die er kauft?« fragte ich und wollte die Antwort eigentlich gar nicht hören.

»Weiß ich nicht«, antwortete Alice und setzte sich ein bißchen bequemer hin, »wahrscheinlich nichts Gutes.«

»Wahrscheinlich nichts Gutes«, wiederholte ich langsam.

»Also«, fragte Miss Meacham ungeduldig, »können Sie mir nun helfen?«

Ich erhob mich langsam. »Wir machen hier keinen Entzug«, sagte ich und leierte ganz mechanisch die für solche Fälle übliche Erklärung herunter. »Der Bezirk bezahlt so etwas nicht. Er sorgt lieber für mehr Polizisten und größere Gefängnisse.« Ich wußte, daß ich die Worte in der richtigen Reihenfolge gesagt hatte, auch wenn ich nicht wußte, wie ich das zustande brachte. Meine Gedanken waren gar nicht mehr in diesem Sprechzimmer. Ich hatte mich völlig eingeigelt.

»Was Ihre Kinder anbelangt«, sagte ich, als ich schon zur Tür ging, »da werde ich Ihnen nicht helfen. Weil ich glaube, daß Sie sie nur wieder verkaufen würden. Aber es gibt viele Leute hier. Sprechen Sie mit denen. Vielleicht denken die anders.« Ich wandte mich ein letztesmal um. »Wenn Sie mich jetzt bitte entschuldigen würden«, sagte ich, »ich muß gehen.«

Ich ließ Alice Meacham auf der Couch sitzen, ging aus dem Raum, schloß die Tür zur Drei auf und machte mich auf den Weg zu meinem Büro. Ich brauchte Ruhe und Abstand.

Als ich die Tür aufschloß, wehte mir ein Stück Papier vom Boden entgegen, auf das eine Telefonnummer geschrieben war. Darunter stand »dringend«. Ich erkannte Miss Givens' Schrift.

Ich wählte die Nummer, und Martin Bragas Mutter hob ab. Sie weinte und erzählte, Martin habe sich in einer Schule in Colorado eingeschrieben. Dort habe er aufgehört, seine Medikamente zu nehmen. Heute Morgen habe er sich im Treppenhaus vor dem Schlafsaal erhängt. Sie habe das Gefühl, ich sollte das erfahren. »Martin hat Sie gemocht«, fügte sie hinzu und legte auf.

Ich verließ mein Büro. »Dr. Seager?« rief mir die Schwester an der Aufnahme nach, als ich die Station verließ, doch ich gab keine Antwort. Ich ging zu meinem Wagen und fuhr schnurstracks nach Hause.

»Bitte, stell mir keine Fragen«, sagte ich leise zu meiner erstaunten Frau, die gerade ins Bett gehen wollte. Ich lief hinaus auf die hintere Terrasse, wo ich die Glastür hinter mir zuschob, einen Liegestuhl heranzog, meine Füße hochlegte und in die dunkle, sternenklare Nacht hinausstarrte.

Ich war halb erfroren, als ich bei Tagesanbruch erwachte, weil ich im Schlaf die Decke abgeworfen hatte, die meine Frau so fürsorglich über mich gebreitet hatte. Mit steifen Beinen ging ich in die Küche, machte mir eine Tasse Kaffee, trank einen Schluck und schüttete den Rest in die Spüle. Kaffee habe ich noch nie gemocht. Die Tasse hatte ich mir nur aufgebrüht, weil ich nicht wußte, was ich sonst machen sollte.

Ich wußte nicht, was ich mit diesem Morgen anfangen sollte, oder mit dem Nachmittag, oder mit dem Rest meines Lebens. Ich hatte nur einen Gedanken: nie wieder zurück ans County General. Nicht freiwillig.

Ich hatte eine Grundregel der medizinischen Ausbildung verletzt und war einfach während meiner Schicht verschwunden. Ich hatte meinen Posten verlassen. Das ist Fahnenflucht, und beim Militär wird man dafür erschossen. Und die Argumentation ist ganz richtig. Wenn einer seine Patienten im Stich läßt, wenn er noch jemanden im Rücken hat, was erst wird passieren, wenn er auf sich allein angewiesen ist?

Ich sah auf die Uhr. Fast sieben. In zwei Stunden würden alle im County General von meiner Flucht wissen. Ich griff nach einer Zeitschrift und begann darin herumzublättern. Vielleicht gewöhne ich mich lieber gleich daran, sagte ich zu mir selbst.

Als ich so mit der Zeitschrift dasaß und auf die Geräusche erwachenden Lebens im Haus lauschte, gingen mir Bilder durch den Kopf, schwarze Bilder. Martin Braga tot. Minnie Osbourne tot. Dr. Singh ermordet. Ricky Myers am Leben. Ich sah das Gesicht von Glen Charles, als das Gewehr vor ihm auf dem Boden lag und er weinte. Ich sah das Gesicht von Big Daddy Benson, wie er selbstgefällig lächelnd versuchte, unser ohnehin schon mageres Budget zusammenzustreichen. Ich hörte die jämmerlichen Schreie von Aaron Johnston. Und über all dem wurde ich doch ein Wort nicht los. Ein erbarmungsloses, ein quälendes Wort. Das Wort lautete: »Babymann«.

An seinem goldenen Hochzeitstag wurde ein Mann gefragt, wie er es geschafft habe, fünfzig Jahre mit einer Frau auszukommen. »Man muß sich einfach die richtige aussuchen«, war seine Antwort. Ich glaube, das ist mir auch gelungen.

»Wie fühlst du dich?« fragte Linda und wickelte sich in ihren Bademantel, als sie barfuß durch die Küche ging.

»Großartig«, murmelte ich, »wenn man bedenkt, daß ich jetzt arbeitslos bin.«

»War wohl eine schlimme Nacht, was?« fragte sie und schenkte sich ganz ruhig ein Glas Orangensaft ein.

»Kann man wohl sagen«, antwortete ich und legte meine Zeitschrift weg.

»Was willst du machen?« fragte sie.

»Es bleibt immer noch der Selbstmord«, sagte ich und lächelte. Plötzlich schien alles viel zu merkwürdig, um wirklich zu sein.

»Du hast meine Frage nicht beantwortet«, beharrte Linda.

Ich war wütend und durcheinander. »Ich weiß nicht, was ich machen werde«, fuhr ich sie an, »ich bin während der Schicht einfach gegangen. Ich habe alles verdorben. Jetzt feuern sie mich.«

»Geht's um etwas, worüber du sprechen kannst?« fragte Linda und setzte sich neben mich.

»Vielleicht eines Tages«, sagte ich, schon ruhiger. »Im Moment fehlen mir die Worte. Ich will einfach nicht denken, daß es so etwas wirklich gibt.«

»Willst du wieder zurück?« fragte Linda, Gott sei Dank das Thema wechselnd.

»Ja und nein«, sagte ich ganz ehrlich. »Doch, ich will Psychiater werden. Das ist das Interessanteste und Lohnendste, was ich jemals angefangen habe.« Linda legte sanft ihre Hand auf meine. »Aber das County General schaffe ich nicht mehr. Das ist einfach zuviel. Dort geht es um lauter Fragen, auf die es keine Antworten gibt. Ich muß an einem Ort arbeiten, an dem die Menschlichkeit zumindest eine Chance hat. Wo die Menschen eine Chance haben. Wo sie nicht schon tot sind, bevor sie auf die Welt kommen.«

Mein jüngster Sohn kam ins Zimmer, bekleidet mit einer kuriosen Kombination von Hulk-Hogan-T-Shirt und entenbedruckter Pyjamahose. »Guten Morgen, Dad«, sagte er und winkte mir zu, während er zum Kühlschrank hinüberging.

»Guten Morgen«, antwortete ich, »hast du gut geschlafen?«

»Aber klaro«, sagte er und verschwand mit einer Tasse Milch wieder in seinem Zimmer.

Meine Frau schwieg eine Weile, aber ich wußte, was sie dachte. »Ich fahre noch einmal zurück«, sagte ich schließlich, »ich bin ihnen noch eine Erklärung schuldig.«

»Ich glaube, das ist die beste Lösung«, stimmte Linda mir zu.

Die Fahrt zurück zum County General war schrecklich. Ich malte mir aus, wie ich mit Dr. Markham und Dr. Jefferson, meinem Supervisor, sprechen würde. Ich versuchte, mir die anderen Kollegen vorzustellen, wenn sie die Neuigkeit erfuhren. Ich versuchte mir vorzustellen, wie ich die Rechnungen bezahlen sollte.

Ich war auf das Schlimmste gefaßt und machte mich sofort auf den Weg in die Psychiatrische Notaufnahme. Ich bewahrte noch einige Bücher dort auf, die ich ohne weiteres auch jetzt gleich holen konnte.

Das Herz hämmerte mir in der Brust, als ich durch die große Schiebetür trat. Ich warf einen schnellen Blick in das kleine Sprechzimmer, als erwartete ich, Alice Meacham noch immer auf der Couch sitzen zu sehen. Doch das Zimmer war leer, also ging ich zum Aufzug und fuhr nach unten.

Ich konnte kaum einen Fuß vor den anderen setzen, wieder verfolgten mich die Bilder. Der Weg zur Station war der längste meines Lebens. Ich haßte alle, Alice Meacham, das County General und mich selbst. Aber zum Glück, dachte ich, während ich meinem Schicksal entgegenging, ist ja bald alles vorbei.

Als ich dann zwischen den Schwestern stand, die gerade ihre Berichte über die Schicht verfaßten, war ich zutiefst überrascht. Sie arbeiteten einfach weiter, als sei nichts geschehen. Sie warfen mir keine argwöhnischen Blicke zu, sie tuschelten nicht. Nichts. Sie schienen nicht einmal zu bemerken, daß ich da war.

»Ach, Dr. Seager«, sagte Gloria Phipps, die Nachtschwester, schließlich, »alles wieder in Ordnung daheim?« Sie schien eher besorgt als verärgert.

»Es tut mir leid«, sagte ich. Ich war sehr verwirrt.

»Ihre Frau hat gestern abend angerufen«, fuhr Miss Phipps fort, »ich hoffe, es war nichts Schlimmes.«

»Nein, alles in Ordnung«, sagte ich und spürte, wie sehr ich Linda liebte.

»Das freut mich«, sagte Miss Phipps, »Sie haben gar nicht gut ausgesehen. Versprechen Sie mir, daß Sie heute nacht ein bißchen schlafen.«

»Ich verspreche es Ihnen«, sagte ich.

Miss Phipps drehte sich um und ging zur Tür. Ich fing sie noch einmal ab. »Was ist aus Alice Meacham geworden«, fragte ich, »der Frau, mit der ich oben gesprochen habe?«

Miss Phipps' Gesicht verwandelte sich zu Stein. »Dr. Charles hat mir ganz schön den Marsch geblasen«, sagte sie wütend, »Sie würden nicht glauben, was er uns erzählt hat.«

»Dr. Charles?« fragte ich.

»Sie brauchen ein bißchen Schlaf«, sagte Miss Phipps und lächelte wieder. »Sie haben ihn doch selbst gerufen.«

»Natürlich«, murmelte ich und lächelte ebenfalls. Ich durfte nicht vergessen, meiner Frau ein Dutzend Rosen zu schicken.

Ich war mir nicht sicher, was ich tun sollte, und ging zu unserem kleinen Bereitschaftsraum zurück. Als ich die Tür öffnete, saß Glen Charles am Schreibtisch zwischen den beiden Betten und las.

»Komm nicht zu spät zur Besprechung«, sagte er und hob den Blick.

»Glen … ich … ich …«, stammelte ich. Wie soll man nur jemandem danken, der einem das Leben gerettet hat?

Glen wandte sich wieder seinem Buch zu. »Herzlich willkommen unter den Menschen«, sagte er, »wir sprechen später miteinander.«

Ein Platz im Rettungsboot

I

Dank der Hilfe von meiner Frau und Glen ging die schreckliche Geschichte von Alice Meacham und meiner Fahnenflucht praktisch unter, und ich hatte eine Chance, wieder Fuß zu fassen. Oder, genauer ausgedrückt: Mit ein bißchen Hilfe fing ich mich wieder.

»Das Ghetto ist ein schrecklicher Ort«, sagte Glen, als wir nach der Besprechung in seinem Büro saßen. »Alle, die damit zu tun kriegen und es an sich ranlassen«, fuhr er fort und lehnte sich in seinem Schreibtischstuhl zurück, »und zwar richtig, reagieren so darauf wie du. Ist mir nicht anders gegangen.«

»Ich kenne die Wut, den Schrecken, das Gefühl schreiender Ungerechtigkeit«, fuhr er fort, »das Ghetto verletzt. Dort wird man tagtäglich gefordert. Und«, fügte er mit einem wissenden Lächeln hinzu, »wenn man eigentlich aus einer Gegend stammt, wo solche Fragen nur selten auftauchen, explodiert man irgendwann einmal.«

Ich mußte ebenfalls lächeln. Glen hatte den Nagel auf den Kopf getroffen. Das größte Problem, mit dem ich mich in meiner Kindheit auseinanderzusetzen hatte, waren die Sammelkarten mit den Baseballspielern darauf gewesen.

»Wenn man hier aufwächst«, sagte Glen, »paßt man sich schnell an, denn sonst geht man unter.« Sein Blick wirkte nun ein wenig abwesend. »Man lernt, Haß und Schmerz herunterzuschlucken. Und man schluckt und schluckt, bis man das Ghetto entweder verläßt oder bis einen diese Gefühle zerfressen. Man kann den Jungen zwar aus dem Ghetto holen, wie es so schön heißt, aber man kann das Ghetto nicht aus dem Jungen holen. Jetzt, wo du einmal dringewesen bist, wirst du diesen Ort nie mehr ganz los werden. Du wirst die Schuldgefühle nicht mehr los.«

»Schuldgefühle?« fragte ich, als Glen einen Augenblick schwieg.

»Die zerfressen einen«, sagte Glen mit einem Seufzen. »Deine Reaktion gestern abend hatte eine Menge damit zu tun. Und ich weiß, daß mein Verhalten fast ausschließlich darauf zurückzuführen ist. Man hat Schuldgefühle, weil man es geschafft hat, sich aus dem Staub zu machen, während so viele andere zurückbleiben mußten. Man hat Schuldgefühle, weil man einen Platz im Rettungsboot ergattert hat.«

Plötzlich regte sich ein höchst unangenehmes Gefühl in mir. Ich wußte, daß Glen auf etwas Bestimmtes hinaus wollte. »Das Problem spitzt sich in dem Moment zu«, fuhr er fort, »wo uns bewußt wird, daß das Ghetto nicht deshalb existiert, weil *sie* es tolerieren, sondern weil auch wir es hinnehmen, du und ich. Dieser Ort ist so, wie er ist, weil wir das zulassen. Das ist der Grundkonflikt, sozusagen die Lunte am Faß. Wie kann es einen solchen Ort geben, wieso habe ich zugelassen, daß er existiert? Dieses Kreuz ist alles andere als leicht zu tragen.«

Ich hätte aus dem Zimmer rennen können, wollte Glen zum Schweigen bringen. Er hatte den wunden Punkt gefunden und ließ nicht locker.

»Es gibt jedoch einen Ausweg«, sagte er nun. »Wenn man selbst Teil des Problems ist, muß man auch zu einem Teil der Lösung werden. Man muß nicht für die gesamte Lösung sorgen, nur für seinen persönlichen Teil.«

»Und wie sieht mein Teil aus, Glen?« fragte ich, erinnerte mich dabei an die Gefühle, die ich gehabt hatte, als ich durchs Ghetto gefahren war.

»Deine Aufgabe ist es, sich mit Menschen zu beschäftigen, nie zu vergessen, daß sie alle Menschen sind und nicht immer Drogenabhängige, Kinderschänder oder Schizophrene waren. Sie haben sich ihre Probleme nicht ausgesucht, genausowenig wie du dir deine Probleme aussuchen kannst. Tu für jeden Patienten, der dir über den Weg läuft, dein Bestes, dann hast du gute Arbeit geleistet. Die eigentlichen Fragen sind zu groß für den einzelnen. Aber mit den kleinen können wir umgehen. Und wenn nur genug kleine Probleme verschwinden, verschwinden eines Tages auch die großen.«

Ich saß Glen lange Zeit gegenüber, strich mir mechanisch mit den Fingern das Kinn und dachte nach. Glen hatte recht. Ich hatte tatsächlich Schuldgefühle, und ich war wütend. Ich schämte mich dafür, daß es Orte wie das Ghetto gab und daß ich es zuließ, wenn andere Menschen abdrifteten. Ich war wütend, daß Menschen im Freien schlafen mußten oder Selbstgespräche führten. Ich haßte die Drogen Angel Dust und Kokain. Ich haßte Banden. Ich haßte Nutten und Betrunkene und zerlumpte Kinder. Und im Augenblick haßte ich die ganze Welt, alle Menschen darauf. Aber ich beschloß, etwas zu unternehmen.

»Du wolltest aufhören und nie wiederkommen, stimmt's?« fragte Glen schließlich.

»Ja, das wollte ich«, antwortete ich.

»Wollte?« fragte Glen hoffnungsvoll.

»Ja, wollte«, antwortete ich mit fester Stimme.

In diesem Augenblick übernahm ich meinen Teil der Lösung. Ich verließ Glens Büro und widmete mich meinem nächsten Patienten.

II

Benny Darling war bereits in seinem Zimmer, als ich ihn kennenlernte. Wenigstens war er fast dort.

Ich saß gerade im Stationszimmer und sah mir sein Krankenblatt an, als ich Mr. Darling zum erstenmal zu Gesicht bekam. Er war jung, vielleicht Mitte zwanzig, und sah erstaunlich gut aus, verglichen mit der Klientel, mit der wir es normalerweise zu tun hatten. Sein Haar war gekämmt, das Kinn glattrasiert. Offenbar ernährte er sich auch regelmäßig. Ich wußte sofort, was sein Problem war.

»Wie lange treibt er das denn schon?« fragte ich Miss Givens, die neben mir saß.

Sie sah auf ihre Uhr und dann den Flur entlang. »Eine gute halbe Stunde«, sagte sie und wandte sich wieder den Formularen auf dem Tisch zu. »Ich habe alles versucht, aber der Narr will einfach nicht durch die Tür.«

Ich litt mit Benny Darling, denn er litt ganz offensichtlich. Er wollte wirklich in sein Zimmer. Aber zuerst mußten alle Voraussetzungen erfüllt sein.

Benny wiederholte immer wieder dieselbe Abfolge von Handlungen. Zuerst klopfte er jeweils zwölfmal an jede Seite des Türrahmens, dann schloß er die Augen und bewegte den Mund, als bete er. Danach klopfte er wieder genau an die gleichen Stellen des Türrahmens, und zwar mit denselben Fingern. Oder fast genau an die gleichen Stellen und fast mit denselben Fingern, denn jedesmal, wenn er sein ausgedehntes Ritual abgeschlossen hatte, begann Benny hechelnd zu atmen und sich mit hektischem Blick umzuschauen. Und fing jedesmal von vorne an.

Benny Darling litt an einer Zwangsneurose, einer Krankheit, die viel weiter verbreitet ist, als bisher angenommen wurde. Sie verläuft folgendermaßen: Dunkle Gedanken schleichen sich in das Gehirn eines Menschen ein, im allgemeinen über Gefahren für die nächsten Verwandten, über drohende Katastrophen oder ähnliches. Der Betroffene erkennt diese Gedanken als fremd und wehrt sie ab, hat aber keine Macht über sie. So entsteht dann der Zwang. Der Betroffene entdeckt, daß er die Spannungen bis zu einem gewissen Grad abbauen kann, wenn er ein bestimmtes Ritual durchführt. Schon bald glaubt er, daß die Durchführung des Rituals den Tod der Großmutter verhindern kann, und damit beginnt der Teufelskreis. Zwangsneurosen können den normalen Lebensablauf empfindlich stören. Es ist fast unmöglich, der täglichen Arbeit nachzugehen, wenn man zwanzigmal am Tag duschen muß.

Es gibt drei Grundtypen von Zwangsneurotikern: die Putzteufel, die Überprüfer und die Grübler. Mr. Darling war ein Überprüfer. Überprüfer verbringen den ganzen Tag damit, Dinge in einer Reihe aufzustellen, zu klopfen, zu zählen. Dann verbringen sie die ganze Nacht damit zu überprüfen, ob sie alles richtig gemacht haben. Zwangsneurosen sind bei jungen Menschen mit überdurchschnittlicher Bildung häufiger anzutreffen als die anderen geistigen Fehlfunktionen. Mr. Darling hatte ein Ingenieursdiplom und einen Doktorgrad von Berkeley. Er hatte fünf Jahre lang in einer großen Aerospace-Firma gearbeitet. Dann gefiel ihm plötzlich eines Tages die Anordnung der Büroklammern auf seinem Schreibtisch nicht mehr.

Bei den Zwangsneurosen handelt es sich um eine sogenannte Geisteskrankheit mit Einsicht. Die Betroffenen wissen, daß ihr Verhalten lächerlich ist. Sie wissen auch, daß keinerlei Beziehung besteht zwischen der Gesundheit ihrer Großmutter und der Häufigkeit ihres Duschens. Aber sie können einfach nicht anders. Jeder, der schon einmal die Straßenseite gewechselt hat, um nicht unter einer Leiter durchgehen zu müssen, kann sich ungefähr vorstellen, wie eine Zwangsneurose aussieht.

Als ich Mr. Darling kennenlernte, war er völlig außer sich, betete und klopfte so heftig, daß ich Angst hatte, er könnte zusammenbrechen. Eine Behandlungsmethode, von der ich gelesen hatte, sah vor, den Betreffenden an der Durchführung seiner Rituale zu hindern. Ich beschloß, es damit zu versuchen. Ich packte Mr. Darling und schob ihn in sein Zimmer. Doch er beruhigte sich erst, als ich Miss Givens anwies, ihm ein starkes Sedativum zu verabreichen.

Bereits Freud hatte Erklärungen für die Zwangsneurose gefunden, doch heutzutage vermutet man eher, daß es sich um ein strukturelles Problem handelt, um eine Erkrankung von Teilen des Gehirns. Und es gibt Medikamente dagegen. Ich verordnete Mr. Darling für den nächsten Morgen Clomipramin, ein Antidepressivum.

Es dauerte fast eine Woche, aber allmählich besserte sich Benny Darlings Zustand. Als erstes hörte das Beten auf. Er zupfte auch nicht mehr ständig an seiner Kleidung herum. Das Klopfen konnte er sich nicht ganz abgewöhnen, aber nun reichte schon zwei- oder dreimaliges Klopfen mit dem Finger aus, damit er einen Raum betreten oder verlassen konnte. Damit, so sagte er, könne er leben.

Benny Darling kam zum genau richtigen Zeitpunkt. Er sprach so gut auf die Behandlung an und war so dankbar, daß ich wirklich das Gefühl hatte, etwas geleistet zu haben. Ich fühlte mich wieder wohl. Sechs Monate später bekam ich einen Brief von Mr. Darling. Er war nach Seattle gezogen und hatte wieder zu arbeiten begonnen.

Ich hatte zwar nicht die Welt verändert, aber ich habe sie, wie Glen Charles gesagt hatte, für einen Menschen erträglicher gemacht. Zum erstenmal seit langer Zeit empfand ich tiefe Befriedigung.

Irgendwie tat es uns sogar leid, als Benny Darling uns verließ. Schließlich waren in der Zeit seiner Anwesenheit immer alle Dinge genau auf ihrem angestammten Platz gewesen. Und es war auch das einzige Mal, an das ich mich erinnern kann, wo das Zimmer eines Patienten nach seinem Aufenthalt sauberer aussah als vor seiner Ankunft.

III

Es war noch nicht einmal sechs Wochen her, daß sich fast alle Gedanken der Station um die Geburt von Sheena Carlysles Baby gedreht hatten, der es mittlerweile übrigens gutging. Miss Givens stand seit Sheenas Entlassung in regelmäßigem Kontakt mit Sheena und ihrem Mann. Mutter und Kind waren wohlauf.

Die Carlysles hatten ihren Sprößling zu Ehren von Dr. Singh Singer genannt, was ich besonders rührend fand. An deutlich sichtbarer Stelle hing ein Bild des jungen Singer Carlysle am Schwarzen Brett im Stationszimmer.

Die wenigen Wochen von Ende März bis Anfang Mai hatten uns unsere Grenzen gezeigt. Wir hatten etwas über den Fluß und die Unsicherheiten des Lebens gelernt. Man konnte sich nie bequem zurücklehnen, sich nie wirklich auf etwas verlassen. Es gab keine Garantien.

Das hat mich schon immer beunruhigt, deshalb quälte mich in der zweiten Maiwoche trotz meines Erfolges bei Mr. Darling Unsicherheit. Ich hatte das Gefühl, nicht dazuzugehören. Ich wußte, daß ich Wurzeln finden mußte, festen Boden unter den Füßen.

Und ich wußte genau, an wen ich mich in dieser Lage wenden mußte. Ich besuchte eine alte Freundin. Nach Minnies Tod hatte ich eine Weile gebraucht, bevor ich in der Lage war, ihr Grab zu besuchen. Aber seit Mitte Januar ging ich immer dorthin, wenn ich verwirrt oder niedergeschlagen war und eine Aufmunterung brauchte.

Ich brachte immer Blumen mit, die ich auf dem flachen Grabstein mit der Aufschrift »Minnie Osbourne« niederlegte. Meistens säuberte ich das Grab dann auch, denn offenbar war es im Tod nicht anders als im Leben: Um die Armen kümmerte sich kaum jemand. Zufrieden darüber, daß Minnies Grab nunmehr ordentlich gepflegt war, stellte ich an jenem milden, sonnigen Mainachmittag einen Klappstuhl auf den Rasen und setzte mich auf einen Plausch zu Minnie.

Diesmal hatte ich ihr so viel zu erzählen, daß ich länger blieb als gewöhnlich. Ich erzählte ihr von Dr. Singhs tragischem Tod; sie hatte recht gehabt in bezug auf Rikky Myers. Ich erzählte ihr vom Babymann und meinem panischen Beschluß aufzuhören, dann von Glen Charles und von meiner geliebten Frau. Schließlich noch von Benny Darling und wie ich mich über seine Besserung freute.

Und natürlich sagte Minnie wieder einmal genau das Richtige. Ich hörte ihre Stimme in meinen Gedanken so deutlich, als säße sie direkt neben mir. Sind Sie der Stimme Ihres Herzens gefolgt? fragte sie.

»Ja«, antwortete ich, »genau wie Sie es mir geraten haben.«

Dann, sagte sie leise, haben Sie alles getan, was Sie tun konnten. Überlassen Sie alles andere unserem Herrgott.

Nach etwa einer Stunde fühlte ich mich viel besser. »Danke, daß Sie mir zugehört haben, Minnie«, sagte ich, klappte den Stuhl wieder zusammen und ordnete noch ein letztesmal die Blumen auf Minnies Grabstein. Dann ging ich zum Wagen zurück, legte den Stuhl in den Kofferraum und fuhr weg.

Ich bin der Meinung, daß Dinge nicht ohne Grund geschehen. Zum Glück hatte ich mich mit Glen Charles und Minnie Osbourne unterhalten können und kam nun wieder einigermaßen klar mit mir selbst und meinen Gefühlen. Ich war Dr. Markham begegnet und konnte meine therapeutischen Fähigkeiten erweitern. Das war auch bitter nötig, denn nun bekam ich es mit Delia Davis zu tun.

Ich nahm sie an einem Abend Mitte Mai bei uns auf, als ich zusammen mit Glen Charles Bereitschaft hatte. Und in dieser Nacht merkte ich, daß auch Glen boshaft sein konnte.

Die Nacht begann ganz ruhig, was auch im County General manchmal der Fall ist.

»Ist es nicht schön, wenn einmal nicht soviel Betrieb ist«, sagte ich zu Glen. Wir saßen unten im Gemeinschaftsraum des Psychiatrischen Notdienstes und sahen fern. Ich hatte schon seit mehr als einer Stunde keinen Patienten mehr gesehen. Aber kaum hatte ich das gesagt, als Glen auch schon ans Telefon gerufen wurde.

Ich konnte nichts hören, aber ich beobachtete Glen durchs Fenster, während er sprach. Er fiel regelrecht in sich zusammen und schaute aus, als sage er das Wort »Scheiße«. Dann wandte er sich zu mir um und lächelte mich an. Dieses Lächeln konnte man bestenfalls finster nennen.

»Oben ist eine Patientin, zu der ich dich gern schicken würde«, sagte Glen ganz beiläufig, als er wieder in den Gemeinschaftsraum zurückkkam.

»Ich habe gedacht, du bist dran«, sagte ich, ein wenig verwirrt.

»Ich kehre dir gegenüber jetzt einfach mal den Vorgesetzten raus«, antwortete Glen mit einem boshaften Grinsen.

Mir sank der Mut. »Dann ist es also ein richtiger Fall aus dem Lehrbuch, was?« sagte ich niedergeschlagen.

Glens Lächeln wurde noch breiter. »Du wirst auf jeden Fall etwas lernen«, sagte er. »Das kann ich dir garantieren.«

Später fand ich heraus, daß Delia Davis so etwas wie ein Prüfungsfall für die Assistenzärzte war. Sie kam so oft zu uns ins Krankenhaus, daß sich jeder schon einmal um sie gekümmert hatte. Die Behandlung von Delia Davis war sozusagen der Initiationsritus.

IV

Das bereits zitierte Lehrbuch der Psychiatrie unterscheidet zwischen vier Bereichen, in denen Patienten untersucht werden; die Ergebnisse werden auf fünf Achsen dargestellt. Jede davon beschreibt einen unabhängigen Teil im Leben des Patienten, der möglicherweise für die Krankheit von Bedeutung sein könnte. Diese Einteilung soll dazu dienen, dem Arzt ein umfassendes und strukturiertes Bild von seinen Patienten zu vermitteln.

Auf Achse I werden die wichtigsten psychischen Krankheiten notiert – Schizophrenie, Bipolarität, Alkoholabhängigkeit und so weiter. Achse II zeigt die Charakterpathologie, also die Abweichungen von Persönlichkeitstypen. Achse III zeigt körperliche Störungen. Achse IV, in eine Skala von 1 bis 6 eingeteilt, beschreibt den Schweregrad psychosozialer Streßfaktoren, wobei geringe Streßfaktoren den Wert 1 erhalten und hohe, wie zum

Beispiel der Tod des Partners, den Wert 6. Am Ende wird daraus ein einziger Zahlenwert ermittelt, den jeder Patient in der Psychiatrie erhält. Er wird auf Achse V eingetragen, dem sogenannten *Global Assessment Score (GAS)*. Der Arzt kann daran erkennen, wie weit ein Patient zu einem gegebenen Zeitpunkt von einem durchschnittlichen Zustand und Verhalten abweicht. Die Skala reicht von 1 bis 100, wobei 100 den Idealwert darstellt und 1 sozusagen den Tod bedeutet. Die meisten Menschen haben einen GAS von 75 bis 80.

Ich erwähne das nur, weil Delia Davis auffällige Werte auf allen Achsen hatte. Sie litt an einer bipolaren Störung, hatte eine Borderline-Struktur, war epileptisch und hatte gerade erst ihren Mann verloren.

Als ich sie zum erstenmal sah, war ich zutiefst beeindruckt. Sie wog gut drei Zentner. Und sie war nackt. Ein Polizist hatte versucht, ihre Blößen mit seiner Jacke zu bedecken, doch im Verhältnis zu Delias Formen wirkte diese wie ein Tanga.

Die beiden Polizisten, denen es gelungen war, Delia Handschellen anzulegen und sie hereinzudirigieren, waren verschwitzt, ihre Mützen saßen schief auf dem Kopf, die Uniformen waren völlig verknittert. Sie sahen aus, als hätte sie ein Auto mitgeschleift.

Wenn sie nicht völlig außer Atem gewesen wären, hätten sie mir die Geschichte vielleicht erzählen können. Aber ich hätte sie wahrscheinlich trotzdem nicht verstanden.

»GELOBT SEI DER HERR!« brüllte Delia, so laut sie konnte, »VERDAMMNIS ALLEN SÜNDERN! VERDAMMNIS ALLEN SÜNDERN!« Sie lief vom einen Ende des Raumes zum anderen, und dabei patschten ihre Füße auf den Boden, als schlüge jemand die Baßtrommel.

Es versteht sich von selbst, daß Delia im Wartezimmer die Aufmerksamkeit aller auf sich zog; etwa ein Dutzend Menschen stand mit weit aufgerissenen Augen am Fenster. »Rufen Sie das Sicherheitspersonal«, sagte ich zur erschreckten Schwester an der Rezeption, »rufen Sie so viele Sicherheitskräfte wie möglich.«

Die beiden Polizisten und ich beobachteten Delia Davis dabei, wie sie hin und her lief, bis Hilfe kam. »VERDERBNIS ALLEN SÜNDERN!« kreischte sie, als schließlich eine ganze Gruppe von Sicherheitsbeamten auftauchte.

Nach einem heroischen Kampf gelang es den acht Krankenhausangestellten schließlich, Delia zu Boden zu drücken und sie mit einem Laken zu bedecken.

»Binden Sie sie fest«, sagte ich, und die Beamten warfen mir einen merkwürdigen Blick zu. Aber vielleicht war das auch nur ein Reflex.

Den Sicherheitsbeamten blieb diese Aufgabe jedoch erspart, weil Delia sich genau diesen Augenblick für einen epileptischen Anfall heraussuchte. Zuerst wurde sie steif wie ein Brett, dann verfiel ihr Körper in unkontrollierte Zuckungen. Als sie endlich mit dem Zittern aufhörte, pinkelte sie auf die Fliesen.

Ich muß gestehen, daß ich Delias Anfall mit ziemlich gemischten Gefühlen erlebte. Ich wußte, daß sie schwerkrank war, und empfand Mitleid mit ihr. Wegen ihrer Krämpfe jedoch mußte sie zu einer medizinischen Untersuchung ins Hauptgebäude. Insgeheim hoffte ich, man würde sie dort behalten.

Natürlich hatte ich kein Glück. Schon nach wenigen Stunden, als alle Tests durchgeführt und entkrampfende Mittel verabreicht worden waren, kehrte eine mit starken Beruhigungsmitteln vollgepumpte Delia Davis auf einem Rollbett zu uns zurück.

Während Delias Abwesenheit hatte ich Gelegenheit, mich mit den Polizisten zu unterhalten und ihre Berichte zu lesen. Offenbar war Delia seit etwa drei Tagen in Fahrt, während der ganzen Zeit hatte sie weder gegessen noch geschlafen.

Sie war dann schließlich aus ihrer Wohnung gestürzt, war in einem Zustand der Erregung zur benachbarten Kirche gelaufen, hatte auf dem Weg dahin alle ihre Kleider verloren. Als die Polizei eintraf, war Delia gerade dabei, ihre ganze Leibesfülle gegen die Metalltüren zu werfen. Das habe sich angehört, als hätte jemand eine Kanone abgefeuert.

Delia schlief die Nacht durch, war jedoch schon wach, als ich am Morgen auf Station Drei ankam. »Scheiß auf eure Medikamente!« hörte ich sie kreischen, als ich den Flur entlangging. »Gott ist in mir! Gott hört mich! Gott sagt: keine Medikamente!«

Ich langte bei Delias Tür an, gerade als Miss Givens herauskam. »Sie haben ihr das verordnet«, sagte sie und drückte mir Saftbecher und die kleine Tasse mit Pillen in die Hand, »dann sehen Sie auch zu, daß sie die Medikamente nimmt.«

Die Gesetze, die die Zustimmung des Patienten zur medikamentösen Behandlung regeln, mögen lästig sein, sind aber unerläßlich. Schließlich kann es nicht schaden, wenn man weiß, welches Mittel man nehmen soll, was es bewirkt und was nicht; das entspricht medizinischem Denken und dem gesunden Menschenverstand. Ein vernünftiger Mensch sollte darüber entscheiden können, was mit seinem Körper geschieht.

Bei Patienten in der Psychiatrie ist das jedoch nicht so klar. Hier liegt die Hauptbetonung auf dem Wörtchen »vernünftig«. Viele psychisch Kranke brauchen Medikamente, verstehen aber oft nicht, warum. Und damit wären wir bei der Frage, ob und wann man Menschen auch gegen ihren Willen Medikamente geben darf. Das ist, wie man sich denken kann, ein ausgesprochen prekäres Thema. Es ist natürlich keine Frage, ob man einem Menschen, der in körperlicher Gefahr schwebt, Beruhigungsmittel verabreicht. Aber das ist eine einmalige Entscheidung. Eine langfristige Behandlung ist etwas ganz anderes.

Die Zurechnungsfähigkeit wird, und das werden viele Menschen erstaunlich finden, nicht vom Psychiater festgestellt, sondern vom Gesetz geregelt. Ein Arzt kann niemanden für unzurechnungsfähig erklären, das ist dem Richter vorbehalten. Und, wie ich bei Juan Cruz gelernt hatte, kann das ein langwieriger Prozeß sein.

Während ich also auf einen Gerichtstermin für Delia Davis wartete, mußte das Personal sie unter Kontrolle halten, so gut es ging. Wenn uns sonst nichts einfiel, mußten wir sie vierundzwanzig Stunden am Tag mit Drogen vollpumpen. Untätig konnten wir nicht zusehen, wie Delia die Station auseinandernahm.

Sobald die Beruhigungsmittel nicht mehr wirkten, sprang sie auf und trampelte herum wie ein zorniger Elefant. »Gott ist der König!« kreischte sie und schleuderte einen Stuhl quer durchs Zimmer. Auch Ledergurte halfen nicht viel. Delia hatte mittlerweile bereits drei davon zerfetzt. Wir lebten unter einem wahren Terrorregime. Niemand betrat den Flur auf Station Drei, ohne sich genau umzusehen.

Hätte es nicht Dr. Markham gegeben, sie hätte uns alle bereits nach einer Woche erwischt.

<h1 style="text-align:center">V</h1>

»Eine harte Nuß«, sagte Dr. Markham während der morgendlichen Besprechung. »Arme Frau.«
Gerade in diesem Augenblick kam Delia Davis den Flur heruntergerast und fing an, die Tür des Besprechungszimmers mit ihren Fäusten zu bearbeiten. »Verderbnis allen Sündern!« kreischte sie immer wieder.
Bis ich die Sicherheitskräfte kommen hörte, hatte ich richtige Angst, denn die Tür bebte schon in den Angeln. Einen Augenblick überlegte ich, ob ich mich mutig vor Dr. Ashwin stellen würde, wenn die Tür nachgab, oder ob ich mich sofort unter den Tisch verkriechen würde.
»Wir haben erst in vier Tagen einen Gerichtstermin«, sagte ich, als sich die Lage draußen wieder etwas beruhigt hatte, »ich weiß mir nicht mehr zu helfen.«
»Wenn sie nicht bald beruhigende Mittel bekommt«, sagte Glen Charles, »dann haben wir hier bald die größten Scherereien.«
»Heute morgen hat die Familie angerufen«, fügte Miss Givens hinzu, »ihre Angehörigen wollten wissen, warum wir bis jetzt nichts unternommen haben.«
Alle starrten Dr. Markham schweigend und erwartungsvoll an.
»Haben Sie alle Möglichkeiten ausgeschöpft?« fragte er nach einer Weile.
»Wir müssen uns geschlagen geben«, seufzte ich.

»Aber sie ist doch religiös, oder?« fragte Dr. Markham.

»Ja, sie gehört zu den Stützen der Kirche«, antwortete Glen Charles. »Wenn sie ihr Lithium nimmt.«

»Dann müssen wir uns eben der Hilfe Gottes versichern«, sagte Dr. Markham mit einem Lächeln und deutete mit dem rechten Zeigefinger gen Himmel.

Von Gott und Baseball

I

»Delia Davis, hier spricht Gott«, war über die Sprechanlage des Krankenhauses zu hören. »Ich befehle dir, deine Medikamente zu nehmen.«

Miss Givens und ich beobachteten Delia vom sicheren Stationszimmer aus, wie sie draußen auf dem Flur auf und ab marschierte. Als sie die Stimme vernahm, blieb sie wie vom Donner gerührt stehen. Sie schaute nach vorne, nach hinten. Schließlich blickte sie hinauf zur Decke. Als die Botschaft wiederholt wurde, hellte sich Delias Gesicht zu einem Strahlen auf. »HALLELUJA!« brüllte sie und kam auf uns zu.

Miss Givens und ich wichen instinktiv hinter einen Stuhl zurück. Aber Delia Davis polterte nicht durch die Tür, sondern stand ganz ruhig draußen.

Mit wachsender Hoffnung öffnete ich die obere Hälfte der Tür. »Ja, Delia?« sagte ich.

»Ich soll meine Medikamente nehmen«, sagte sie, »Gott hat es mir befohlen.«

Miss Givens hatte die Medikamente griffbereit. »Tja, da hat Ihnen wohl jemand den Rang abgelaufen, was«, sagte sie zu mir, als sie Delia die Pillen gab.

»Wenn es neue Verordnungen geben sollte«, fügte ich

lächelnd hinzu, »dann lassen Sie sie bitte von IHM abzeichnen.«

Ich war zwar nicht dafür, daß man Wahnvorstellungen der Patienten ausnutzte, aber bei Delia Davis mußte man wohl aus der Not eine Tugend machen. Und es wirkte ja auch. Eine Woche lang verschwand Glen Charles zweimal täglich ins untere Stockwerk und gab die Anweisungen des Herrn über Mikrofon durch. Und zweimal täglich gehorchte Delia Davis.

Wir machten uns Gedanken darüber, welche Wirkung das wohl auf die anderen Patienten haben würde, wenn Gott über die Sprechanlage mit uns kommunizierte. Aber wir hörten lediglich einen Kommentar dazu. Er kam von einem Assistenzarzt auf Station Zwei. Er hatte einen Patienten, der ebenfalls glaubte, Gottes Stimme zu vernehmen, gefragt, ob er Gottes Weisungen gehört habe. »Da führt jemand Sie aufs Glatteis, Doc«, soll der Mann geantwortet haben, »das ist doch Dr. Charles von der Drei.«

Bereits nach einer Woche hatten wir Delia Davis unter Kontrolle. Zwar flog noch hin und wieder das eine oder andere Möbelstück durch die Luft, aber das waren Kleinigkeiten im Vergleich zum vorherigen Zustand. Nach zwei Wochen war sie wie ausgewechselt.

Am Tag ihrer Entlassung ging sie an Dr. Charles vorbei, als wir im Flur standen. »Auf Wiedersehen, Dr. Seager«, sagte sie und gab mir die Hand. Glen und ich wünschten ihr viel Glück. Bevor sie die Station verließ, drehte sie sich noch einmal um und sah mich an. »Wissen Sie was«, sagte sie, »Ihr Freund hat eine Stimme wie Gott.«

II

Meiner Ansicht nach gibt es zwei Kräfte im Universum, mit denen nicht zu spaßen ist. Das sind zum einen die Naturgesetze, Schwerkraft, Energieerhaltungssatz und all das. Und dann der Baseball. Ich begegne jedem, der eine der beiden anzweifelt, mit Argwohn. Der Mensch kann nicht schneller reisen als mit Lichtgeschwindigkeit. Was aufstieg, muß auch wieder herunterfallen. Und es ist kein Zufall, wenn der Baseball nicht in der Halle, sondern auf dem freien Feld geschlagen wird. In diesen Dingen verstehe ich keinen Spaß.

Ich komme auf Baseball, weil meine Gedanken sich jedes Jahr wieder, wenn aus Mai Juni wurde, die Luft sich erwärmte und das Gras wuchs, auf diesen Sport richteten.

Baseballsaison bedeutet bei uns zu Hause zweierlei: Little League und Kartentausch. Ich habe im Leben keine schöneren Stunden verbracht als auf dem Baseballfeld, wenn meine Söhne die Kunst des Spiels erlernten, das ich als Kind so geliebt habe. Und die Baseballkarten sind der optische Beweis dieser Leidenschaft. An jeder hängt ein ganz bestimmtes Erlebnis. Abgesehen von ein paar Jahren während des Studiums habe ich immer Karten gesammelt, all den dummen Sprüchen der Verkäufer zum Trotz. Wenn mich einer fragt: Warum in aller Welt sammelt ein erwachsener Mann nur Karten?, dann frage ich zurück: Wie viele Dinge besitzen Sie heute noch, die Sie im Alter von acht Jahren mit eigenem Geld gekauft haben?

Diese Baseballkarten haben mir schon vieles über die Bedeutung von Erinnerungen und vergangenen Ereignissen zu Bewußtsein gebracht, und merkwürdigerweise lernte ich am Ende meines Jahres auf Station Drei durch sie sogar etwas über mich und meinen Beruf als Arzt.

Das hing mit einer ganz bestimmten Karte zusammen. Kinder haben, genau wie ich früher auch, die Gewohnheit, einen Baseballspieler zu ihrem Favoriten zu erklären. Meiner hieß Al Springer, ein Outfielder der fünfziger, sechziger Jahre.

Er war kein sonderlich guter Spieler, und im Grunde genommen erinnert man sich heute nur noch wegen einer Geschichte an ihn. Er hatte fertiggebracht, was noch keinem gelungen war: Im Verlauf eines einzigen Spieles wurde er viermal von einem geworfenen Ball getroffen. Vielleicht mochte ich ihn deshalb so gern. Und beim fünften Versuch an jenem Nachmittag schlug er den Ball über die Mauer. Ich fand das sehr bedeutsam, jedenfalls mit neun Jahren.

Da Al Springer mein Lieblingsspieler war, versuchte ich natürlich, so viele Karten von ihm zu bekommen wie möglich. Und das sollte mir Glück bringen, als er mir nämlich als Patient wiederbegegnete.

Während seiner Laufbahn als Baseballspieler war Al Springer durch kleine Eigenheiten aufgefallen, die wohl nur ein ausgemachter Springer-Fan bemerkte. So war er beispielsweise nach einem Spiel in Großaufnahme im Fernsehen zu sehen gewesen, wie er für eine Gruppe begeisterter Fans Autogramme schrieb. Allein diese Jungen wußten, was darauf stand. Auf meinen war zu lesen: »Gehorche Gott.«

In einem Zeitungsbericht hatte ich vor ein paar Jahren gelesen, daß Al Springers Stern im Sinken begriffen war, und das stimmte auch, denn er hatte das Unglück, an Schizophrenie zu leiden.

Als ich ihn wiedersah, erkannte ich ihn gar nicht. In einem unserer Aufnahmeräume sah er aus wie jeder andere heruntergekommene Mann auch: unrasiert und schmutzig. Wie alle anderen auch wurde er von zwei Polizisten begleitet, von denen der eine auf ihn aufpaßte, während der andere die nötigen Formalitäten erledigte.

Dann ging der verdreckte Mann zum Wasserspender, um sich einen Becher mit Wasser zu holen. Diese Art zu gehen hatte ich schon Tausende von Malen zuvor gesehen. Der leichte Schlenker, die langsamen Schritte – er hätte genausogut aufs Spielfeld marschieren können. Ich mußte keinen Blick mehr in die Papiere werfen.

»Das ist Al Springer«, sagte ich mit einer Erregung in der Stimme, die dem Anlaß kaum angemessen war.

Die beiden jungen Polizisten hoben den Kopf. »Sie kennen den Mann?« fragte der eine überrascht.

»Sie denn nicht?« fragte ich und ging hinüber zu Mr. Springer, um ihm bei der Betätigung des Wasserspenders zu helfen.

»Al Springer war Baseballspieler«, sagte ich, als er meine Hand wegschob und das Wasser trank.

Einen Augenblick lang schienen die Polizisten beeindruckt, aber das verging schnell wieder. »In letzter Zeit hat er wohl eher Fliegen gebumst auf dem Mond«, sagte einer von ihnen, und der andere lachte.

Das ärgerte mich, aber ich sagte nichts, nahm statt dessen die Papiere und wollte den Mann mit nach unten nehmen.

Al schien die blöden Witze, die die Beamten beim Gehen noch rissen, nicht zu hören. Er redete mit dem Boden.

»Das ist Al Springer«, sagte ich zu Miss Phipps, der Schwester im Psychiatrischen Notdienst, als sie kam, um den neuen Patienten zu begrüßen und aufzunehmen. »Er ist Baseballprofi.«

Bereits nach zehn Sekunden war Miss Phipps wieder da. Sie fächelte wie wild mit den Händen vor ihrem Gesicht herum. »Jetzt ist er Profi im Hosenscheißen«, sagte sie und holte Unterstützung. »Stecken Sie Mr. Springer unter die Dusche«, sagte sie, als die andere Schwester kam.

Als ich ein paar Minuten Zeit hatte, las ich Als Papiere durch. Man hatte ihn in einem Baseballpark des Viertels festgenommen, weil er während einer Frauenmeisterschaft auf das Wurfmal gepinkelt hatte. Egal, wie tief man sinkt, den Baseball vergißt man wohl nie so ganz.

»Wo sollen wir Ihren Freund denn unterbringen?« erkundigte sich Miss Phipps. Sie hatte das Telefon zwischen Kinn und Schulter geklemmt.

»Natürlich auf der Drei«, antwortete ich.

»Station Drei ist voll«, sagte sie.

»Dann lasse ich jemanden auf eine andere Station überweisen«, sagte ich.

Miss Phipps sah auf die Uhr. »Um diese nachtschlafende Zeit?«

»Ich schiebe das Bett selbst rüber«, sagte ich. Und genau das tat ich auch.

Ich hatte große Dinge vor mit Al Springer, denn ich sah sein Auftauchen im County General als unverhoffte Gelegenheit, ihm ein bißchen von der Freude wiederzugeben, die er mir verschafft hatte. Ich war wild entschlossen, ihn zu heilen.

Wahrscheinlich bekam ich Auftrieb durch den Anblick des frisch gekleideten und gekämmten Al. Bereits nach zwei Tagen auf Station hätte man ihm einen Baseballdreß anziehen und ihn aufs Spielfeld schicken können.

Am Morgen trug ich Al Springers Fall während unserer Besprechung vor. »Schaut er nicht toll aus?« fragte ich, und wie vor ein paar Tagen in der Aufnahme erntete ich auch hier nur befremdete Blicke, sogar von Dr. Markham.

»Ich meine, wenn man bedenkt, wie er noch vor zwei Tagen ausgeschaut hat«, fügte ich hinzu. »Als er zu uns kam. Aber natürlich haben Sie ihn da nicht gesehen. Er war in einem wirklich gräßlichen Zustand.« Ich redete Unsinn, und das merkte ich auch. Deshalb schwieg ich lieber.

»Fühlen Sie sich wohl?« fragte Miss Givens.

Ich betrachtete die Gesichter meiner Kollegen. »Aber natürlich«, antwortete ich, »mir geht's großartig. Warum?«

»Ich kann mir nicht vorstellen, daß Sie das, was Sie sagen, wirklich ganz ernst meinen«, sagte Miss Givens. »Schuldet der Mann Ihnen vielleicht Geld, oder was?«

»Ich schulde *ihm* etwas«, sagte ich, ohne nachzudenken, und die Befremdung wuchs.

»Versteht irgend jemand, was hier vor sich geht?« fragte Miss Givens mit einem Kopfschütteln.

»Ich glaube, wir haben es mit einem leichten Fall von Heroenkult zu tun«, sagte Glen Charles.

»Nein, das stimmt nicht«, wehrte ich mich. »Es ist nur … ich … ich …« Ich konnte den Satz nicht zu Ende führen, Glen hatte ja recht. »Mir tut der arme Kerl einfach leid«, sagte ich schließlich.

»Das geht uns allen so«, sagte Dr. Markham. »Nächster Fall.«

Ich konnte nicht feststellen, ob Al Springer irgendwelche Fortschritte machte, denn die erste Woche hindurch sprach er mit niemandem ein Wort. Ich wußte, daß er seine Medikamente einnahm, denn darum kümmerte ich mich persönlich. Damit wiederum ging ich Miss Givens auf die Nerven. »Haben Sie nichts Besseres zu tun?« fragte sie schließlich.

»Nun lassen Sie mir doch meinen Willen«, sagte ich und reichte Al seine Nachmittagsration.

»Wenn Sie nicht sofort aufhören, mir ständig dazwischenzufunken«, fauchte Miss Givens wütend, »werden Sie es mit *meinem* Willen zu tun bekommen.«

Daraufhin hörte ich auf, Al Springer seine Pillen persönlich zu geben, kam jedoch immer zur Zeit der Medikamentenausgabe vorbei, um nach dem Rechten zu sehen.

Doch je mehr ich mich um Al bemühte, desto schlechter fühlte ich mich, denn er machte keinerlei Fortschritte. Unsere Gespräche verlangten mir eine gewaltige Menge Energie ab, mit dem einzigen Erfolg, daß der Mann hin und wieder mit dem Kopf nickte.

Das Personal machte sich allmählich über mich lustig.

»Werden Sie zu dem Kerl auch ins Bett kriechen, oder was?« fragte Dr. Lamb eines Tages während der Besprechung.

»Ich versuche, alles in meiner Macht Stehende für den Mann zu tun«, sagte ich.

»Lassen Sie ihn in Ruhe. Er hat eine Mission«, sagte Glen Charles, was Dr. Ashwin zum Lachen brachte.

Wieder schwieg Dr. Markham. Mir fiel auf, daß er bis jetzt so gut wie gar nichts über Al Springer gesagt hatte.

Nachdem drei Wochen verstrichen waren, Medikamente, Entspannungs- und Beschäftigungstherapie und mein persönlicher Einsatz nichts gefruchtet hatten und Al Springer noch immer nur mit seinen Schuhen redete, beschloß ich, meine stärkste Waffe einzusetzen. Das konnte seine Wirkung auf einen Baseballspieler einfach nicht verfehlen.

Darum sah mich meine Frau am nächsten Morgen in meinen Schachteln mit den Baseballkarten herumwühlen. Neugierig fragte sie: »Willst du mit deinen kleinen Freunden im Krankenhaus tauschen?«

»Sehr witzig«, sagte ich, zog eine Karte heraus, hielt sie ins Licht. »Der Mann ist mein Patient.« Ich deutete auf eine Karte aus dem Jahr 1959.

»Und du glaubst, daß er wieder in die Realität zurückfindet, wenn er diese Karte sieht?« fragte Linda.

»Bestimmt«, sagte ich und schob die Karte in die Tasche meines Hemdes, »das spüre ich.«

»Frag mich lieber, bevor du mit großen Jungs Karten tauschst«, sagte Linda an der Tür. »Vergiß nicht, du hast schließlich gutes Geld dafür bezahlt.«

Habe ich schon erwähnt, daß meine Frau auch eine Komikerin ist?

Al Springer saß in seinem Zimmer. Ich zeigte ihm die Karte, präsentierte sie auf meiner Handfläche. »Das sind Sie, Mr. Springer«, sagte ich, »erinnern Sie sich?« Al Springer warf einen Blick auf die Karte und murmelte dann etwas in Richtung Boden.

Wahrscheinlich brauchte er einfach nur ein wenig Zeit. Außerdem sollte die Frühbesprechung gleich beginnen. »Hier«, sagte ich und legte die Karte auf Als Nachtkästchen, »behalten Sie die. Ich habe noch mehr davon.«

Die Besprechung begann gegen neun Uhr, mit meinem Bericht über Mr. Springer.

»Wäre der Mann nicht besser im staatlichen Krankenhaus aufgehoben?« erkundigte sich Dr. Lamb und strich sich über den kümmerlichen Bart, der seit kurzer Zeit auf seinem Kinn sprießte.

Glen Charles spürte meinen wachsenden Zorn und meldete sich zu Wort, bevor ich in die Luft ging. »Ich glaube, er hat recht, Steve«, sagte er mit sanfter Stimme.

»Ich glaube das auch«, stimmte Dr. Ashwin zu.

Ich wandte mich an Dr. Markham. »Sind Sie auch dieser Meinung?« fragte ich mit jämmerlicher Stimme.

»Was wäre Ihrer Meinung nach das beste für Mr. Springer?« fragte Dr. Markham.

Wunderbar, dachte ich, das Schlimmste ist überstanden. »Geben Sie mir noch eine Woche«, sagte ich fröhlich. Schließlich wußte keiner von ihnen etwas von der Baseballkarte. In sieben Tagen, da war ich mir sicher, würde ich triumphieren.

»Ich gebe Ihnen gerne noch eine Woche Zeit«, sagte Dr. Markham, »aber mittlerweile können wir uns schon einmal um die nötigen Formalitäten kümmern. – Nur für den Fall aller Fälle«, fügte er hinzu.

»Kein Problem«, sagte ich mit Zuversicht in der Stimme.

Ich ging noch einmal in Al Springers Zimmer, bevor ich an jenem Abend das Krankenhaus verließ. Die Karte lag noch immer an der gleichen Stelle.

IV

Als Al Springer am nächsten Morgen tatsächlich etwas zu mir sagte, verflog der mystische Glanz dieser Karte endgültig.

Al Springer wartete bereits in der Tür zu seinem Zimmer, als ich die Station betrat. Mir fiel seine Veränderung sofort auf. Er sah mir direkt in die Augen und streckte mir die geschlossene Hand entgegen. »Kommen Sie mir nicht mehr mit diesem Scheißzeug«, sagte er klar und deutlich, als die winzigen Pappfetzen aus seiner Hand auf den Boden rieselten.

»Ich habe keine Einwände mehr gegen das staatliche Krankenhaus«, sagte ich, als wir während der Besprechung am Freitag auf Al Springer zu sprechen kamen.

»Was ist geschehen?« fragte Dr. Ashwin.

»Ich bin wieder zur Vernunft gekommen«, sagte ich hastig, darauf bedacht, zum nächsten Punkt zu kommen.

Alle schwiegen eine Weile. »Können Sie sich mit Ihrem Zorn auseinandersetzen?« fragte Dr. Markham mich mit ruhiger Stimme.

In mir brodelte es. »Ich bin nicht zornig«, versuchte ich zu lügen.

»Jedenfalls sollten Sie lieber die Armlehnen an Ihrem

309

Stuhl loslassen«, sagte Dr. Lamb, »nicht daß Sie die aus Versehen herausreißen.«

Er hatte recht. Ich hatte die Armlehnen sozusagen im Würgegriff. Ich senkte den Blick und sank dann in mich zusammen.

»Ich möchte Ihnen einen Rat geben«, sagte Dr. Markham. »Sie sind zornig, weil Sie alles in Ihrer Macht Stehende für diesen Mann getan haben, und nichts hat gefruchtet. Und nicht nur das«, fügte er hinzu, »er war Ihnen nicht einmal dankbar dafür.« Dr. Markham beugte sich ein wenig vor. »Ich weiß, daß Sie das schon früher in der Notaufnahme erlebt haben«, sagte er, »aber damals wird Sie das nicht so tief verletzt haben wie jetzt. Das ist das Großartige an der Psychiatrie. Hier haben Sie die wundervolle Möglichkeit, sich auf den Patienten einzulassen. Einmal fühlen Sie sich inspiriert, dann wieder ganz leer. Hier haben wir es mit dem Leben zu tun. Leben Sie Ihre Gefühle aus. Achten Sie darauf. Arbeiten Sie damit. Aber gestehen Sie Ihren Patienten dasselbe zu. Erwarten Sie keine Dankbarkeit«, meinte er und sah mir dabei in die Augen, »Sich-Einlassen ist alles, auch in der Psychiatrie.«

»Es tut mir leid um Ihre Baseballkarte«, sagte Dr. Ashwin und brach das lange Schweigen nach Dr. Markhams Ratschlägen.

»Sie haben davon gewußt?« fragte ich.

Anita nickte, und alle anderen auch.

»Na«, sagte Glen Charles, »soweit ich weiß, war dieser Springer, auch als er noch gespielt hat, ein ziemliches Arschloch.«

Ich weiß nicht mehr so genau, was sich während dieser Besprechung weiter ereignete, aber heute habe ich das

Gefühl, daß ich damals begann, ein richtiger Psychiater zu werden.

V

Und dann war ein Jahr um. Ich war so beschäftigt gewesen mit Al Springer, Baseball und Station Drei, daß die Zeit verging, ohne daß ich es merkte. Wahrscheinlich wäre ich noch immer dort, wenn Miss Givens nicht die Rede darauf gebracht hätte. »Wo sind Sie nächsten Montag?« fragte sie nach der Besprechung am Freitag.
Ich verstand nicht, worauf sie hinauswollte. »Hier natürlich«, sagte ich, »warum?«
Sie warf Glen Charles und Anita Ashwin, die sich ebenfalls im Stationszimmer befanden, einen Blick zu. Dann schlug sie sich mit der Hand gegen die Schläfe. »Sie hatten wohl ein bißchen viel um die Ohren in letzter Zeit, was?« sagte sie lachend.
Ich war an diesem Morgen tatsächlich etwas schwer von Begriff. »Wovon spricht sie denn?« fragte ich Glen. Der deutete nur auf einen Kalender an der Wand, auf den ersten Juli.
»Ach, du lieber Himmel«, sagte ich. Das Jahr war vorbei. Am nächsten Montag würde ich meine sechsmonatige Ausbildungszeit in der Ambulanz beginnen und die therapeutischen Fähigkeiten, die ich mir erworben hatte, tatsächlich einsetzen müssen. Plötzlich hatte ich schreckliche Angst.
»Aber ich bin noch nicht bereit«, sagte ich und sah mich auf dem vertrauten Flur der Drei um, »ich brauche mehr Zeit. Ich weiß doch noch gar nichts.«

»Sie werden zurechtkommen«, sagte Anita. »Ich bin da. Rufen Sie mich einfach, wenn Sie Probleme haben.« Natürlich tröstete mich das, aber voll Entsetzen wurde mir etwas anderes klar: Wenn Anita noch blieb, bedeutete dies, daß Glen Charles uns endgültig verließ.

»Nun mach kein solches Gesicht, wir verlieren uns nicht aus den Augen«, sagte Glen, »schließlich sind wir Freunde, oder nicht?«

Ich sah mich um, wollte etwas zu Miss Givens sagen, aber sie war bereits verschwunden. Auch keine Spur mehr von Dr. Markham. Ich warf noch einen Blick auf den Kalender, um ganz sicherzugehen, und seufzte.

Ich könnte lügen und schreiben, daß wir uns auf Station Drei mit Tränen in den Augen voneinander verabschiedeten. Ich könnte behaupten, daß ich den letzten Tag damit verbrachte, über alles nachzudenken, was ich gelernt hatte, und mich noch einmal an all die Menschen zurückzuerinnern, die mir hier begegnet waren. Aber das wäre die Unwahrheit. Ich war viel zu nervös bei dem Gedanken an meine neuen Patienten am Montag. Das kurze Gespräch im Aufenthaltsraum war sozusagen der ganze Abschied.

Ich brachte den Papierkram gegen fünf Uhr nachmittags an jenem Tag zu Ende. Dr. Markham und Miss Givens waren bereits nach Hause gegangen. Dr. Ashwin und Glen Charles befanden sich in einem anderen Teil des Gebäudes. Ich hörte das leise Geplauder der Nachtschwestern im Stationszimmer.

Bevor ich die Tür verschloß und mit einer kleinen Kiste auf den Flur hinaustrat, warf ich noch einen letzten Blick in mein Büro.

Dann trat ich vor die Tür zum Stationszimmer und

schaute noch einmal durch das Fenster auf das Bild von Singer Carlysle am Schwarzen Brett. »Junge, du kannst einmal eine tolle Geschichte über deine Geburt erzählen«, flüsterte ich und winkte dem Foto zum Abschied zu.

Als ich mich zum Gehen wandte, kam ich am Besprechungszimmer vorbei. Der Fliesenboden davor war mittlerweile ganz und gar sauber, der letzte Fleck von Dr. Singhs Blut war verschwunden. Ich verweilte einen Augenblick.

»Er war ein guter Mann, Sir«, sagte Ben Smith, der von hinten an mich herangetreten war. Sein Schrubber stand im Wandschrank, auch Ben Smith hatte seinen Arbeitstag beendet. Ich war so sehr in Gedanken versunken gewesen, daß ich ihn gar nicht gehört hatte.

»Ja, Ben, da haben Sie recht«, seufzte ich und hob den Blick vom Boden. »Ich weiß, daß ich ihn nie vergessen werde.«

»Keiner von uns wird ihn vergessen, Sir«, sagte Ben und reichte mir die Hand. »Und keiner von uns wird Sie vergessen.« Noch am Nachmittag hatte ich mir geschworen, daß ich nicht in Gefühlsduselei ausbrechen würde beim Verlassen der Station, aber jetzt war ich mir nicht mehr so sicher, ob ich diesen Schwur einhalten konnte.

»Danke, Ben«, sagte ich und mußte gegen die Tränen ankämpfen. Schließlich waren meine Gefühle stärker als ich. Ich stellte die kleine Schachtel auf dem Boden ab und umarmte Ben.

»Passen Sie auf sich auf, mein Junge«, sagte er leise, machte sich dann mit einem nervösen Lachen frei, trat einen Schritt zurück und zupfte sein Hemd zurecht.

»Zwei erwachsene Männer können sich doch nicht so aufführen«, sagte er mit einem bestimmten Kopfnikken.«

Ich nahm also meine Schachtel wieder in die Hand.

»Lassen Sie sich mal sehen«, sagte Ben, als ich mich umwandte und mich auf den Weg zur Tür machte.

»Machen Sie sich keine Gedanken«, rief ich zurück, »ich weiß, wo Sie wohnen.«

An der Tür zum Hauptflur stand ein junger Mann und starrte durch das kleine Fenster hinaus. Als ich herannahte, trat er zurück, und einen Augenblick standen wir uns direkt gegenüber. Er hatte diesen Blick, den ich schon von Al Springer, Martin Braga und so vielen anderen kannte.

Ich griff in meine Kiste und holte eine rote Blume heraus, die ich während der Mittagspause gepflückt hatte und meiner Frau mitbringen wollte.

»Entschuldigung«, sagte ich und reichte sie dem Mann. Dann schloß ich die Tür auf, ging hinaus, fuhr hinunter und nach Hause.

VI

Am Morgen des ersten Juli schaute ich noch einmal auf der Drei vorbei, weil ich das Gefühl hatte, nicht gehen zu können, ohne mich von Miss Givens verabschiedet zu haben. Als ich das Stationszimmer betrat, sah ich eine hübsche junge Frau mit goldenen Haaren und einem gestärkten weißen Kittel nervös in der Ecke stehen. Miss Givens trat auf mich zu.

»Die neue Assistenzärztin?« fragte ich.

»Ich fürchte, ja«, antwortete Miss Givens.
»Die hält's keine Woche hier aus«, sagten wir beide und lachten.

Nachwort

Inzwischen nähere ich mich dem Ende meiner Ausbildung zum Psychiater. Ich bin nun soweit wie Glen Charles, als ich ihn kennenlernte.

Glen beendete seine Zeit am County General an meinem letzten Tag auf Station Drei und trat, wie ich es erwartet hatte, in eine große Privatpraxis in Beverly Hills ein. Er hielt Wort und blieb in Verbindung mit mir.

Bei unserem letzten gemeinsamen Mittagessen erzählte er mir jedoch, daß er mit seiner gegenwärtigen Beschäftigung nicht zufrieden sei und sich mit dem Gedanken trage, wieder ans County General zurückzukehren.

Anita Ashwin beendete ihre Ausbildung letztes Jahr und zog für zwei Jahre nach New York, wo sie sich der Kinderpsychiatrie widmen will. Erst kürzlich habe ich einen Brief von ihr bekommen. Sie und ihr Mann denken an Nachwuchs.

Dr. Markham und Miss Givens sind noch immer auf Station Drei, und bei jeder neuen Gruppe von Assistenzärzten sehe ich während des Mittagessens wieder dieselben verwirrten Gesichter.

Das County General ist nach wie vor das County General, und der Bezirksausschuß nach wie vor der Bezirksausschuß. Vor einem Monat wurden wieder Kürzungen des Psychiatriebudgets vorgeschlagen. Bis jetzt habe ich noch nichts von einer offiziellen Stellungnahme gehört.

Ich selbst weiß noch nicht so genau, was ich tun werde, wenn ich fertig bin am County General. Aber eines weiß ich: Wenn ich mich entscheiden muß, habe ich viele Möglichkeiten, Rat einzuholen. Ich stelle meinen Klappstuhl noch immer an Minnie Osbournes Grab auf.

Ben Smith entschlief sanft im vergangenen April.